BIKRAM'S BEGINNING
YOGA CLASS

ビクラムヨガ
元祖ホットヨガ
完全習得ガイド

著者
ビクラム・チョードリー
執筆協力
ボニー・ジョーンズ・レイノルズ

監修
大胡 香織

翻訳
加野 敬子

〈日本のみなさまへ〉
ビクラムヨガと日本との不思議な縁

1970年2月10日、私はインドのコルカタで、グルのビシュヌ・チャラン・ゴーシュに誕生日を祝ってもらっていました。そして翌朝8時、私はグルから羽田空港行きのJAL機に乗るよう言われました。午前11時半には氷点下の東京に到着し、新宿御苑近くのマンションへと向かいました。

翌朝から、私はマンションの小さな部屋でヨガを教え始めました。1クラスで5人が精一杯の部屋でした。これが、私がインド以外で教えた初めてのクラスでした。

その6か月後、私はニューヨーク市のコロンビア大学でヨガの研究を始めることになっていました。国連の支援を受けた研究です。インド東部航空軍団の国連トップから連絡を受け、私は東京で講義と実演を行いました。その実演後、私は国連からニューヨークではなく目白台の東大病院でビクラムヨガの研究を行うようにとの依頼を受けたのです。

その頃私は、心療内科長の石川博士に出会いました。当時私の生徒であった石川博士は、ビクラムヨガの効果に驚嘆していました。彼の務めは、精神的なものも含めた様々な慢性疾患をビクラムヨガでいかに予防し、治療することができるか、それを見つけ出すことでした。私は石川博士とともに4年にわたって研究を行い、その間他にも8つの科が研究に参加しました。4年後に得た研究結果は驚くべきものでしたが、現代医学では説明のつかないものでした。

その間に私は外交官、政治家、実業家、芸術家、スポーツ選手など、あらゆるジャンルにおける著名な日本人、そして多くの外国人にヨガを指導しました。彼らにおけるヨガの成果は目を見張るほどのものであり、私は2年半もの間、日本を離れさせてはもらえませんでした！

効果のあった生徒の中でも重要な人物が、小佐野英子さんです。彼女は幼少期から背中に大きな問題を抱え、背骨の手術を2度受けていて、1970年に私が初めて出会ったときには障害が明らかである状態でした。ですが6か月のヨガを経て体重が40kg減少し、背中の状態も素晴らしく改善されました。

彼女の夫である小佐野賢治氏は国際興業の創業者であり、国際興業は私のスポンサーとなりました。

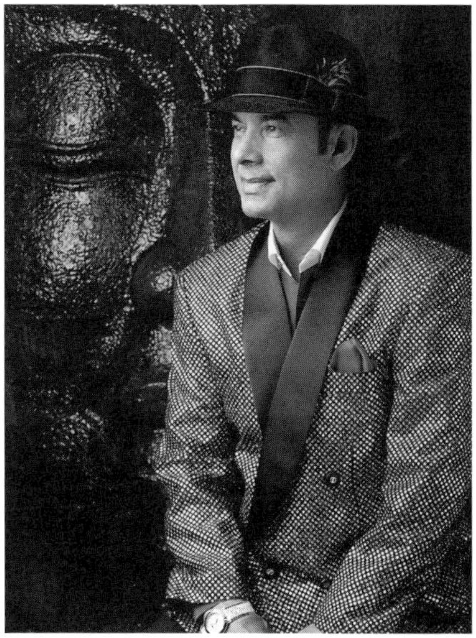

小佐野夫妻の紹介で当時の首相、田中角栄氏と出会い、1972年7月4日、私はホノルルで当時の米国大統領であったニクソン氏を紹介されました。

当時ニクソン氏は左脚に静脈血栓症を患っていたのですが、私の短期間の施術によって完全に治癒しました。ニクソン氏は私をアメリカに招き、当初日本で5人の生徒に教えていた私のヨガは、世界のあらゆる場所で練習可能となりました。つまりビクラムのホットヨガ創設は、日本のおかげなのです。

日本を訪れることがなければ、今の私はなかったかもしれません。ビクラムのホットヨガを世界に広めるきっかけとなったのは日本の人々であり、直接的であれ間接的であれ、そうして貢献してくれた日本の人々に対し私には責任があるのです。

私はすべての日本人が、ビクラムのホットヨガを毎日一生懸命練習することを願っています。そうすれば誰でも望むだけ、望むような人生をおくることができます。飲酒、喫煙、投薬、手術、そして今の日本で一番の問題である離婚、鬱状態などとも無縁です。もっとも健康で美しく、幸せで質の高い人生を送ることができるのです。

ビクラムのホットヨガは世界中の何億もの命を助け、多くの人の生き方を変えました。本書をお読みになった皆さんがビクラムのホットヨガを行うことで、いかなる肉体的、心理的、精神的、経済的、性的問題があろうと、くよくよせずに問題からすぐ解放され、家族や友人にもそれを伝えること、それが私の願いです。日本の伝統的な方法で、世代から世代へと伝えていくことができるはずです。

幸運を祈っています！

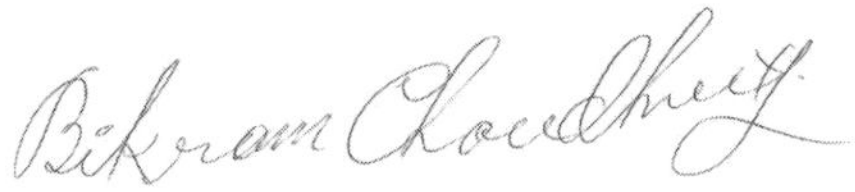

ビクラム・チョードリー

Contents

本書にあるポーズを行う前に、必ず〈はじめに〉とポーズの説明をすべて読みましょう。

謝 辞

私はここで、何世紀にもわたりインドで言われてきたハタヨガの治療、健康増進に関わる効果を献身的な練習の実施によって実証してくれた私の生徒皆に、感謝の意を示します。私が最初のスクールを設立して以降、ヨガ・カレッジ・オブ・インディアはティーチャートレーニングプログラムを終了した公認講師によって世界各国で開設されました。私のグル、ビシュヌ・ゴーシュから受け継いできたものは、こうして実現されつつあります。私がグルの遺産を語り継ぐことができるのは、これら私を助けてくれる人々のおかげであり、そのことに心より感謝しています。特に私の先達であるエミー・クリーブス、そして妻のラジャシュリー・チョードリーには、感謝してもしきれないほどです。ラジャシュリーは日々ヨガ・カレッジ・オブ・インディアを運営し、また、ティーチャートレーニングプログラムを作成しました。彼女の貢献がなければ、プログラムはいまだにアイデアの域を出ないままであったでしょう。本書に使用する写真撮影のため、時間を割いてポーズをとってくれたすべての生徒、そしてこの改訂版の写真撮影と現像を行ってくれた、私の生涯の友であり、私のグルの息子である、ビスワナス・“ビス”・ゴーシュにも心より感謝します。友人のジュリアン・ゴールドスタインにも、感謝の意を表します。彼の助けなしでは、この改訂版が完成されることはなかったでしょう。

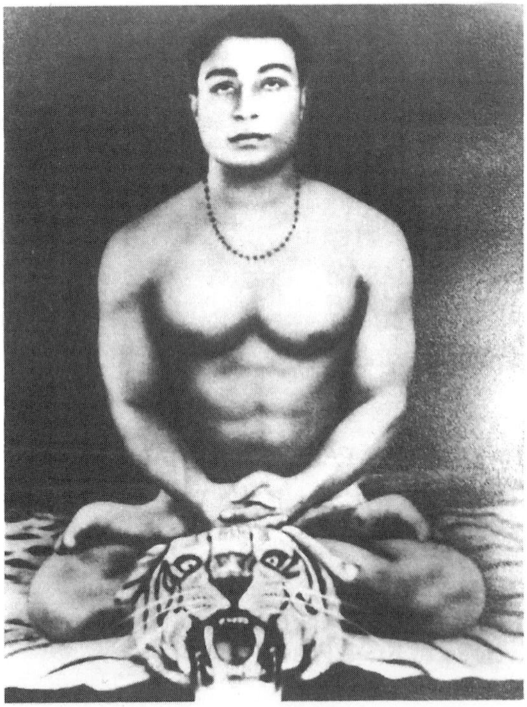

ビクラムのグル、「ヨギンドラ」、ビシュヌ・ゴーシュ

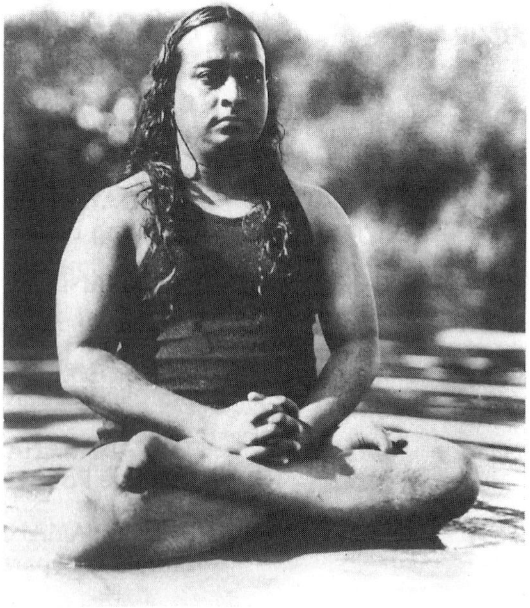

パラマハンサ・ヨガナンダ
セルフリアライゼーション・フェローシップ創設者
ビシュヌ・ゴーシュの兄

〈はじめに〉
ビクラムヨガの誕生と偉大な恩恵

1978年に、私は本書の前版『ビクラムヨガ』を書き終えました。出版社には、この本は聖書同様永遠のものであると伝えました。「どうしてそう思うのですか」と笑いながら尋ねられましたが、私はこう答えました。次々新しい人がこの本に出会い、この本を買い、そしてヨガを始めるでしょう。そしてヨガはますます、広まっていくはずです、と。そして実際、その通りになりました。本はよく売れ、真のハタヨガの治療作用を求める人々の間で、いまだに大変よく読まれています。そして今や、空前の人気となりました。1978年には、ヨガという言葉を発しても、その言葉の意味を知る人はいませんでした。けれど今では、誰もがヨガについて何かしら知っています。また、本書の人気に伴い、ヨガ・カレッジ・オブ・インディアでのティーチャートレーニングプログラムも生まれました。今日では世界中のあらゆるヨガスクールで、公認講師がビクラムのヨガクラスを教えています。

なぜ、この本を手にしたのでしょう

あなたはなぜ、この本を手にしたのでしょう。どこか、悪いところでもあったのでしょうか。何を求めているのでしょう。心臓病、糖尿病、高血圧症、腎臓病、腺機能異常、パーキンソン病、神経疾患など何か慢性疾患があるのかもしれません。呼吸器、消化器、脊椎に問題があるのかもしれないし、関節炎かもしれません。このように、問題のありうる箇所は限りなくあります。あるいは、幸せではないのかもしれません。子どもに向かって怒鳴り、常に腹を立て、落ち込み、心配し、何かを怖れているのかもしれません。あるいは太り過ぎで、ダイエットのたびに却って太っているのかもしれません。こんなに混沌とした世界に住んで、平和を求めているのかもしれません。それとも何か問題にぶつかって、どうしていいのか分からないのかもしれません。瞑想を試みても、何ら変わりはなかったのでしょう。その問題に対処するための薬の副作用で他の問題が起きたのかもしれません。私のグルは、伝染性のものも含めてすべての慢性疾患の原因はストレスと緊張であると言っていました。本書にあるビクラムヨガは、ストレス解消に最大の威力を発揮します。

外科処置については、どうでしょうか。たとえば、椎間板ヘルニアの手術を受けるとしましょう。それで問題の5%は解決できますが、その後新たな問題が生じるはずです。手術というのは、もともとあった問題点以上にいろいろなものを除去してしまうものです。手術では、うまくいきません。それでも、問題を解決したいと思うはずです。インドでは、医学の止まったところにヨガ科学が始まると考えられています。

自分では、そこまでひどいと思っていないかもしれません。少し体調が悪い程度、と考えているのではないでしょうか。エネルギーがわかず、階段を上れば息が切れる。何か運動を、たとえばエアロビクスや水泳、ウェイトトレーニングや階段の上り下りを試みる。それでも、何もうまくはいかないでしょう。スポーツをするのは、寒い環境で身体を叩きつけているようなものであり、身体に害を与えることになります。まず骨格組織を破壊し、次に神経系を破壊し、すべての腱と靭帯、それから血管と筋肉に損傷をきたすのです。やってみたことすべてが、失敗に終わります。あなたが失敗したわけではなく、システムが失敗したのです。運動では、うまく作用しません。運動をしても、身体の3%から10%を動かしているだけであり、それ以外はダメージを受けています。ビクラムのヨガクラスでは骨から皮膚まで、頭から足先まで、すべての腺や臓器、すべての細胞、ほんの小さな組織にいたるまで、身体を100%動かします。あなたはこれまで、間違ったところにいたのです。この本を手にした今、こうしてようやく正しい場所に立ちました。

探し求めていたのは、ヨガだったのです。ビクラムヨガこそ、探していたものだったのです。エネルギーを燃焼するのではなくエネルギーを得られる運動は、唯一ヨガだけです。私のグルは、こう言っていました。「ヨガを行えば、いつまでも若くいることができる。たとえ老齢であっても身体には活力がみなぎり、病気に対する免疫ができる。ヨギは、年をとることはない。ヨギは、人知を超えた力を得るのだ」。

人生に変化をもたらすために

本書では、4000年以上も前にパタンジャリに書きとめられたハタヨガのアーサナ（ポーズ）を学びます。ハタヨガは、すべての人、あらゆる身体のためにあります。ポーズをうまくとれるかは、問題ではありません。正しい方法で試みているかどうかが、大切なのです。ポーズの一部しか実践できなかったとしても、正しい方法でさえ行っていれば医学的恩恵を100％享受することができます。このため、本書では各ポーズについて、1つずつ段階を踏んで説明しています。

本書を書く前にすでに私は、15年以上ヨガを教えていました。また、ビクラムヨガとして知られる26ポーズと2種類の呼吸法についても、すでに型を作っていました。この一連の科学的なポーズと呼吸法は、何年もの研究を経て私が考えたものです。そして、このポーズと呼吸法があらゆる疾患を治癒することは、何度も明らかにされてきました。このビクラムヨガが科学的、そして医学的に価値あるものであることを、重ねて確認しました。本書の出版以来、何百万人もの人が世界中でこのヨガを試みています。彼らは説明に従ってビクラムヨガを行い、医学的問題、精神的問題、慢性疾患など、自らの問題を治癒し、癒してきたのです。自分自身の目でその効果を見てきた今、本書の素晴らしさが本当に実感できます。ビクラムヨガの26ポーズと2呼吸を正確に行うこと、本書の中でもっとも強調したいのはその部分です。

本書を完全に理解するためには、心、精神、魂、そして目を開かなくてはなりません。すべてのもの、すべての感覚を開く必要があります。人生について本当に理解したいのであれば、そして、自分の人生に変化をもたらす方法が知りたいのなら、本書にある原理を受け入れてください。自分のことをアメリカ人、中国人、日本人、インド人、あるいはクリスチャン、ユダヤ教徒、ヒンドゥー教徒、イスラム教徒であると考えているのなら、また、裕福あるいは貧しいと考えているのなら、この本にある哲学から何も恩恵を受けることはできません。もちろん、ハタヨガを練習することによる何らかの恩恵はあるでしょう。けれど、心を開いて本書にある原理を受け入れたなら、自分自身についてのあなたの態度が少しずつ変わっていくはずです。人類すべてとの関係が、変わっていくことでしょう。人はすべて、60億人の人類の中の1人であり、世界の社会、すべての文明の一部であることを理解するようになるでしょう。なぜこんなふうに考える必要があるのか、それは、我々は誰も皆、この世界で、1人で存在しているわけではないからです。境界や国境、文化的背景によって、分けられているわけではありません。すべての文化のもっとも素晴らしい点、それは私たちすべてが共有できるものなのです。とはいえまず、それが何なのかを知る必要があります。だからこそ心を開き、本書から偉大な恩恵を受けてもらいたいのです。

ビクラムヨガは、どのように生まれたか

まず、ハタヨガは私が作ったものではないことを確認しておきたいと思います。現在ハタヨガとして知られているものは、何千年も前に生まれました。これが何千年もの間、師から弟子へと1対1で受け継がれてきました。私が初めてハタヨガを学んだのは3歳のときであり、私の兄の師に教えを受けました。最初に教えを受けて間もなく、グルのビシュヌ・ゴーシュに出会い、正式な教えを受けました。私のグルは偉大なるスピリチュアルリーダー、パラマハンサ・ヨガナンダの弟であり、ヨガナンダの最初の弟子でした。20世紀の偉大な身体鍛錬者であり、ハタヨガを利用して慢性疾患を治療する方法を科学的に打ち立てました。私はハタヨガの大きな大会で優勝し、ウェイトリフティングの世界でも、ランナーとしても成功した後、ムンバイ（ボンベイ）にわたりました。グルが私にこういったことを勧めたのは、ハタヨガが精神的にも肉体的にも人間の状態を改善させるものであることを世界に示したかったからです。

私はグルの指示でムンバイを訪れ、そこで病に悩む人々にハタヨガを教えました。そこでは、私に可能である以上に多くの人が、私の助けを必要としていました。すべての人を助ける時間は、ありませんでした。私は、どんな病状の人に対しても、正しいポーズを正確な順で皆に教える方法があれば、集団での指導が可能になり、もっと多くの人を助けることができるのではないかと考えました。これは、何千年もの間行われてきた1対1、師対弟子という方法とはまったく異なるアプローチでした。

私は、病気とポーズの関係を研究しました。何年もの間、グルに指導を受けた手法と現代の医学的測定技術を用いて研究と実証を重ねたのです。その結果、現在のポーズの順序に行きつきました。これらのポーズの順序が意義深いのは、行う人がどんな状態にあろうと、どんな慢性疾患を患っていようと、また年齢にかかわらず、この26のポーズと2つの呼吸法の中に身体的精神的問題点に対する解決策があるという点にあります。私はいつも、こう話しています。

「何かをゼロから始め、もう1度生まれ変わるのに、遅すぎることも悪すぎることも、年を取り過ぎていることも健康状態が悪すぎることも、決してありません」。

ハタヨガに不可欠な3つの基本的事項

残念ながらハタヨガは、西洋でひどく乱用されてきました。多くのヨギが西洋にわたり、ハタヨガを教え、そのヨギや弟子たちは、何千年もの間受け継がれてきたハタヨガのシステムを破壊してしまいました。もちろんこれらのヨギも本当のハタヨガが何たるかを知っていたのですが、ハタヨガのシステムに対する忠誠心の欠如、そして西洋人への信頼の欠如のために、彼らは西洋におけるハタヨガというものを台無しにしてしまいました。そして、ポーズでは決められた秒数身体の動きを止める、それぞれのポーズによってそのポーズにあった適切な呼吸をする、ポーズに続いて20秒以上、完全なリラックス状態であるシャバアーサナを行う、という3つの基本原則までも、ないがしろにしてしまいました。

彼らは、文化的相違のため、東洋ではうまくいく指導手法が西洋ではうまくいかないことを理解していませんでした。彼らは指導手法を変えるのではなく、ハタヨガを真のハタヨガから単にハタヨガに似ているだけで何の恩恵ももたらさないものへと変えてしまいました。パタンジャリのヨガ・スートラを固守しなかったこれらヨギが与えたダメージは、彼らが直接指導を行った人だけにとどまりませんでした。弟子たちは、自分が学んだのはハタヨガであると信じました。さらに悪いことに、これらの弟子たちはハタヨガのシステムについてまったく注意を向けずに教えを受けましたが、実はこのシステムこそがハタヨガの訓練の基礎となるものなのです。そしてこれらの弟子たちは、自分たちも自分の指導者と同様のことができるのだと考えました。

アメリカ人は発明に長けていますが、その発明がよくないものである場合もあります。彼らはポーズを次々と考え出し、それに名前をつけました。そしてその商品を、利用されて金をだましとられ、その上身体まで痛めつけられるとも知らない純真で知識のない人に売りつけました。アメリカのハタヨガには、アイスクリーム以上に数多くの種類があり、彼らはそれを素晴らしいと思っています。ですが、それこそ悲惨なことです。これらのヨガの多くは、まったくもってヨガではありません。サンスクリット語やベンガル語の名前をつけたからといって、ヨガにはなりません。また、用具を使ってポーズを行っても、状況を悪くするだけであってよくはなりません。

ヨガのクラスに通うとして、そのインストラクターが正規の指導者であるとどうしてわかるでしょう。インストラクター自身がそう言ったとしても、それでは十分ではありません。私のところでトレーニングを受ける指導者は、大学の学位での1年分に相当する時間を費やして勉強するプログラムを経験します。ヨガ・カレッジ・オブ・インディアで肉体的、心理的、精神的に厳しいトレーニングを受けるのです。ビクラムヨガ指導資格認定を受けるには、実際に教える場面で知識があることを示す必要もあります。各ポーズの医学的に有益な点も理解しなくてはいけません。ですが、多くのヨガインストラクターは、そういうことを知りません。私のトレーニングを受けた指導者は、ハタヨガ実践の基本、つまり正しく行う方法について指導することができるのです。

ビクラムのヨガクラスに通えば、まず部屋の温度が高いことに気づくでしょう。冷房の効いた部屋でハタヨガを行えば、身体を簡単に痛めてしまいます。これについては、次の章「ビクラムヨガを始めましょう」で詳しく説明します。既に述べたように、基本的事項は3つあります。それぞれのポーズで決められた時間、身体の動きを止める、そのポーズにあった適切な呼吸をする、そしてポーズに続いて20秒以上、完全なリラックス状態であるシャバアーサナを行う、という3点です。この方法で練習を行わなければ、ポーズがもたらすはずの医学的恩恵を受けることはできません。本書は、ポーズの適切な順序と各ポーズの理想的な形へとあなたを導くものです。代わりとなるものはありません。真のハタヨガに代わるものなど、何もないのです。

ビクラムヨガを始めましょう

ヨガの練習を始めるにあたり、必要なことをお話します。各ポーズをとるにあたり、そのポーズをとることができる場合も、あるいはとれなかったにしても、とにかくポーズを正しい方法で行おうとすることがもっとも大切です。そして、そのために知っておくべきこともあります。正しい方法で行えば、どんな身体状態、精神状態にあろうとも、常に100%の医学的恩恵を受けることができます。

ヨガを行う場所

まず、ハタヨガを行う場所が必要です。ヨガには、広い場所が必要なわけではありません。手狭なワンルームマンションに住んでいても、十分です。基本的には、横になって両腕を横に伸ばし、脚を伸ばせるだけのスペースがあればそれでよいのです。

特別なツール

壁には、全身が映る鏡をかけましょう。

着るものは、身にあってさえいればどんなものでもかまいません。大切なのは、ポーズをとるときにきついと感じない洋服であること、鏡で全身を映したときに、身体の各部の動きがよくわかることです。

その他、床に敷くものも必要です。買ったヨガマットの材質がくっつきやすいものである場合は、ポーズをとりやすいようにヨガマットの上にタオルを敷きましょう。床がカーペット敷きでない場合は、滑らないように床の上にまず何かを敷きます。

室温

ヨガを行うときは、部屋を暖かくしましょう。できれば、38度以上にします。ハタヨガをするときには、汗をたくさんかかなくてはなりません。浴室の広さが十分あれば、浴室を使いましょう。あらかじめヒーターを使って浴室を暖め、暖かいシャワーを流して湯船にお湯をためます。こうして湯船にお湯を入れたままにすれば、暖かい浴室でヨガを行うことができます。

部屋を38度以上に暖めるのが難しければ、ウォームアップスーツのようなものを着てヨガを行いましょう。身体から熱が逃げるのを防ぐことができます。

ハタヨガを暖かい場所で行うのがどれだけ大切かは、いくら念を押しても強調しすぎということはありません。寒いところで行えば、身体に害を及ぼすこともあります。ポーズを行うことによって、身体の構造を変えているのです。たとえば、刀を作るとしましょう。刀を作るには、まず鉄鋼を炎に入れて熱くすることでしょう。鉄鋼は過熱されて熱くなり、柔らかくなります。こうして柔らかくなった鉄鋼を、ゆっくりと刀へと形作るのです。これが、自然な方法です。もし熱くせず冷たい状態のままの鉄鋼をハンマーで打ちつけても、鉄鋼の形が変わらないばかりか、ハンマー、作業をする人の手、腕、関節すべてを痛めてしまうことでしょう。どんな運動を行うときも、そしてハタヨガを行うときにも、冷えた環境で行えばこれと同じことが起こります。暖かいところであれば、柔軟な身体でハタヨガを行うことができます。

バランス

本書で述べるポーズの説明には、バランスのとり方についての説明がありません。立位のポーズでは、最初はバランスをとるのが難しい場合もあるでしょうが、これらのポーズも続けて練習していくうちに、だんだんうまくバランスをとることができるようになっていきます。バランスをとるのが難しいと思うポーズであっても、壁を使って身体を支えることはやめましょう。最初は、バランスを保っていられるのがたとえ1秒に満たないほどであったとしても、自分でバランスをとってポーズをとるようにします。そのわずか1秒未満が、徐々に1秒になり、2秒になり、練習を続けていくうちにどんどん長くなって、それぞれのポーズに必要な時間、ポーズを保つことができるようになります。

正しい方法

ヨガを正しい方法で行おうとすることの重要性は、何度言っても強調しすぎということはありません。ヨガを行うことから恩恵を受けようと思うのなら、正しい方法で行うことが何より大切です。この本にある指示通り、写真の生徒たちと同様に美しくて完全なポーズをとることがたとえできなくても、それは問題ありません。本書にある指示と写真は、ポーズを行う上での最終目標です。今日一生懸命練習し、100%の集中力でそれぞれのポーズを1つ1つ順序に従って行い、今日できる最善のポーズを行えば、それがあなたにとって、今日の完全なポーズです。それこそが、行うべき正しい方法です。すべての面で100%の力を出せば、医学的、身体的、そして精神的に100%の恩恵を受けることができるのです。

本に従う

本にある順序を無視し、順不同であちこちのポーズを試みるのはやめましょう。ポーズを行う順序は、各ポーズをいかに行うかと同じくらい重要です。この順序を変えてはいけません。つまり、2番目のポーズを行う前には、必ず最初のポーズを行わなくてはなりません。そして、1番目、2番目のポーズの次に3番目のポーズを、その次に4番目のポーズを行い、最終的に26ポーズ、2呼吸すべてを行います。

注意

ヨガを行う前には、ものを食べてはいけません。胃のむかつきで苦しむことになってしまいます。できればヨガを行う前3時間は、食べることを控えましょう。食事は、ヨガの練習後にとりましょう。また、ダイエットをしたいのであれば、ヨガをした後は、それほど食欲がないことを覚えておけばよいでしょう。

ハタヨガは、エアロビクスではありません。ポーズを始めるときも終えるときも、ゆっくりと行います。ヨガを行えば、身体の構造は変わっていきます。また、完全なポーズを行うためにポーズの修正を行う場合は、ほんの少しの調整を少しずつ行っていくようにしましょう。これは、小さな赤ん坊が歩き方を覚えていくのと同じです。少しずつ、1歩ずつ進んでいきましょう。

呼吸

各ポーズにはそれぞれ、そのポーズの際に行うべき正しい呼吸があります。これが、ポーズのための自然な呼吸です。

まず、80-20呼吸法について説明します。この呼吸法ではまず、十分に息を吸い込みます。ポーズに入ったら、口を閉じたまま絶えず鼻から空気の20%を出し続けます。80-20呼吸法を必要とするポーズではポーズを行っている間、適切な力を維持するために肺に酸素が必要なのです。

もう1つは、息を吐き出すことです。息を吐き出すときには、十分に息を吸い込んだ後、ポーズを行いながら完全に息を吐き切ります。ポーズを行っている間はずっと、息を吐き出し続けていなくてはいけません。

これらの呼吸法においては、緊張を感じてはいけません。最初は、これらの呼吸法を続けて行っていくために十分な肺活量がないかもしれません。肺の緊張を防ぐには、必要に応じて再度息を吸い、それぞれの呼吸法を続けるようにしましょう。肺活量が増し、ポーズをうまくとれるようになるにつれ、これらの呼吸法を行うことがヨガのポーズを行うこと同様に自然なことになっていくはずです。

これで準備は整いました。ページをめくり、ヨガを始めましょう。

プラーナヤーマ
立位の深呼吸

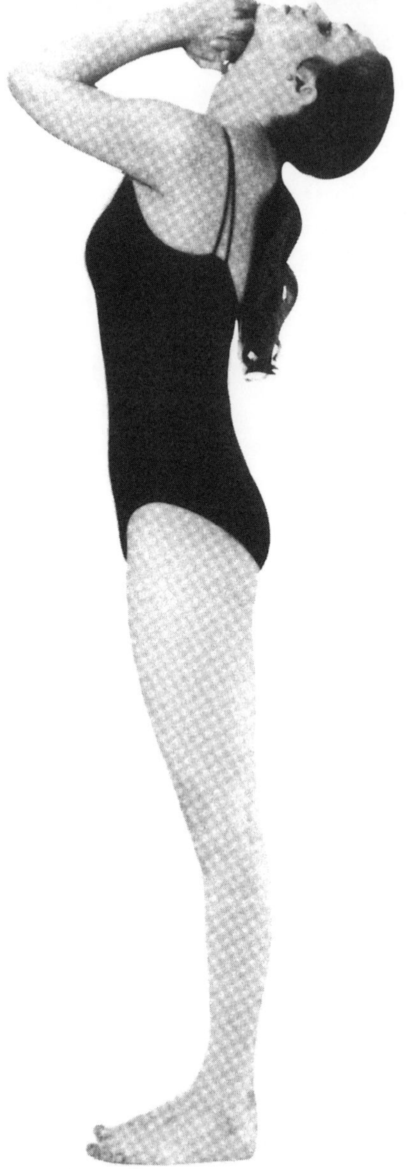

ジャニス・リンド

1

驚くほど暑そうな部屋を前にして、タオルを握りしめたあなたは更衣室のドアの前でためらうかもしれません。どうすればよいか、考えてみましょう。部屋の正面には友人たちが絶賛していたビクラム・チョードリーという男が、クッションを積み重ねた上にすわっています。何人かの生徒がそのクッションの周りにすわり、チョードリーと笑いながら会話を交わし、キャンディーやクッキー、フルーツ、ナッツなどをほおばっています。チョードリーは、あなたにまだ、気づいていないようです。

気づかれないようにしてください。おしゃべりしている生徒たちのそばをこっそり通り過ぎて部屋の後方に行き、背が高くて大きな金髪の男の後ろに陣取って、待ちましょう。床一面にはなめらかできれいなカーペットが敷いてあり、その上には生徒たちが、それぞれ自分のお気に入りの場所にタオルを並べています。

暑さで筋肉がほぐれ、力が抜けて緩み、楽に体を動かすことができることに、あなたも気づくでしょう。これなら、ビクラムにも認められることでしょう。

とはいえしばらくの間は、汗をかきながら、どうしてこんなところに来てしまったんだろうとイライラするかもしれません。その上皆があなたに注目することで、気まずい気持ちになることでしょう。そもそも皆がまるであなたに気づいていないかのようにしているのが、あなたを気にしているという何よりの証拠です。あなたは自分のレオタードやトランクスなどの練習着姿が、気になるかもしれません。女性であればブラジャーを引っ張って下げ、パンツを上げてレオタードから見えないようにすることでしょう。そして、他の女性のほとんどはレオタードの下に何も着ていないことに驚き、非難めいた気持ちを感じるかもしれません。またトランクスをはいている男性なら、それらの女性を見て非難だけでない、別の気持ちを抱くかもしれません。

あなたは部屋の前面に広がる鏡に映った自分の姿を見てがっかりしなくてすむように、大きな男性の後ろで、気をつけながら動くことでしょう。レオタードやトランクス姿というのは、体そのままが現れるものであり年齢にかかわらずがっかりさせられる姿です。普通は洋服に隠されている贅肉が、悲しいまでにはっきりと目に見えます。筋肉のたるみも同様に、明らかになります。そして「チョードリー」をちらりと見て、彼の筋肉がまるでミケランジェロの解剖図のようであることに気づくことでしょう。

周りを見渡せば、生徒の中には同様の筋肉の持ち主もいることに気づくはずです。部屋にいる10歳の少女やしわくちゃの老人、妊婦のような体つきの人を見て少しは安心するものの、そういう姿がなければ、まちがって上級クラスに紛れ込んでしまったのではと思ってしまうことでしょう。その上、一番前に並ぶのは驚くばかりのしなやかな動きをする人たちであり、やはり、上級クラスに来てしまったのだと思い知ることになるのです。怖くなったあなたは、たるんだ筋肉を何とか動かして部屋を出ようとしますが、ちょうどそのとき、チョードリーが立ち上がって手をたたきます。

「さて、そろそろ始めましょう」。

あなたは、その場に凍りつきます。あなたの周りでは会話が止まり、生徒たちはそれぞれ静かにお気に入りの場所につきます。

「今日が初めての人はいますか」と、チョードリーがクラスを見渡します。まるで、透視能力でもあるかのようです。「おや、レジーの後ろに隠れているのは誰だろう。どうして、隠れているのですか。私の見えるところに、出てきてください。おーっ!」。まるで、ペットの犬が毒殺されているのを見つけたときのような声です。「なるほど、どうして隠れていたのかわかりました。その体つきだからだ。とにかく、ここに来てくれてよかった。ここに来たのなら、私が何とかしてみせましょ

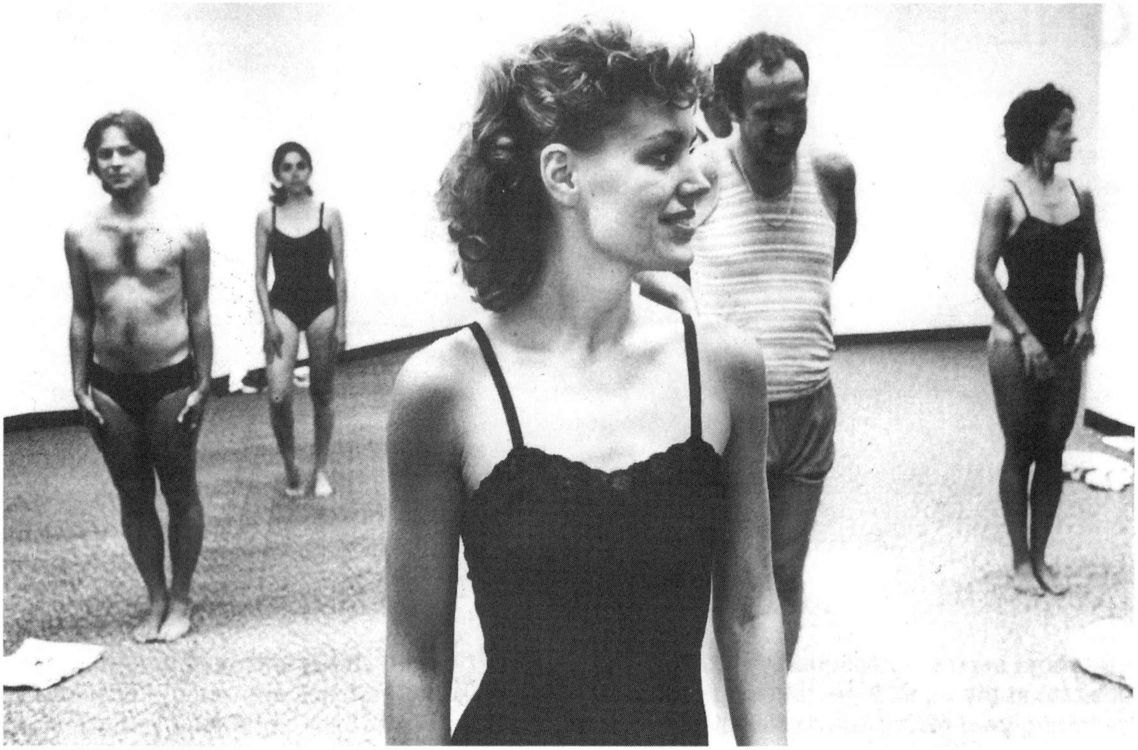

う。こちらにいらっしゃい。ほらほら、２番目の列で、シャーリーとアーチーの後ろ、ちょうど２人の間あたりに来てください、そうすれば、自分の姿が鏡でよく見えるでしょう。初心者にとっては、鏡をよく見ることがとても大切です。自分の姿が見えるでしょうか。よし。シャーリーをよく見て、彼女が動く通りに動くのです」。

「あなたの名前は？テリーか。よし、テリー、ようこそいらっしゃいました。私はビクラムです。すでにここにはテリーという人がいるので、あなたのことはテリー・ツーと呼ばせてもらいましょう。ヨガをしたことはありますか。そうですか、でも大丈夫、心配しないでください。１週間毎日ここに来れば、他の生徒たちと同じように100％身体を動かせるようになります。最初に、いくつか心得ておいてもらいたいことがあります。この先レッスン中、何度でも言うことになるでしょう。あなたが、私はまるで壊れたレコードでもおなかに隠し持っているロボットなんじゃないかと思うくらいに何度も言います。だが、おもしろいことに、何度言っても、生徒の半分は聞いていないのです」。

「それは、あなたの言うことに私たちの感覚が鈍ってきているからです」と、ふわりとしたヘアスタイルで少女のようにほっそりとした40代後半の女性が、ちゃかすようにして言いました。「量ではなく、質で勝負してください」。

「いや、あなたの頭の中にある緩んだねじを締め直そうと一生懸命なだけですよ、フローレット。まだ、ねじがガたがた鳴っています。フローレットには今週毎日、レッスンにタイツをはいてこないようにと言っているんだが、ごらんの通りです、テリー・ツー。初心者は、裸足でなければきちんとヨガを行うことはできません。このルールを守らずにすむのは、大変な上級者だけです。フローレット、明日もタイツをはいてくるようなら、レッスンには参加できません。これはビューティーコンテストではない。ここでは、誰も周りを見てなどいません。太ももに静脈瘤があろうがカテージチーズ（ビクラム氏は、セルライトをカテージチーズと呼ぶ）があろうが、誰も気にしない。問題は、ヨガを行っているかどうかだけです」。

「いいですか、テリー・ツー。まず第１に、とにかく耳を澄ませて私の言うことをよく聞き、正確にその通りにしてください。もちろん、そううまくはいかないでしょう。私がゆっくりとポーズに入るように言っても、あなたは慌ててポーズを行うでしょう。いいと言うまでそのままポーズを力の限り保つように言っても、そうはいかないでしょう。決して小麦袋から小麦が崩れ出るように急がず、ゆっくりとポーズを解くようにと言っても、あなたは崩れ出るようにポーズを解くでしょう。ポーズを行っている間は自然な呼吸をするようにと何度言っても、息を止めるでしょう。レッスン中は目を閉じないようにと言っても、目を閉じるでしょう。声がかれるほど繰り返しリラックスするようにと言っても、体を固くこわばらせてポーズをとるでしょう。一点に集中して銅像のようにポーズを保つように言っても、海に浮かぶおもちゃのあひるのようにひょこひょこ体を動かすでしょう」。

「ビクラム、どうせ言うことをきかないとわかっているのなら、どうしてわざわざそんなことを言うのですか」。

「どうしてかな、アーチー、多分ちょっと気が変なんでしょう。私は誰か1人でもいいから、よく聞く耳を持つ生徒を探しているのです。ランプを手に正直な女性を探してさまよっていたギリシャの哲学者のようにね」。

「正直な男を探していたんじゃないですか」。

「おや、そうかな。まあ、それでもいいでしょう。なにはともあれ、初心者のあなたにとって1番大切なのは、毎日ヨガをするということです。これだけは忘れないでください、テリー・ツー。今言ったすべてのこと、つまりポーズにはゆっくり入ってゆっくり解くこと、できる限りの力を注いで行うこと、自然な呼吸をすること、休憩のときも含めてレッスンの間中目を開けていること、リラックスすること、集中すること、銅像のようにポーズを保つこと、そういうことについては、何千回も言うことになったとしても、初めのうちは少しくらいなら大目にみましょう。しかし、少なくとも2か月の間は毎日レッスンに来るということは、絶対に守ってください。ヨガをしなくてもいいのは、日曜日だけです。日曜日もヨガを行うのは、頭のおかしな人だけです。このクラスには、そういう頭のおかしな人は、どれくらいいますか」。

この問いに、ほとんど全員が手を挙げます。

「ほらね。誰も私の言うことなど聞いていないということです」ビクラムは、そう言いました。

「ビクラム、累積についてテリー・ツーに話してください」。

それを聞いたビクラムは、10歳の小さくてしなやかな金髪の少女に優しげな茶色の目を向けました。「バービー、あなたが説明したらどうでしょう」。

バービーは赤くなって、こう言います。「算数は、得意じゃないんです」。

「それはビクラムも同じよ。累積って、この世で一番やっかいな数字の曲解だわ」と、フローレットが口をはさみます。

「それなら、どうしてうまくいくのかしら」と、バービーが尋ねました。

「フローレット、あなたはこんなにすてきな花のような名前をしているのに、どうしてそんなに意地悪なのですか」と、ビクラムが言います。

「ハエジゴクだって、花の名前ですよ」とアーチーが言いました。

「ねえ、あなたたちはお金を稼ぐ必要がないのかもしれないけれど、私はもう2時間もすれば、リハーサルに行かなくてはいけないのよ」と、シャーリー・マクレーンが言います。

「わかった、累積については後で話しましょう、テリー・ツー。始める前に、もう1つ大切なことを言っておきます。このクラスでは、あなたに害になるようなことは1つも言いません。私の説明を聞いて、その通りにしてください。そうすれば、怪我をすることはありません。体が半分に折れそうだとか、ねじでもとれて頭が落ちそうだとか思っても、そんなことには絶対なりません。初心者は皆、怖がるものですが、それが先へ進むのを妨げる最大の障害であり、あなたはその恐怖を克服しなくてはいけないのです。怖がることはありません、私がついています。いいですね。1日目は、自分のできることをしっかりやってください。ヒーローになる必要はありません。あなたが今日できる最大限、それを行ってください。それがヨガにおける、完全です。いつの日も、その日できる最大限を行うのです」。

「いいですね、では呼吸から始めましょう。これで肺の容量が増え、肺の弾力性が増します。そして、酸素を血流に送り込んで、身体の隅々まで行きわたらせ、これから始まる動きに対して身体を準備するのです。いつでもどこでも、疲れてエネルギーを必要とする場合は、この呼吸を実行してごらんなさい。そうすれば、力が湧いてきます。さあ、私がお手本を見せましょう」。

理想 プラーナヤーマ

①

　両足をそろえ、まっすぐ鏡の方向に向いて立ちます。両手を組みます。両手のひらを合わせて手を上に持ち上げ、指の関節をしっかりとあごにつけて、両ひじをつけます。このポーズの間中、両手の指の関節をあごにつけたままにします。

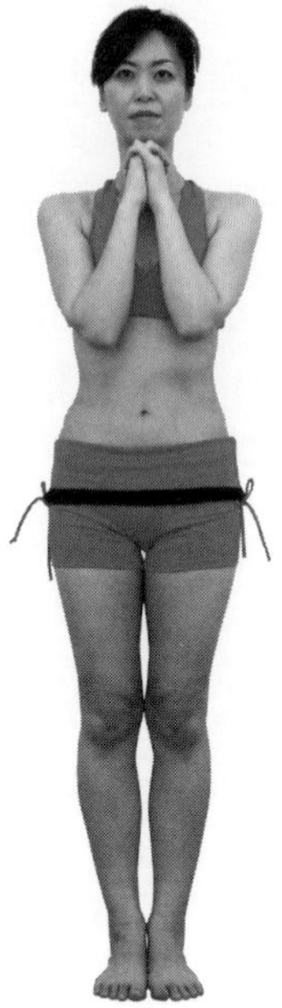

現実 立位の深呼吸

①

　両足をそろえて立つという単純な動きですが、やってみると難しいものです。両足をそろえるというのは両足のかかとを合わせ、両足の親指をつけるということです。これをしっかり頭に入れた上で実際にやってみると、かかとは何とかついていても親指が離れてしまったり、転びそうになってしまって両足の親指を前に向けた状態でくっつけているのが難しくなったりします。そして、転ばないようにと指の間を開きたくなります。けれど、くっつけたままでいられるよう試みてください。倒れることはありません。そして、すぐにこの姿勢に慣れるはずです。

　今後も、両足をそろえて立つ、という指示があればいつでも、この姿勢をとってください。

　両手を組んであごにつけるのは、そう難しくはないはずです。けれど、ここからが大変です。両手首が離れてアーチ状になったり上に上がったりしないようにして、両ひじをぶらりと下げた状態にしておきます。両手首を柔軟に保って下げ、両方の手の指の関節からひじまでがまっすぐになるようにしましょう。

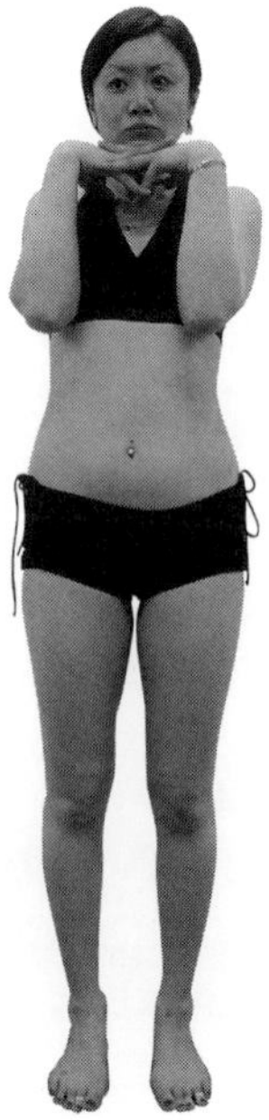

②

口を閉じたまま、鼻で深く息を吸います。実際は、のどを通して呼吸をします。この呼吸法では、口と鼻は空気を両方の肺へ取り込み、肺から吐き出すための通り道の役目を果たしています。ゆっくり6数えて、ゆっくりしっかりとできるだけ深くたくさん息を吸い込みます。両方の肺それぞれが1つのコップであると考え、そのコップの底から縁まで水を注ぐと考えてください。ゆっくり6数えながら息を吸い込むのと同時に、両ひじをゆっくり頭の両側にかもめの羽のように上げます。最終的には、両ひじを上げてそれぞれの前腕が耳につくことを目標としましょう。両手の指で支えながらあごを下に下げ、腕が「U」の形になるようにします。前かがみにならないように気をつけて、あごを下げます。

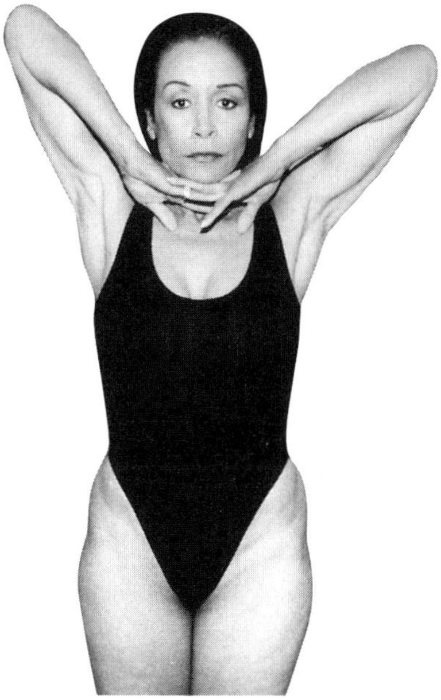

続く

②

3を数えたあたりで呼吸が乱れて息が詰まったようになり、驚くことでしょう。あと数回数える間には息を止めてしまって少し恥ずかしく感じ、両腕がかもめの羽どころか、それぞれの耳に届きそうにもないことを気にすることでしょう。ですが、最初は両腕を肩より上に上げられなくても、がっかりすることはありません。両指の関節にあごをしっかりと押しつけることに集中していれば、そのうち指の関節が柔軟になって知らないうちに腕は優美なかもめのような形になります。

呼吸は、「のどを通して呼吸する」ということを本当に理解できるようになれば、できるようになります。息を吸い込むときに鼻の穴を空気が通っているのを感じ、鼻をすするような音がするのなら、それはのどを使えていないということです。空気を入れるべきところに入れるには、空気の圧力によってのどの奥でいびきのような音が鳴るまで、鼻を通してしっかりと空気を取り込まなくてはなりません。実のところ、最初の数回はいびきの音以上の音がするでしょう。あなたのことを母親ブタと間違えて子ブタがやってきたとしても、落ち着いてください。のどの筋肉が柔軟になれば、音は必ず静かになります。

続く

理想 プラーナヤーマ

③

6つ数え終わったら、流れるような動きですぐに口を少し開け、また6つ数えながら今度はゆっくりと絶え間なく口から息を吐き出します。同時に、指の関節をあごにつけたまま頭を最大限に後ろにそらし、両腕、両手首、両ひじを前に持ってきて顔の前で合わせます。今度は、コップの水を空にすると考え、1滴1滴すべて出し切るつもりになりましょう。両手は組んだままで、指の関節はあごにつけたままです。両ひじ、両手首、両腕、そして上を向いた顔は、天井と平行に美しくまっすぐに伸びています。

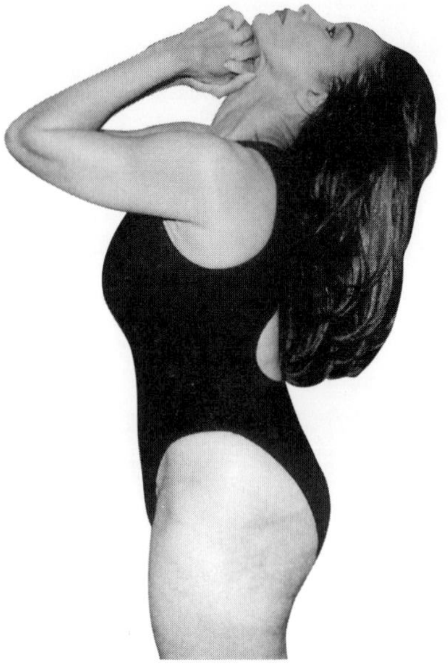

④

以上の息を吸い込み、吐き出すサイクルを、あと9回繰り返し、全部で10回行います。こうして10回目が終わったら、両腕を自然に両脇に下ろしてしばらく休みます。

現実 立位の深呼吸

③

息を吐き出すのは息を吸い込むより一層難しいことでしょう。体に取り込まれたわずかな空気がうまく出ていかず、顔をまるで卒中でも起こしたかのように真っ赤にすることになるのではないでしょうか。そもそも、こんなにひどい状態になりうるのかと、思うことでしょう。ですが、実際そうなのです。あなたが禁煙を考えてきた喫煙者であったならば、この嘆かわしい末期の肺の状態にショックを受け、自分には何が必要なのかを思い知ることになるでしょう。

正しい方法で行うには、前述の空気の流れをまったく逆に行いましょう。同じくゆっくり絶え間なく空気を押し上げて鼻の下ののどの奥にある「いびきのような音が鳴る」地点で跳ね返るようにし、わずかに開いた口から空気が外に出ていくようにします。同時に、両手首と両ひじをつけます。

この段階で、少しふらふらする感覚を覚えるかもしれません。疲れた血液の中に突然正真正銘の酸素が現れたのですから、何も入っていない胃にシャンパンのカクテルを6杯流し込んだときにあなたの頭に起こりうるのと同様の効果が生じうるのです。転倒を避けるため、立位の深呼吸を行っている間は決して目を閉じないようにしましょう。

④

数回、息を吸い込み、吐き出すことを繰り返したら、あなたは間違いなく腕に鉛を流し込まれたかのような感覚を覚えるでしょう。そして、手首を曲げ、両腕を浮き袋のようにパタパタと動かしてごまかし始めるかもしれません。そのうち手まで重く感じるようになり、指の関節をあごにつけているのが難しくなるでしょう。そうなってくると今度は、少しずつ足の指が開き、膝が曲がり（しかも両膝が同じ方向に曲がるとは限らず）、こういった問題を解決しようとすると、腕を上げるときにはあごは下ろすべきなのかどうか、自分は今、息を吸い込んでいるのかそれとも吐き出しているのか、そしてどうしてそうしているのかさえ、わからなくなってくることでしょう。そしてついに永遠という意味を理解し、自分では10回以上この動きを繰り返しているので

⑤

さらに10回、繰り返しましょう。

はないかと思うのに、クラスでは皆が終わることなくずっとそれを続けているように感じることでしょう。

⑤

すでに、まるで100回はやったかのように思われるはずです。

効果

現代人はすわる生活ばかりしているので、多くの人は自然に授かった肺の能力のわずか10%しか使えていません。そのため肺気腫、ぜんそく、息切れなど様々な呼吸器系の問題に悩まされることになります。立位で行う深呼吸では、肺の残り90%を使うことを練習します。

体を動かす前には常に、この呼吸法を行います。肺を最大限まで拡張させ、酸素をたっぷり含んだ血液を全身にいきわたらせ、身体全体の循環をよくし、身体全体を目覚めさせ、筋肉にこれからの活動に向けての準備を整えさせます。

フローレットからのレッスンメモ

ビクラムの初級ヨガ教室へようこそ！

ここは、私が1日目に心配したほど大変なところではありません。というのも、今の私を見て、私が20kg近くも太りすぎだったなんて信じられますか。まったく、半分が男性というクラスで、皆の前でレオタードを着てヨガをするなんて、どれほどの勇気が必要だったことでしょう。自分が小象以上に不器用に思えました。レッスン後は元気いっぱいになったとはいうものの、もうこのクラスには来ないと決めていました。

ところが翌朝着替えていると、スカートのウエストがほんのわずかですが、ゆるく感じられることに気づいたのです。それで、もう1度この鬼軍曹とやってみようと考えました。たとえ1時間半の間、彼にはばかげた様子に映ろうとも、1日のうちの残りの22時間半に驚くような効果が出るのなら、それもよいだろうと考えたのです。そして実際、そうなりました。彼は本当に、素晴らしい人です。

ほら、次は半月のポーズです。これは、ウエストラインに効きます。

アルダ・チャンドゥラアーサナと
パダハスタアーサナ
半月のポーズと手と足のポーズ

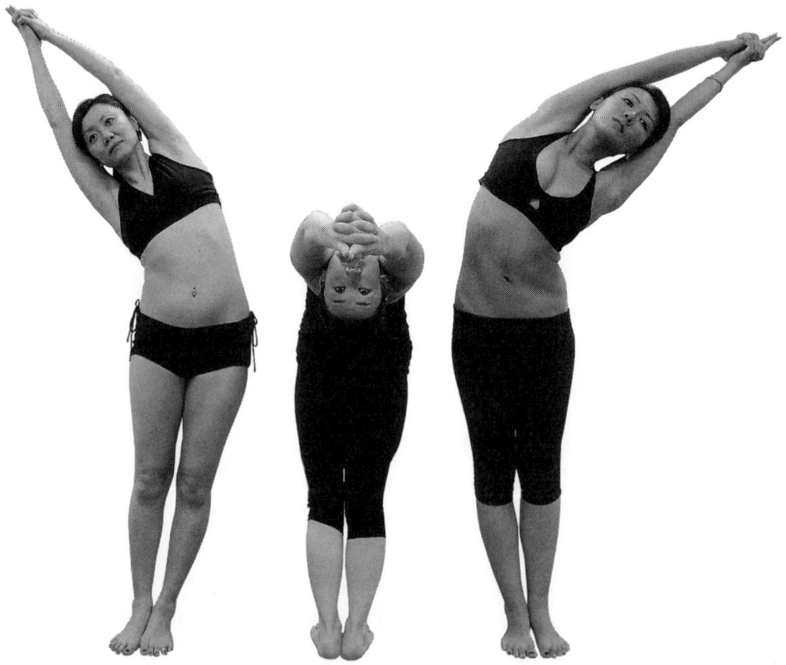

2

「次のポーズは実は、2つの別のポーズからなっています。ですが、手と足のポーズは休むことなく続けて行うので、家で練習するときには、半月のポーズの4つ目の動きと考えて行うようにしてください」。ビクラムの目が、4番目の列にいる女性に止まります。この女性は、まるでハンプティ・ダンプティのようです。「ここにいるラヴィニア同様、家で練習するのです。少なくとも、彼女には家での練習が必要です。というのも、彼女をこのクラスで見ることがないのです。ラヴィニア、あなたは家で練習しているのかな」。

答えたくないことについては無視するといった顔つきで、ラヴィニアが言います。「いいえ。でも、先週の木曜日には、ここに来ました。毎週木曜日には来ています」。

「それがどうしたというのですか、クラスの皆に褒めてもらいたいのでしょうか。毎週木曜日というのでは、とても褒めてはもらえません。木曜日だけというのでは、まったく十分ではありません。それでは、数には入りません。金曜日、月曜日、その他の曜日はどうなっているのですか。どうしているのですか」。

「忙しいんです」。

「他の生徒たちが、リタイアした億万長者ばかりだとでも思っているのですか。それなら、もっとふさわしいだけのレッスン料、たとえば1オンスの純金、24金を1レッスン料として、私は大金持ちになり引退しますよ。レジーを見てごらんなさい。彼は生活のために株を崩して、毎朝6時には会社に出向き、紙切れでも相場でも、とにかく仕事をしなくてはいけない。それでも4か月の間、毎日ここに来ています。毎日です。いや、3日間、来ない日があったかな。犬が死んで、お葬式に行かなくてはいけなかったとか、そんなことだったはずです。犬をたくさん飼っているんですよ、仕方がありません。レジー、これまでで何kgくらい痩せましたか」。

「15、6kgです」。

「そんなものですか。もっと痩せたように見えますね。そして、10歳は若返ったようです。ラヴィニアは20kgほど痩せて、10歳若返りたいらしいのです。私の生徒たち同様、ドリアン・グレイの写真並みになりたいというのです。それで2か月の間、毎日ここに来ると誓いを立てましたよ。おや、首を振っていますね。なんて、頑固なんでしょう。おうし座生まれかな」。

「木曜日しか、来られないのです。家族の世話をしなくてはいけないんです」。

「気の毒に、あなたの家族はあなたが家族のことを愛していないとわかっているのでしょうか。これを聞いて、ショックですか。もちろんあなたは自分で、家族を愛していると思っているでしょう。どれほどきちんと面倒を見ていることか、と考えているでしょう。そして、そのために、どれほどの犠牲を払っていることか、と思っているんです。いくつですか、ラヴィニア」。

「35歳です」。

「いいですか、悪いが50歳ほどに見えます。その上、動きは60歳のようです。悪いとは思いますが、これが本当のところです。私はここに、あなたの気分を楽にしてあげてあなたが聞きたいことを言うためにいるわけではありません。あなたの一生を助けるためにここにいるのです。ラヴィニア、あなたが100まで生きても、私ほどあなたのことを思っている人間に出会うでしょうか。あなたのことを思っていなければ、木曜日ごとにあなたにこんなことを言おうとは思いません。あなたは、自分の脂肪で心臓もすべての動脈も詰まらせているのです。筋肉はがらくたと化し、エネルギーはざるを通るかのようにして流れ出ています。関節はコンクリートのように硬くなって、そのうち関節炎を患うでしょう。

そんなことで、あなたの家族は喜ぶでしょうか。あなたは早くに年をとってしまい、怠惰なあなたにかかる通院費用を前にして、家族は幸せでしょうか。血液が脳まで届かず、あなたが65歳にしてぼけてしまって、子どもたちは喜ぶでしょうか。

あなたは、自分のしていることが愛情だと思っているのですか、ラヴィニア。あなた自身が、がらくたへと変わっていくことが。本当に家族のためになりたいと思い、どれほど家族を愛しているかを示したいと思っているのなら、まず自分自身を大事にして、自分自身のことを愛さなくてはいけません。自分のことを愛することもせず、神から与えられた自分の身体を大事にすることもないのなら、他の人のことを愛せるはずなどありません。いいですかラヴィニア、自分のだらけた様を大事な家族のせいにしてはいけません。家族にとって愛のこもった一番のプレゼントは、あなたが2か月の間毎日ここに来て、もう1度心も身体も若く満たされた美しい状態になることです。いや、そうではない。最高のプレゼントは、あなたと一緒に家族もここに連れて来ることです。シャーロットのようにね。あそこの後ろの列で、隠れている男性が見えますか。シャーロットの家族です。彼はとても頑固で、体重は40kgのやせっぽっちでしたが、とうとうシャーロットと一緒にここに来るようになりました。そして今ではターザンのようになり、幸せな顔をしています、そうですね、チャーリー」。

ほっそりした体つきの40歳のチャーリーは、にやりと笑い、こう言いました。「そんなところです、ビクラム」。

「間違いありません。あなたが立位で額を膝につけるポーズを行っているのを見るたび、脚が痛いんだろうとは思いますが、それでもあなたの顔は、圧倒的に幸せそうです」。

「ビクラム」と、ラヴィニアはかたくなに言いました。「残りの人生、毎日1時間半やらなくてはいけないことに首を突っ込みたいと思う人なんて、いるのでしょうか。

「誰が、あなたにそんなことを言ったんです。私が、そんなことを言いましたか。残りの人生毎日ヨガをしなくてはいけないとあなたに言う人間、あるいは何年も実際にヨガのすべての動きを毎日行っていると言う人間がいるとしたら、その人物は狂っているか賢人か、あるいはその両方かです。我々のような凡人には、いろいろ懸念事項というものがあります。生ごみのディスポーザーが動かないとか、子どものボーイスカウトのピクニックだとか、テレビでおもしろい映画をやっているとか、そういった大切なことです。つまり、ヨガをできない日もあるのです。そんなことは、最初にきちんとヨガを始めてさえいれば、どうということはないのです。実際、やればやるほど、精神的にも肉体的にも健康になっていきます。もちろん背中を痛めるとか関節炎とか加齢とか、何か医学的な問題が起これば、ヨガから離れているときであったとしても、またもう1度定期的にヨガを行えばいいのです。

だが、そういうことが起こらなければ、1度リズムに乗ってしまえば、つまり関節が開き、筋肉、靭帯、脊柱、坐骨神経などすべてが訓練されて伸び、柔軟になったら、少しのんびりすればいいのです。週に2、3回行うとか、あるいは忙しいときには半セットだけにするとかね。半セット、つまり、それぞれの動きを1回行うだけなら、30分ほどでできます。私のおしゃべりが間に入らなければね。1日30分のヨガができないほど忙しい人間など、いないでしょう。それに、ヨガは、やった分だけ恩恵を受けられるものなのです。

とはいえ、ヨガは累積的なものです、テリー・ツー。だから、いつもラヴィニアに意地悪とも聞こえることを言っているのです。彼女のようでは成果を得られないし、お金を無駄にしているだけです。ある週の木曜日に彼女がここに来たとします。その日のクラスで彼女は5店分の効果を体内に蓄えます。次の日にも来るなら、あと5点が得られます。そして、1日目の5点が無駄になることもありません。ブロックを積み重ねていくようなものです。0からではなく、5からスタートすることができるのです。つまり、2日目が終わるときには、累積して10点を得ることになります。1日目の5点と2日目の5点を合わせてね。3日目には、合わせて15点が累積されるというわけです。

ところが、彼女が2日目に来なければ、1日目の累積点5点のうち3点が失われてしまいます。その次の日には、残りの2点も失われます。つまり、次の木曜日に来ても、また0点から始めなくてはならないのです。そのとき覚えているのは、前の週の木曜日に体が硬かったという感覚だけです。体のほうは前の週の苦労だけはよく覚えているので、最初に始めたときの状態に戻るためにすら、2倍の努力が必要になります。こうして彼女の身体には何の恩恵もなく、身体が変化することもほとんどなく、ヨガから何の恩恵も満足も得ることができません。今にやる気をなくし、レッスンに来るのをやめ、私のことを泥棒扱いするでしょう。

私が初心者に対して毎日ここに来るようにと声をからして叫んでいるのは、何も金もうけをしたいからではありません。

生徒が毎日ここに来ようが来まいが、私が裕福になることはありません。あなた方が痩せていくつも若返り、強くてしなやかな筋肉と満ちあふれる活力と、申し分ない健康とフランシスのようによく曲がる膝、アーチーのように動く背中を手に入れ、リウマチになることなく、楽な出産を経験し、頭のねじのゆがんだ部分がきちんと治ったりするのを見るのが、私にとって一番の楽しみだからです。

私の言いたいのは、ヨガを本当に学びたいのなら、初心者のときには毎日、言われた通りに素直にヨガを行うべきだということです。これが、ヨガから最大の恩恵を受けるための秘訣です。レスリーのような上級者になれば、週に2、3回にするとか、あるいは1か月間まるっきりヨガから離れてたまった累積点を元に戻してみてもいいでしょう。というのも、身体の中にすでに多くの累積点が十分に貯金されているのです。銀行のようなものです。

そうなるまでは、累積点を増やすことに専念してください、テリー・ツー。数字まで計算してはいけません、計算なんてあてになりません。あなたも今は、他の初心者と同様、私のことを頭のねじが緩んだ男だと思っているでしょう。だが、私の言う通りにしたなら、2、3週間したらきっとよくわかるようになります。

では、始めましょう」。

理想 アルダ・チャンドゥラアーサナとパダハスタアーサナ

①

両足をそろえて立ちます。鳥が大空を羽ばたくように両方の腕を体の横を通って頭の上へ持って来て伸ばします。両手の手のひらをぴったり合わせて、10本の指をしっかり組んで握ります。人差し指だけを離して、親指は交差したままです。両腕は完全にまっすぐにして、ひじを固め、伸ばした両腕をそれぞれしっかり耳につけて、天井に向かって伸ばします。皆さんの体は、教会の尖塔のような形です。顔をしっかりと上げ、初心者の場合あごは胸から少なくとも7、8センチ離れるようにしてください。両腕は、常にしっかりと耳についている状態です。最初の3つの部分では息を吸い込み、その後息を吐き出します。

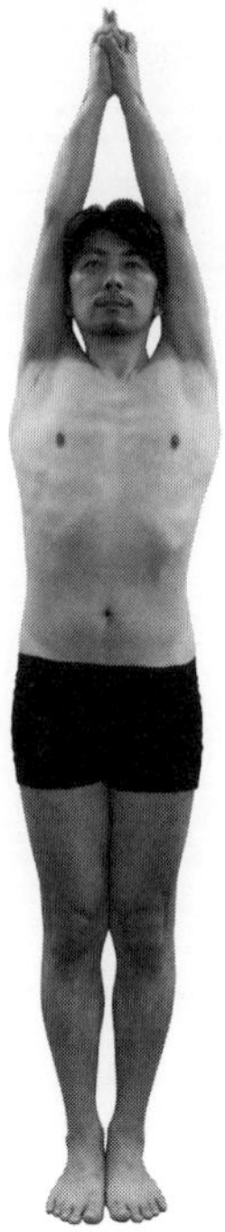

現実 半月のポーズと手と足のポーズ

①

体が調理済みスパゲッティでできているという幸運にでも恵まれない限り、腕を頭の上に上げて教会の尖塔のような形をとるというのは、6秒数間息を吸い込み、6秒かけて吐き出すというのと同様複雑で困難なことでしょう。

もっともよく見られる問題が、なんとか両手のひらを合わせ、ひじを伸ばして両腕をそれぞれ耳につけることができたとしても、その後あごがひけて胸についてしまう、という状態です。首の筋肉であごを持ち上げることができず、あごを胸から8cmほど離すことができません。そのため、教会の尖塔のような形のあなたの手の指先は、ピサの斜塔のように天井ではなく脇の鏡の方向に向いていってしまいます。

この建物を正しい形にしようとすると、おかしなことがいろいろ生じます。たとえば、両肩を後ろに動かして腕がなんとか天井に向けられたと思っても、頭はまったく動いてくれず、悲しいことに頭はさらに前に垂れ下がってしまうのです。筋肉がどんな状態であるのかわかりませんが、まるでテネシー・ウィリアムズの戯曲に出てくる「首のないモンスター」のように見えます。けれど、とにかくがんばってください。すぐにできるようになります。

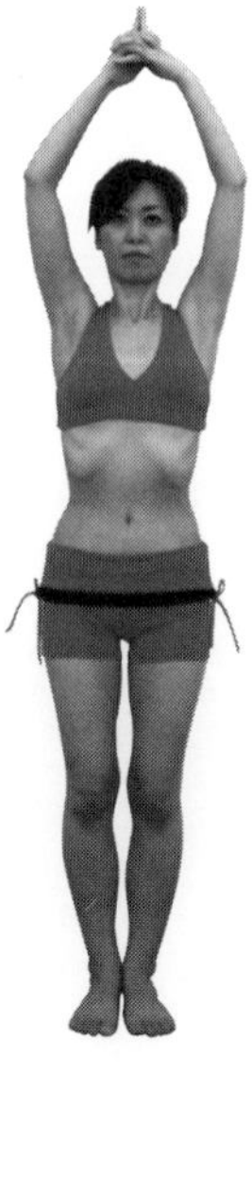

②

まっすぐ正面の1点を見つめます。天井に向かって出来るだけ体を伸ばし、両腕、両脚を曲げずに伸ばしたままの状態でゆっくりと右に体を曲げます。体は、正面に向けたままです。上半身が右の方へねじれ始めたら、左肩を後ろに引き、右肩を前に出します。腕を伸ばしたままひじを固め、あごは胸から8cmほど離したままです。

同時に、腰をできるだけ左に突き出します。左の体側が十分に伸びていることを感じましょう。左の体側で美しく半月が描かれていることを、鏡で確認します。横から見て、体が一直線になっているようにします。痩せている人なら、細い棒に隠れてしまうくらいの一直線になるように試みましょう。

そのままさらに腰を左に押し出し続け、指先は右に向かって伸ばし続け、80-20呼吸法を行い、10秒たっぷりと銅像のようにその姿勢を保ちます。体の右側が、心地よく伸びているのを感じられるはずです。

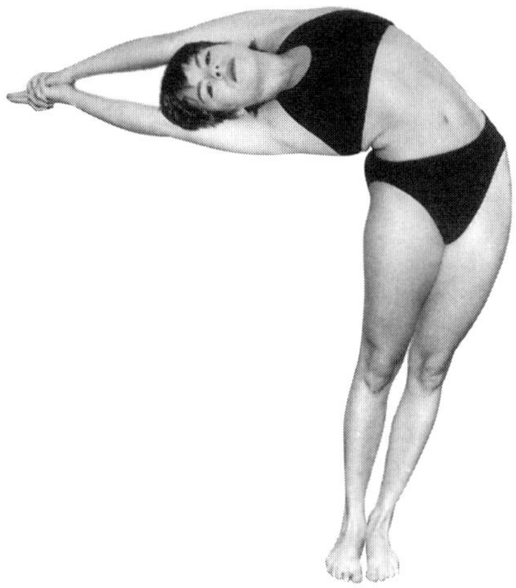

続く

②

まるで、ウエストのないモンスターのような気がしますか。どんなフィットネスであれ、最初は誰もがこういう問題を味わいます。実は指示されていることは、腕、首、胴体、腰、そして脚の関節や筋肉、腱のどこを動かすにせよ、まったく単純なことです。

最初の数日は、尖塔をまっすぐに建て、それをまっすぐ完ぺきに保つことが難しければ、半月のポーズと手と足のポーズの残りの部分はさらに困難なものと感じられるでしょう。けれどそもそも、見た目や指示とは裏腹にこのポーズにおいては、どれだけ体が曲がるかではなくどれだけ体側が伸びているかが重要なのだということを理解できれば、そんなに難しいことではありません。実はヨガのポーズはすべて基本的に体を伸ばすものであり、私もこの先何度も何度も、こう言及することになります。

ここで説明していることを実感するには、尖塔の形になってあごをできるだけ持ち上げたら、何か他のことをする前に、とにかくまず腰を左に押し出してみることです。そして、ウエストの左側が引っ張られているのを感じましょう。さらに、腰を左に押し出し続けましょう。どうすか？あなたは体を少しも曲げようとはしていません。単純に上体と腰の重みのバランスをとっているだけです。

この姿勢でバランスを崩し左に倒れないようにするには、上半身と両腕をできるだけしっかりと右上方へ伸ばすことです。腰を左に動かせば動かすほど、両腕を右方向に伸ばす必要があり、そのため体を曲げているように見えるのです。けれど実際に動かしているのは腰だけなのです。

1日目にこの方法で数センチでも体を伸ばすことができれば、ウエストで体を曲げて体をねじり、上半身が床の方向を向いてしまっている人より、ずっと前進しています。ウエストで体がねじられているなら、このポーズについては何も成し遂げていないことになります。けれど上記の方法で体を伸ばすことができていれば、2日目には1日目より多く体を伸ばすことができ、毎日少しずつ増えて1週間もすればきれいな半月のポーズを作ることができるようになるでしょう。その上、ベルトの穴も、1つ2つきつく締めることができるようになるはずです。

続く

理想　アルダ・チャンドゥラアーサナとパダハスタアーサナ

③

両腕をまっすぐ伸ばし、ひじを固め、両腕で耳をはさんで、尖塔の形を保ったまま、ゆっくりと体を元に戻します。

再び上半身を天井に向かってできるだけ伸ばし、両腕を完全にまっすぐ伸ばしたまましっかり耳につけ、ひじを固めて両手のひらをすきまなく合わせ、親指をしっかりと握ります。今度は左に向かってゆっくり体を曲げ、腰を最大限右に押し出します。体がねじれないよう、気をつけましょう。たっぷり10数えて、銅像のようにこの姿勢を保ちます。

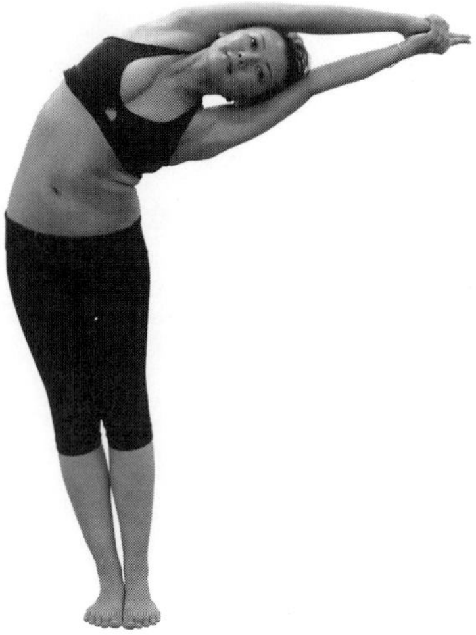

現実　半月のポーズと手と足のポーズ

③

もちろんこれは、つい今しがた右方向でやったことと同じことを、左方向でも同じことを繰り返すというものです。このように両側で同じことを行う場合、通常はどちらか一方のほうをやりやすく感じるはずです。しかし、各ポーズによって左右どちらのほうがうまくいくかは異なります。つまり我々は、バランスの取れていない生き物なのです。

10数える間、銅像のように姿勢を保つということについてですが、ヨガで行う運動を「ポーズ」と呼んでいるのには、理由があります。目的は、その日できうる限りの最大限の伸びを行う、そしてその姿勢を10秒間しっかりと保つということです。ポーズを解いた後、体をリラックスさせて血液の循環を平常の状態に戻し、再びポーズを行い、体を伸ばします。こうして体を最大限伸ばすということと完全な弛緩を繰り返し交互に行うことで、ヨガの恩恵を受けることができます。神経質な子犬のようにどんどん先回りしては後退することなく、猟犬のポインターのようにどっしりと構えましょう。

しかし体の内側では、1秒過ぎるごとに「今できる完全」な状態に向けて体は変化していき、いつかそれが確実なものへとなります。そして、10数えている間は常に、少しずつでも確実に体を伸ばしていきましょう。

④

ゆっくりと体を元に戻し、次の動きに備えて再度両腕をまっすぐ伸ばし、ひじを固め、尖塔の形で体を伸ばし、背中を曲げます。腰から上半身を持ち上げるつもりで、息を吸い込んでそのまま保ち、ゆっくりと頭をできるだけ後ろに倒します。ゆっくりと、自然に背中を伸ばします。

両腕を伸ばしたまま、ゆっくりと腕と体全体をできるだけ遠く後ろに曲げます。80-20呼吸法を行います。

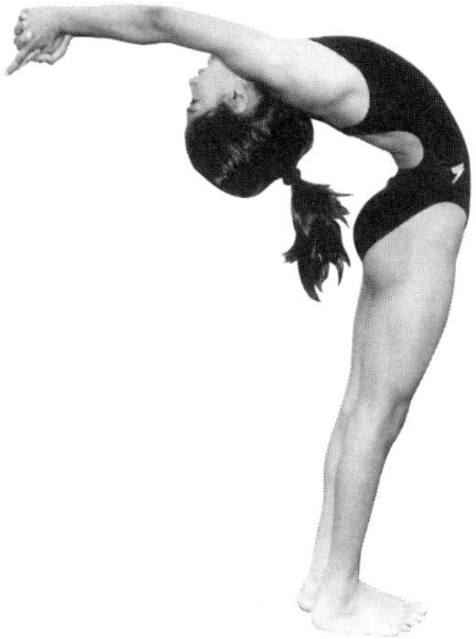

続く

④

この時点で、うめきたくなることでしょう。いいですよ。あえぐなり、ゴホゴホと言うなり、シューシューと声をたてるなり、うめくなり、鼻をすするなり泣くなり、好きにしてください。確実に息を吸っていれば何らかの音はし、そのため苦しさが増しますが、家族や友人はもちろん、大声でうなっているなら近隣の人々までもが我が勇敢な試みに感嘆するはずだと、自己満足に陥ってください。

「自然に頭を後ろに倒す」のは簡単なことのはずですが、実際にはなかなかうまく頭が後ろに倒れません。これは筋肉が硬いためというより、怖くて緊張していることが原因です。確かに怖いと思うでしょう。頭を後ろに向かってできるだけ下ろそうとすれば、ねじがはずれて頭が落ちてしまうかもしれないと思うかもしれません。

どうか、リラックスしてください。首の根元に神経を集中させ、その部分を動かしましょう。もちろん、周りの筋肉が緊張しているかもしれません。ですが、リラックスさえすれば、背中を後ろに曲げていく後屈はそれほど難しくも不快でもありません。

半月のポーズのこの部分には、曲げながらも体を伸ばすことが必要です。体をきちんと伸ばすことができていなければ、この姿勢には到達しません。「曲げ」ながらも「伸ばす」ことを、常に頭に入れておいてください。

続く

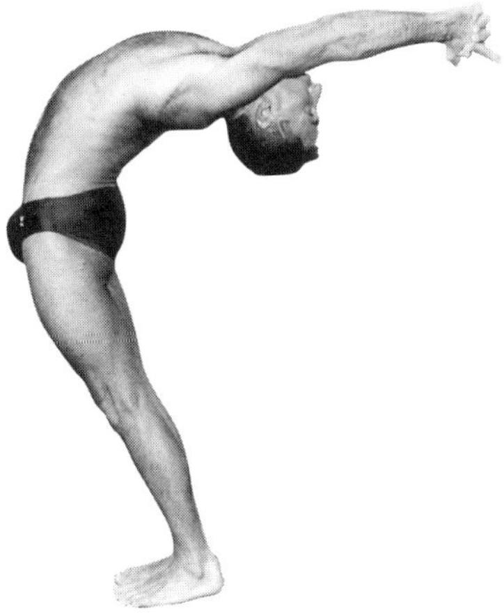

理想

アルダ・チャンドゥラアーサナとパダハスタアーサナ

⑤

太もも、おなか、腰をできるだけ前に押し出します。必要であれば、少しだけ膝を曲げてもよいでしょう。腰を前に押し出しながら、背中をさらに後ろに曲げます。少し背中に痛みを感じるかもしれませんが、この痛みはよい痛みです。問題ないので、怖がることはありません。体重は、かかとにかけます。後ろに倒れる限界まで、背中を後ろに曲げます。80-20呼吸法を行い、10数える間銅像ようにその姿勢を保ちます。

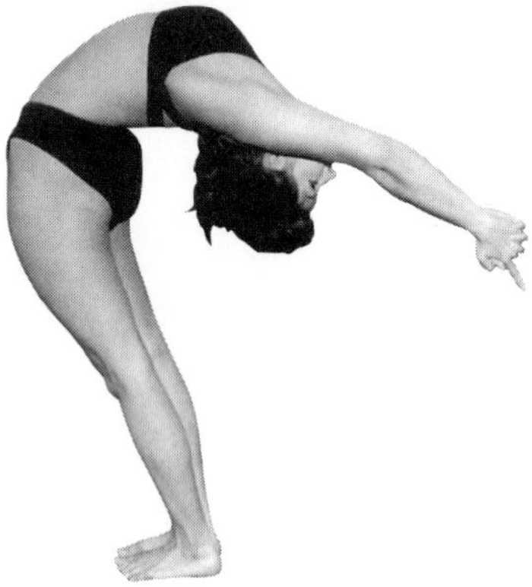

現実

半月のポーズと手と足のポーズ

⑤

普通は、最初の数日はこのポーズがなかなかうまくできないはずです。上で述べているように膝を曲げる場合は、両足、両膝をつけて前に向けたままにします。徐々に肩を後ろに向けることができるようになり、胸は皿を上に置くことができるくらい平らになるはずです。

ここまで柔軟になるには、体の力を抜きリラックスをする方法を理解し、それを利用しなくてはなりません。これ以上伸びることができない、後ろに曲げることができないというところまできたら、背中の１点に神経を集中させます。そのあたりの筋肉が、ヒステリックなまでに絡み合っていることを感じましょう。力を振り絞り、もう１度腰と太ももを前に押し出します。そして、自然に任せましょう。

警察も逃げ出すほどの声を上げそうな、「鋭い」感覚を覚えるはずです。しかし、怖がることはありません。何も壊れることはありません。ゴホゴホと言いながらも、意気揚々と新たな敏しょう性を周りの人に見せましょう。

どんなポーズにおいても、緊張ではなく弛緩を覚えたときに新しい展開が開けます。とはいえ普通は、怪我をするのではという恐怖心があり、リラックスするのは大変難しいものです。けれど、弛緩こそがポーズを行う「扉を開ける」ものであり、怪我を避けるためのものでもあるということを、覚えておかなくてはいけません。たとえば、赤ちゃんを思い出してください。３階の窓から落ちても、ポンと跳ね返るのではというほどリラックスしています。酔っ払いも、何があってもまず怪我をすることがありません。

⑥

ゆっくりと元の位置に戻ります。両腕は頭の上、ひじは固めて両手のひらを合わせ、親指を組んだ状態です。

これから、パダハスタアーサナ、つまり手と足のポーズに入ります。

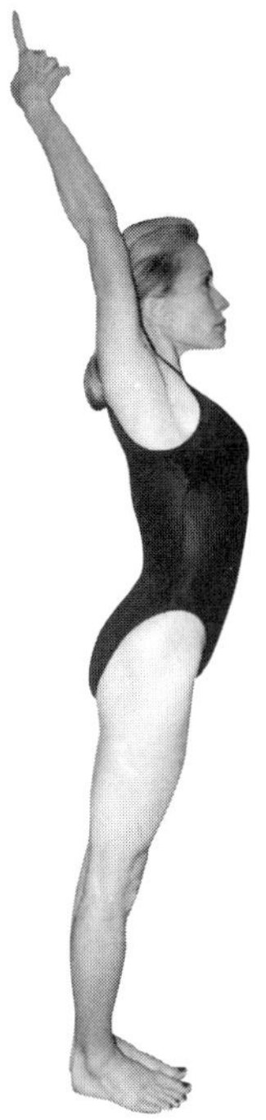

続く

⑥

ここまでで、少しめまいがするかもしれません。頭の上の尖塔を崩して、両手を頭の上において休ませたいと思っているかもしれません。けれど、ポーズを休むことなく、姿勢を保つようにしてください。自由の女神が我々人間よりしっかりと硬い素材でできているのは、喜ばしいことですね。

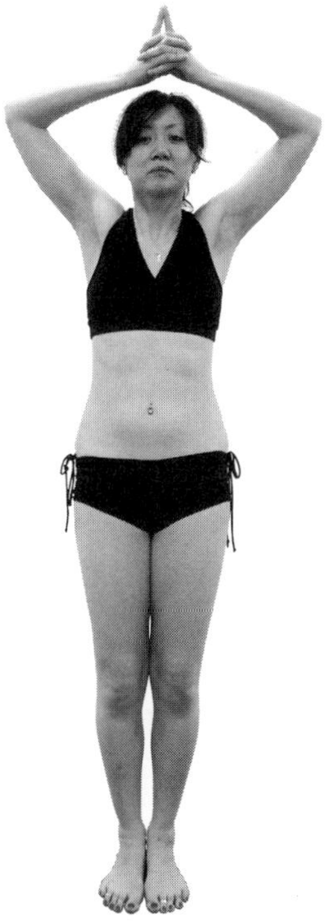

続く

理想 アルダ・チャンドゥラアーサナとパダハスタアーサナ

⑦

両足をそろえたまま上半身を持ち上げます。腕で作った尖塔の部分の人差し指は、天井に向けたままです。気の毒にも尖塔の周りにいる人々の上に落ちていくことのないよう、気をつけてください。次に、股関節から体を前に曲げます。手の指先から臀部までをひとつながりと考え、両脚をまっすぐ伸ばし、あごを胸から離して、尖塔の形をそのまま保ちます。このままの形で、できるだけ体を前へ倒していきます。

これ以上体が曲がらず、脚をまっすぐ保つことが難しくなれば、完全にリラックスした状態で両膝を曲げ、両手を脚の後ろにまわしてかかとをつかみます。親指と人差し指が床にふれるように、両方のかかとを真後ろからつかみます。両ひじを曲げて前腕の内側をふくらはぎにぴったりつけます。最終的にはひじも一緒に脚の裏につけることができるようになるのが、目標です。

次に尾骨をリラックスさせながら、体を床に向かってできるだけ伸ばします。おなかを太ももにつけ、胸は膝に、顔は膝下につけます。横から見たときに、どこにも隙間がないようにします。最終的にはおでこを足の指につけるのが、目標です。目は開けたままにしましょう。

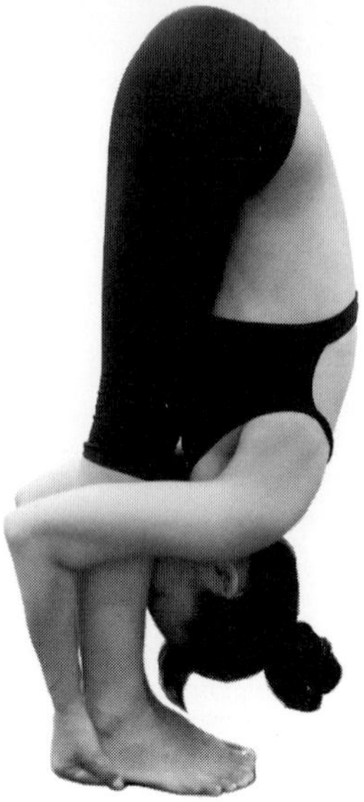

現実 半月のポーズと手と足のポーズ

⑦

背骨のつけ根の尾骨のあたりに、今まで感じたことがないような伸び感を感じるはずです。尾骨は、その昔の祖先が尻尾を持っていた場所です。背中、両腕、両脚をできるだけまっすぐに保った状態で、体の後ろをもっともっと伸ばしましょう。

初心者は、手を後ろに回してかかとをつかむのに必要なら膝を曲げてもかまいません。そのときに、両足はそろえて離しません。神経は、尾骨に集中させましょう。ここから、下に向かって伸ばしてリラックスします。このポーズの目的はジャックナイフが立った様を体で再現することであり、尾骨に集中することが大変重要です。というのも、ジャックナイフは回り継ぎ手の部分でつながっているでしょう。体でジャックナイフの回り継ぎ手にあたる部分が尾骨であり、この部分を自然にリラックスさせる必要があるのです。

１日目には、どんなにがんばってもかかとに手が届かない人もいることでしょう。がっかりする必要はありません。あなただけではありません。数日のうちに、できるようになるはずです。

上半身を脚に押しつける際、必要ならさらに膝を曲げます。いくら試みてもどうしても上半身が脚につかない場合は、おでこを膝につけましょう。

⑧

脚をできる限りまっすぐ伸ばします。完全にまっすぐ！膝もまっすぐ固めて！もっとがんばって！呼吸をするときは、吐き出すことに意識を向けます。できる限りかかとを強く引っ張って、お尻を天井に向かって突き上げます。前腕はふくらはぎに押しつけたまま、かかとを手でつかみ、頭を足の指に向けて伸ばします。横から見ると、体と足の間には太陽の光も空気も入っていない状態で、ぴったりくっついたハムサンドのように見えるはずです。膝の裏に痛みを感じるでしょうが、それは素晴らしい痛みです。息を吐き出し、このままゆっくり10数える間ポーズを保ちます。

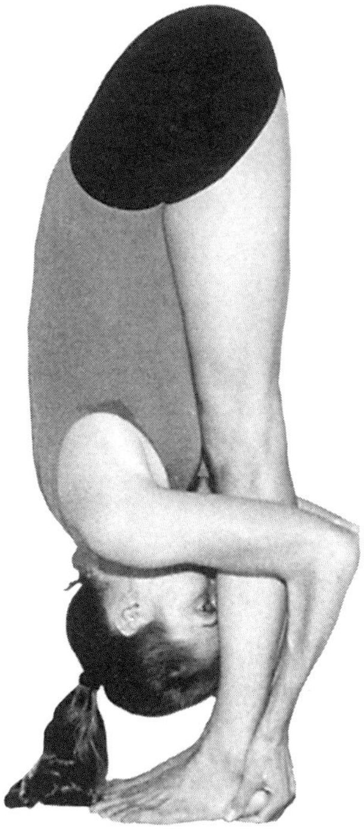

続く

⑧

残念ですが、このような脚の伸びを行うことができるようになるには毎日のがんばり以外に方法はありません。伸ばすことよりもお尻を持ち上げることに集中しましょう。体を前に倒してかかとを後ろからつかむときに膝を曲げ、両手を前の床において、お尻を何回か揺らして動かしてみましょう。こうして揺らすことで背中の下の筋肉を緩め、より遠くまで容易にストレッチをするこができるようになります。

脚を伸ばそうとすると、両脚の後ろ側に痛みを感じることでしょう。ここで、痛みについて話をします。まずここでは、怪我や病気の痛みのことを言っているのではないことを確認しておきましょう。ここで言っているのは、不快感の向こうにある段階のことです。これは、幸福に満ちた結果を得るためには自ら経験しなくてはいけないものです。とはいえ、最初の幸福に満ちた瞬間は、ヨガのポーズをやめて痛みを感じなくなったときかもしれません。いずれにしろ、この種の痛みは皆に起こると予想されるものであり、よいものです。これは単に、だらけて柔軟性に欠けた体が突如として活動を奮起されて抵抗している結果です。ただ、何か医学的問題を抱えている場合は、症状別適応と医学的注意のページ（201ページ）を参照してください。

ヨガは、あなたにヒーローやマゾヒストになることを求めているわけではありません。その日できる限りのことを力の限り試みる、その瞬間に正直にできることをやるように求めているだけです。そしてどのポーズにおいても概して、痛みを感じるまで伸ばし、そして痛みを感じたところで少し緩めてポーズを保つようにしましょう。毎日積み重ねていく中で、痛みの箇所はどんどん変わっていきます。

ポーズに慣れ、ポーズへの体の反応にも慣れてくれば、単にだらけている状態とは何なのかがわかるようになります。あなたは自分の体に何をすべきかを教え、そしてどこでやめるべきかを教えればよいのです。

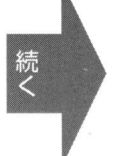

続く

理想

アルダ・チャンドゥラアーサナとパダハスタアーサナ

⑨

かかとから手を離し、上半身を下に倒したときと反対の方法でゆっくりと上半身を起こします。もう1度、腕で作った尖塔が天井に美しく伸びた、最初の姿勢に戻ります。次に、優美な鳥が羽をたたむように腕をゆっくりと体の両側に下ろします。

⑩

腕を両側に下ろし、脚や足をリラックスさせてしばらく休みます。それから半月のポーズと手と足のポーズを繰り返します。左右、前後のそれぞれのポーズで、10秒ずつ保ちます。これが、第2セットになります。第2セットが終わったら、再び休みましょう。

現実

半月のポーズと手と足のポーズ

⑨

中央に戻ってきたときに、姿勢を崩さないように気をつけましょう。崩れてしまうのは、見ていてみっともないものです。

それに加え、ゆっくり優雅にポーズを解くことで、持久力と自制心を鍛えることができます。指示しているすべてには何らかの目的があり、必ず理由があるのです。

⑩

元気を出して1セット目を終えたなら、筋肉が暖まっただけではなくリラックスしているはずです。第2セットはもう少しうまくできるはずです。つまり、終わった後、自動的にヨガを行った際の評価と、瞬時にヨガから報酬を受けることになるのです。2日目には、もっと「瞬時の報酬」の何たるかがわかることでしょう。2日目には、1日目にできなかった多くのことができるようになっているはずです。そして3日目には、一層誇らしい気持ちになるでしょう。ヨガは、正直に一生懸命行えば必ず報いの得られるものです。しかも、他のどんな運動、スポーツ、訓練より迅速に、その恩恵を得ることができるのです。

そしてついに両脚をまっすぐ伸ばし、「不可能」を達成することができた日には、言いようのないほどの喜び、高揚感、自己に対する満足感、生き生きとした達成感、自信、自分の価値を感じることができるのです。

効果

半月のポーズは、即効的にエネルギーと活力を与えるものです。体の中心の筋肉すべて、特に腹部の筋肉を柔軟に、また強化します。そして脊椎の柔軟性を増し、姿勢を正し、正常な腎機能を促し、肝臓や脾臓の肥大を治し、消化不良や便秘を改善し、腹直筋、広背筋、斜紋筋、三角筋、僧帽筋の柔軟性と筋力をつけます。

手と足のポーズによって脊椎や坐骨神経、脚の腱や靭帯の柔軟性が増します。また、太ももやふくらはぎの二頭筋が強化されます。脚や脳への血液循環が改善され、腹直筋、大臀筋、斜紋筋、三角筋、僧帽筋が強化されます。

どちらのポーズもウエスト、腰、おなか、お尻、太ももを引き締めるのに効果があります。

ヒルダからのレッスンメモ

レッスン室に入って、しわくちゃの小さなおばけのような人がいれば、それが私です。75歳。6か月前の私は、しわくちゃの小さなおばけではなく、関節炎のおばあさんでした。でも、ここに来るまで年齢については意識しなかったんだけれど。

今やった半月のポーズですが、私はこれには本当に驚かされました。というのも、腕を頭の上に上げて尖塔のように形作ろうとして、年を感じたのです。関節炎のあるところを感じ、どうして関節炎になってしまったのかもわかりました。脊椎と関節、そして骨格にそれを感じ、筋肉や器官にはそれほど感じませんでした。自分ではどんなに健康だと思っていても、いくつだと思っていても、体は硬くなってしまっているのです。私たちは皆、たとえ子どもであっても、肩を丸める傾向にあります。そして何年も丸めていれば丸めているほど、肩は本当にどんどん丸まっていき、脊椎も肩も、ついには体中の関節すべてが、上から下までさびついて曲げることのできない塊のようになり、ビクラムいわく「コンクリートのように」固まってしまうのです。

ヨガは、大きなオイル缶のようなものです。簡単なものですが、ヨガを始めて6か月もすれば、25歳の頃以上に体は柔軟になっています。肌も柔らかく、しっとりしてきました。関節炎については、週に数回ヨガをしていればほとんど感じないほどになっています。

私は何歳でしょう。年齢知らずです。これは、ヨガのおかげです。

次の中腰のポーズは、主に筋肉とバランスに効くポーズです。膝や足首、そして足の指の関節にまで、オイルが行きわたるものでもあります。年齢不詳になりたいのなら、関節は大切です。

ウトゥカタアーサナ
中腰のポーズ

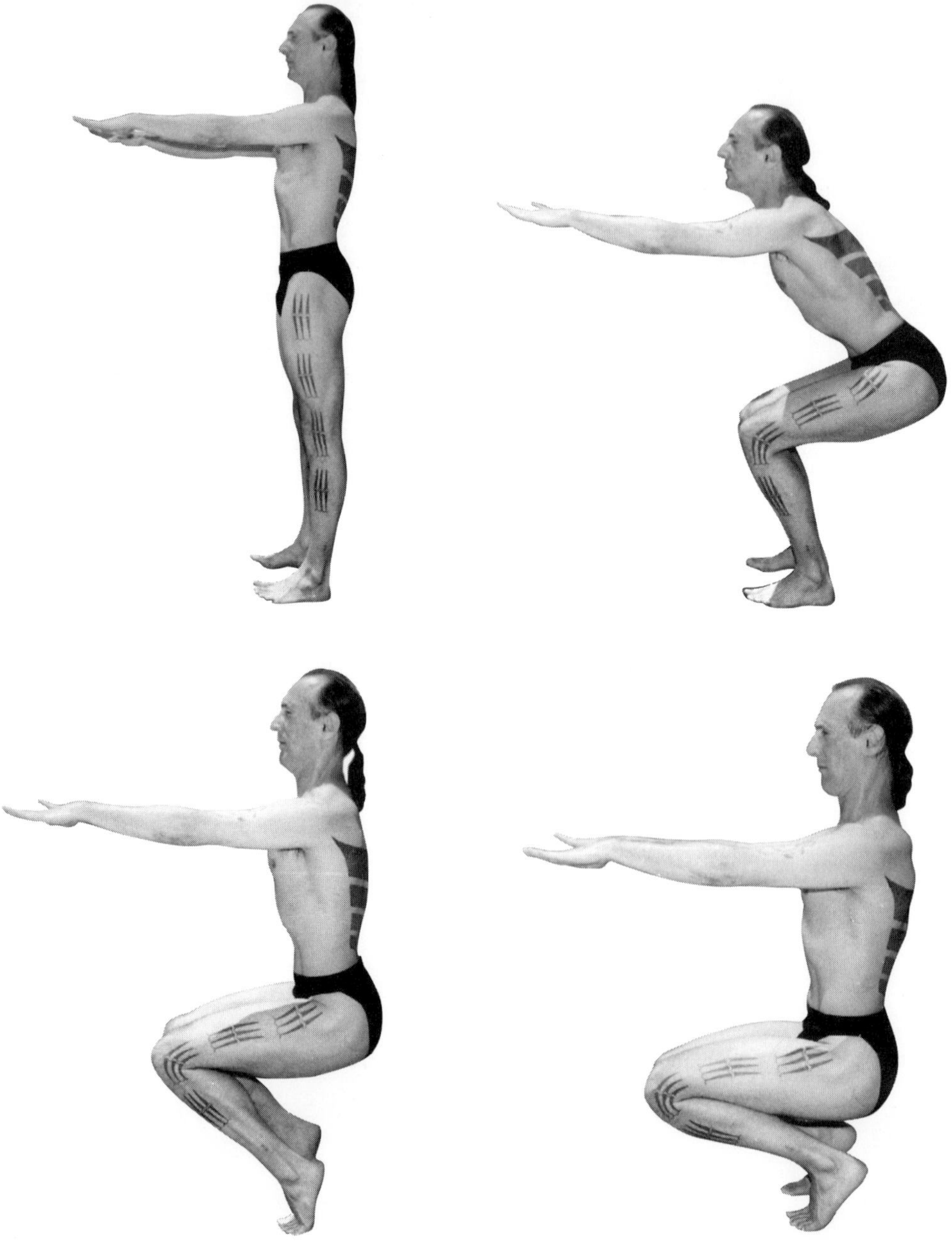

3

「やあ、バーサ。どうしてあなたは、いつも遅れてくるのですか。急いで、こっちへ来て、もう、半月のポーズまで終わってしまいました。毎日5分早く家を出るようにしていると言うけれど、それでも毎日5分遅れてくる。彼女の家とここには、時差でもあるのでしょうか。おそらく時差は、ここではなくてバーサの頭の中にあるのでしょう。

私が生徒だった頃、遅れたことに対する罰が何だったかわかりますか。教室の端にすわって、ただレッスンを見ていることです。練習には参加できなかった。いいですか、テリー・ツー、今はあなたも、教室の端にすわっていればいいだなんて、何て幸運だろうかと思っているでしょう。まあいい。この世で何が罰で何が報いなのか、あなたにもわかってくるでしょう。懸命に努力した結果を得るものでなければ、よいものではありません。そして、肉体をコントロールできるようにならなければ、精神の何たるかを知ることはできないのです。

それが、私の教えているハタヨガです。肉体をコントロールすることを学び、精神的にも肉体的にも健康になり、医者に走ることも家族に泣きごとを言うこともなくなります。小さなことを考えたり、痛みや鼻づまりを嘆いたり、脳のねじが緩んでいると考えることもなくなります。ハタヨガをすることで自分の身体を支配し、身体を自分の奴隷とすることを学びます。そうすれば、自分自身が身体に支配されることも奴隷にされることもありません。そうなって初めて、肉体をコントロールできると言えるようになり、神を知るようになるのです。

身体を100%動かすことのできる肉体活動は、この世にはありません。今ここであなたに教えている、ヨガを除いてはね。ジョギングでは身体の10%、テニスなら15%、水泳は15%、バレエは30%を動かせるだけです。このヨガを除いて、100%動かせるものは他にありません。ここでのレッスンを終えて教室から出たとき、あなたは生きてきて初めて、すべての器官、関節、筋肉、腱、神経、そして靭帯を1つ残らず動かしたことになり、あなたの身体は新鮮で酸素に満ちた血液で満たされることになるでしょう。おそらく今は、きっと体をひきずるようにして帰途につくのだろうと思っているでしょう。だが実は、あなたは家までふわふわと浮いて帰ることになります。これは私が保証します。まるでメリー・ポピンズのように、飛んでいかないように電柱につかまらなければならないでしょう。

いいですか、バーサ。あなたの顔を見るのに、いつもこの中腰のポーズまで待っていなくちゃならないんです。チャーリー、少し動いてバーサを入れてあげてください。

ヨガの練習は、身体を100%動かすものですよ、テリー・ツー。その上、プールもテニスコートも必要ありません。高価な道具も何年にもわたる訓練もいらないし、前に先生がいなくともできます。優雅である必要もないし、才能もいりません。アスリートでなくても大丈夫です。ただあなた自身とほんの少しのスペース、そして正直な努力があればそれでいいのです。

そして、ポーズがいかに「うまく」できるかも、関係ありません。人間プレッツェルになる必要はありません。とはいえ、柔軟性を身につけたあかつきには、プレッツェルのようなポーズさえ簡単に思えて驚くことでしょう。とにかく大切なのは、始めたときと比べて自分がどれだけ進歩したかということです。自分自身の中での比較が、唯一もっとも大切なことなのです」。

「ビクラム」と、かわいいけれど悲しいまでに太っている10代の金髪の子が、おどおどと尋ねます。

「なんだい、ゲイルだったかな。今日で3日目だったね。調子はどうですか」。

「ヨガの動きについてはいいんだけれど、実は1キロちょっと体重が増えたんです」。

「それはいいじゃないか。つまり各ポーズに懸命に取り組んでいて、そのため食欲もあるということです。最初の数週間に体重が増えるのは、よくあることです」。

「でも、痩せたいんです、太りたいんじゃないんです」。

「痩せますよ、心配いりません。ヨガは、身体のすべての機能を働かせるために、身体を最適で自然な元の状態に戻してくれるのです。ゆっくりと均一に、身体は自然が望むバランスを見つけます。脂肪は、自然なものではありません。つまり脂肪は、これから数か月の間で溶けてなくなります。そういうふうになっているのです」。

ゲイルは、腑に落ちない様子です。

「そんなにうまくいくのだろうか、と思っているのでしょう。でもレッスンが終わったら、誰にでもいい、聞いてごらんなさい。ダイエットなど忘れることだ、と言われるでしょう。何を食べるべきかとか、どれくらいカロリーがあるのかなんて、考える必要はないとね。2か月の間、毎日ヨガをしっかりやってみてください。そうすればおそらく、3週間目には以前ほど食べ物のことを考えていないことに気づき、実際に食べているときにも、以前ほど食べたいとは思わないこと、また、食べるものが変わっていることがわかるはずです。これは、あなたの身体が均衡を見つけつつあり、腺や機能すべてが安定しつつあるからです。

しかしそれでもまだ、1kgだって体重が減っていないかもしれません。また、これまで着ていた洋服が身に合わなくなってくるかもしれません。ヨガをしていると、身体のどこに何がつくかが変わってきて、こちらのものをそぎ落とし、別の場所に加えたりするのです。まるで一塊の粘土を手にした彫刻家のように、幸せそうにハミングしているのが聞こえてくるかのようですよ。そしてあなたは1gだって1cmだって痩せてはいないというのに、あなたの友人たちが突如、痩せたねと称賛してくることでしょう。身体自体がどうあるべきかを認識した後には、不必要な体重を落とし始めるはずです。でもそれは、あまりに静かに、痛みも伴わずに行われるため、あなたは気づきさえしないでしょう。そして、あなたが適切な体重になれば、そこで止まってその体重が維持されます。痩せている場合も同様です。ただ、逆のことが行われるのです。腺に問題がある場合も同じです。システムの適切なバランスと機能によって、適切な体重になります。

「でも、中には神経的な理由によって体重に問題をきたしている人もいます」とフローレットが言いました。

「たった今、体重に問題があるのはシステムの不適切なバランスと機能に原因があると説明したところです。脳の緩んだねじを直す話は、何も冗談で言っているわけではありません。脳というのは、身体のシステムに他ならないのです。脊椎や足の指にバランスをもたらすのと同様、ヨガは脳にもバランスをもたらします。そして、ゲイル、ヨガを行うことで自己を尊重する感情が生まれ、そのため自分自身で体重を落としたいと思うようになり、簡単にそれができるようになるんですよ」。

「その通りだわ」とフローレットはゲイルに言いました。「とにかく、とっても満たされた気持ちになるから、太ったままでいることなんてできないわよ」。

「さて、このあたりでいいでしょう。始めましょう」。

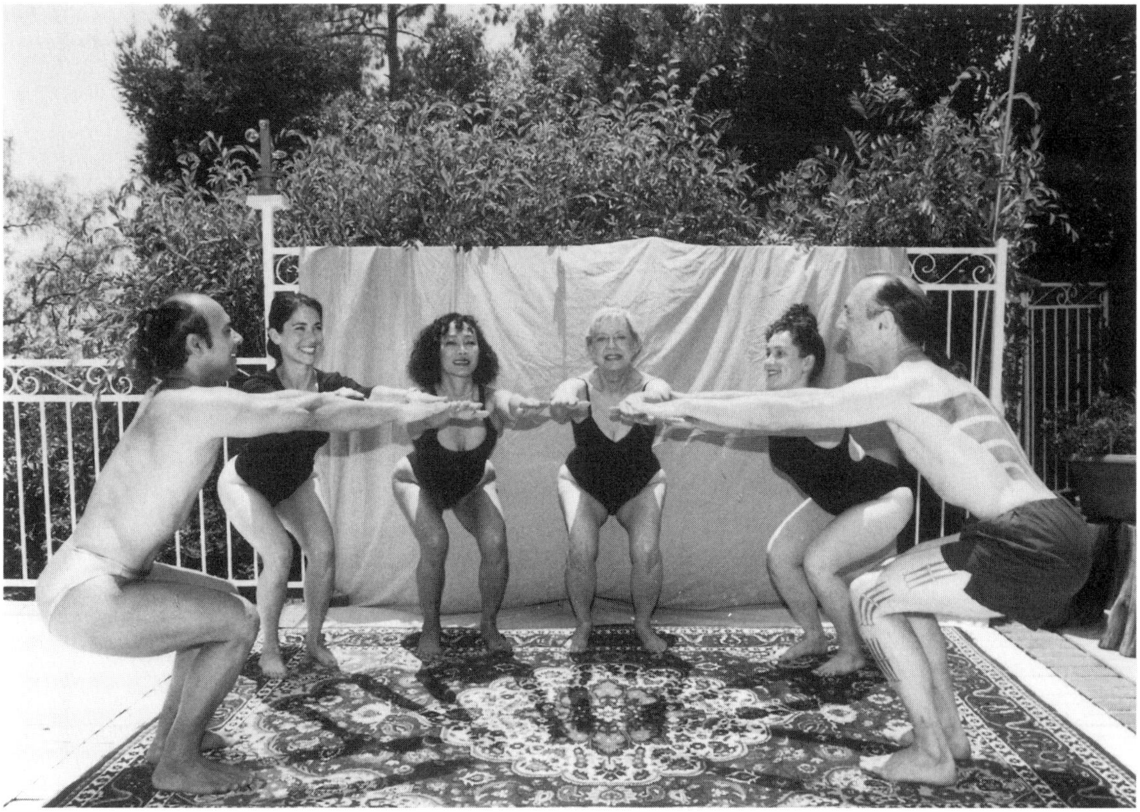

理想

ウトゥカタアーサナ

①

両足を15cmほど離して立ち、両足のかかと同士、つま先同士が平行になるようにします。両腕を前に上げ、床と平行にします。手のひらは下に向け、手の5本の指は軽くそろえ、両腕の間は15cmほど離し、腕の筋肉を岩のようにしっかりと固めます。顔を前にして1点を見つめ、意識を集中させます。かかとはしっかりと床につけ、両膝は15cmほど離し、そのまま太ももが床と平行になるまでしゃがみます。後ろに置いてあるいすにすわるつもりで行いましょう。息を吐き出します。

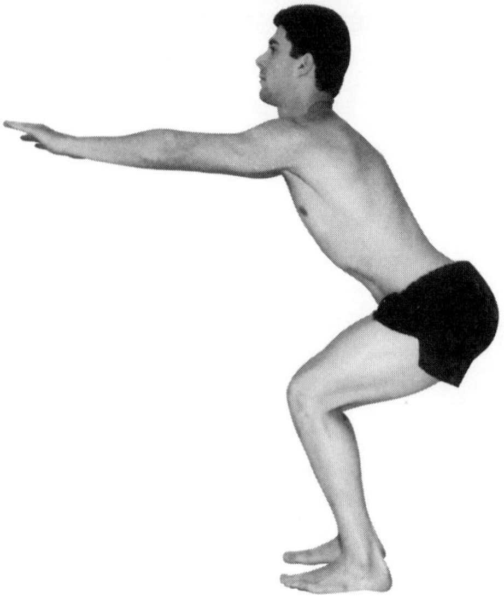

現実

中腰のポーズ

①

このポーズの最初の部分は特に不格好であり、家族や友人はこれを見て笑うかもしれません。それなら、その家族や友人たちにも、やらせてみましょう。すぐに笑うのをやめるでしょう。不格好であると同時に、大変難しいのです。大変柔軟な体であれば最初から太ももと床を平行にすることができるでしょうが、それでも両膝がくっついてこないように注意しなくてはいけません。両膝は、常に15cmくらい開けた状態を保ちます。両手が上がって床と平行ではなくなってしまいがちですから、そこにも注意して行います。腕と手の筋肉を、常にしっかりと固めておく必要があります。手や足の指を、もじもじ動かしたりしないようにしましょう。

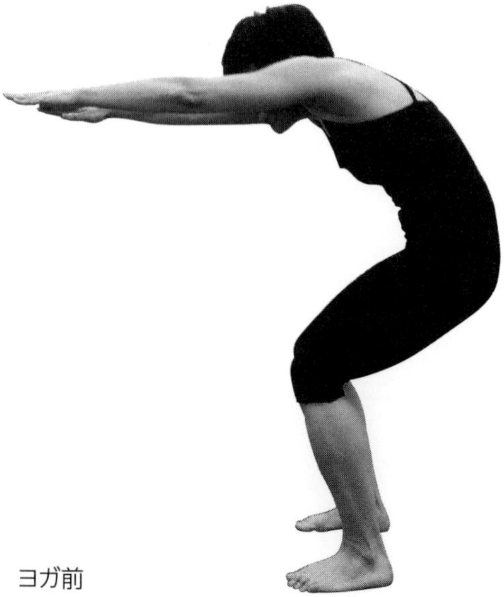

ヨガ前

②

背骨を後ろに反らし、背中を壁につけるようなつもりで背骨を上から下まで均等にまっすぐ伸ばします。かかとに体重をおいて、足の指が床から離れてしまいそうになるくらい、後ろにひっくり返るくらいに、背骨全体を後ろに反らします。つま先、かかと、膝、手はすべてお互い15cmほど離したままです。そのまま、10数える間、姿勢を保ちましょう。

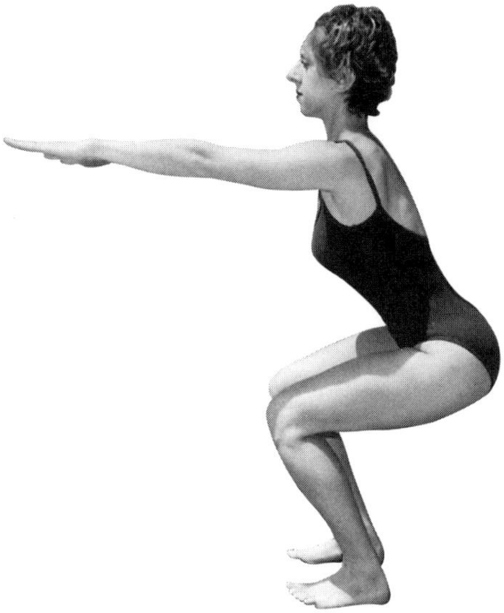

続く

②

この姿勢は大変難しく、背骨と肩を後ろに反らせてお尻から背中を壁に押しつけたようにまっすぐにするなんて、まるで不可能なことに思われるかもしれません。オリンピックのリレーでプールに飛び込むように、体が前に突き出てしまうこともあるでしょう。けれど、必ずできるようになります。その上、足が冷たくて夜寝るときにベッドにくつしたをはいたまま入らなくてはならない、などということもなくなります。このポーズでは、常に血液や酸素に飢えていた膝や足首、そして足先に、新鮮な血流と酸素を行きわたらせます。

続く

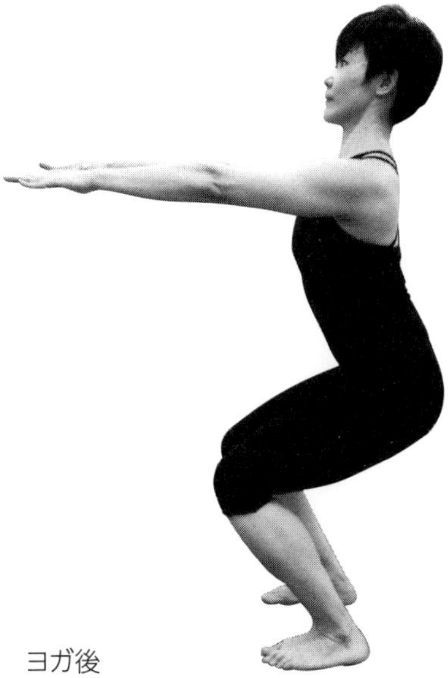

ヨガ後

理想 ウトゥカタアーサナ

③

ゆっくりと体を起こして、最初の姿勢に戻ります。両手、両腕、両足はすべて15cm離した状態を保ち、手と腕は床と平行にして、腕の筋肉は岩のように固めたままです。そして、バレリーナのように、つま先立ちでできるだけ高く立ちます。

次に膝を曲げ、前と同じように中腰になります。お尻を下げるに従って、かかとをどんどん高く高く上へ上げます。背骨は、万里の長城の壁に押しつけるつもりでまっすぐ伸ばします。太ももの後ろ側が床と平行になったらそこで止まり、かかとをさらに上に持ち上げます。そのまましっかり10数えて、80-20呼吸法を行います。

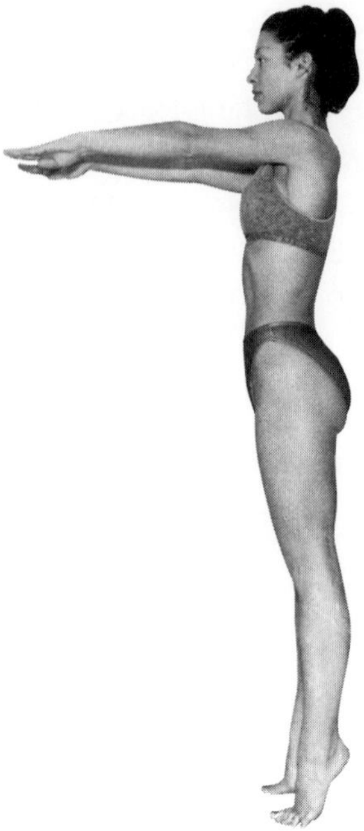

現実 中腰のポーズ

③

偏平足の人には、この姿勢は難しいでしょう。けれどそれも、最初だけです。中腰のポーズの2つ目のこの部分は大変難しいのですが、太ももの内側や外側に余分なカテージチーズを所有しているけれど、この先美しい脚を手に入れたいと思う女性にも、あるいはデスクワークで脚が棒のようになってしまったけれど、若い頃のようなうんざりするほどの筋肉が欲しいと願う男性にも、最適のポーズです。さあ、がんばりましょう。自分では毎回、つま先立ちでできる限り高く立ち、足の甲もかかとも持ち上げ最大限上に押し出していると思っているかもしれませんが、もっとできるはずです。もっと高く、もっと上に持ち上げることができるはずです。どの瞬間も、さらに一生懸命行えば、脚が緊張で震えてくるでしょう。そのうちトウシューズをはいていないにもかかわらず、バレエのようなつま先立ちができるはずです。そして近隣のティーンエージャーたちが、あなたの脚を見て羨ましく思うようになるはずです。

このポーズの間は、背中を万里の長城の壁に押しつけているつもりで完全にまっすぐにしていることにも気をつけましょう。前かがみになってはいけません。そもそも、完全にまっすぐだと思っていても、誰しも前かがみになっているものです。少し後ろに反り気味になっているくらいにしてみましょう。足の甲とかかとをどんどん前へ、上へと持ちあげれば、一層後ろに反りかえらなくてはいけません。それでちょうど、背骨は完全にまっすぐの状態です。

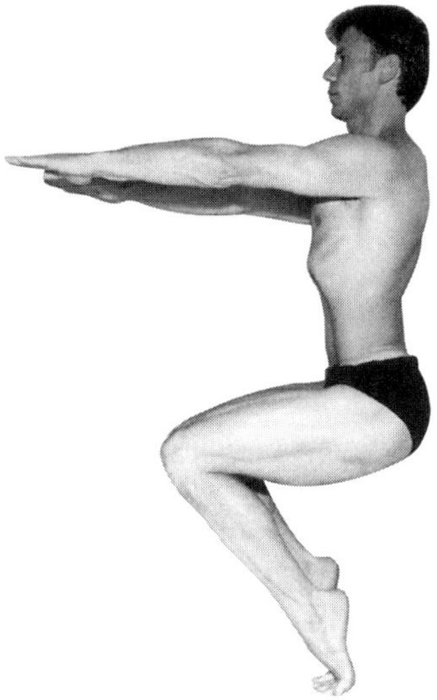

④

ゆっくりと、最初の姿勢に戻ります。かかとを下ろして床につけ、脚をリラックスさせます。腕はまっすぐ伸ばしてひじまでしっかり固め、床と平行にしたままの状態を保ちます。

続く

④

震える太ももにとっては、この休息の瞬間はこれ以上ないほどほっとする瞬間でしょう。この段階で腕も、鉛のように感じられているはずです。

続く

理想

ウトゥカタアーサナ

⑤

次に少しだけかかとを持ち上げてつま先で立ち、両膝を合わせてゆっくり体を下げていき、お尻をかかとにつけてかかとの上にすわります。膝はつけたままです。背骨は完全にまっすぐに保ちましょう。ここでおなかを少し前に押し出し、膝と腕を床に向けて少し下げ、太ももと腕が床と完全に平行になるようにします。横から見ると、体がきれいな四角い形のように見えるはずです。そのまま10数えて、80-20呼吸法を行います。

⑥

体を下ろしていったときと正反対の順序をたどって、元の姿勢に戻ります。両膝はつけたまま、腕は床と平行のまま元に戻ります。腕を体の両脇に下ろし、リラックスしましょう。

以上をもう1度繰り返して、2度目のセットを行います。

それぞれの姿勢で、10秒間保ちます。

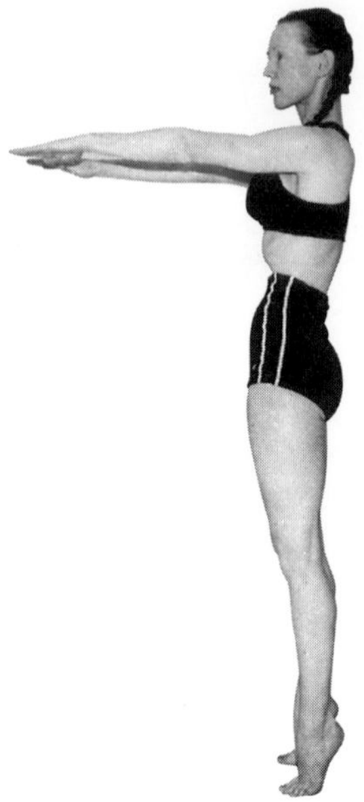

現実

中腰のポーズ

⑤

最初は、膝をしっかりと曲げられない人もいるかもしれません。バランスをとるのが大変難しいポーズです。大変うまくできる人でさえ、ときに後ろ向きに倒れることがあるほどです。体を下げてお尻とかかとがつき、腕と膝を少し下げて背骨を後ろに引く際に、再度腕と脚が上がって上半身が前かがみになりがちです。そうなると、倒れます。横から見たら皆さんの体が四角い形のように見える形を保つことに集中し、常に膝と腕を押し下げ、背骨は完全にまっすぐ後ろにもたれ気味にすることを意識すれば、バランスを保つことができます。

⑥

中腰のポーズは、ヨガの中でも大変早く効果の現れるポーズです。毎日毎日脚が変わっていくのを見るのは大変励みになり、筋肉、腱もすべてが以前とは変わっていきます。1か月で10kg近くも体重が落ち、太ももが細くなった人も知っています。美しい脚を手に入れるのに、これほど効果的な運動は他にないでしょう。

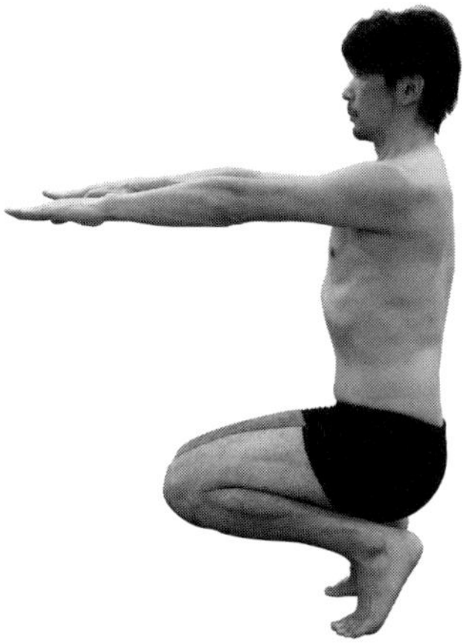

効果

中腰のポーズは太もも、ふくらはぎ、お尻の筋肉すべてを強化し、股関節を柔軟にします。上腕も強化します。膝や足首の関節の血流をよくし、リウマチや関節炎、痛風を軽減し、椎間板ヘルニアや腰痛治癒にも役立ちます。

アーチーからのレッスンメモ

この中腰のポーズが脚にとてもよく効くというのは、本当です。杖が必要な年齢の私ですら、筋肉がついてきました。何より、椎間板ヘルニアなどの症状が軽くなりました。4か月前、私は文字通り、担架でここに運び込まれました。最初の日には、まっすぐ立っているためには壁にもたれかかっている必要があったのです。それでもあなたは、これらの運動をするのが大変だと言いますか。

その前の1か月間、私は体のどの部分も1、2cmほどすら動かすことができませんでした。けれど私には、何も失うものがありませんでした。医者すら、さじを投げていたのです。脊椎固定手術でも無理だろうと言われていました。いまだにたいしたことはありませんが、それでも医者たちはさぞや驚くことでしょう。始めた頃に比べると、ものすごい曲芸師になったものです。いまだに痛みをときおり感じますが、ヨガをきちんとやらなければ、さらに大変苦しい思いをすることになるでしょう。とはいえ、このヨガの恩恵には比べられるものはありません。私は再び、人生を得たのですから。

ガルダアーサナ
ワシのポーズ

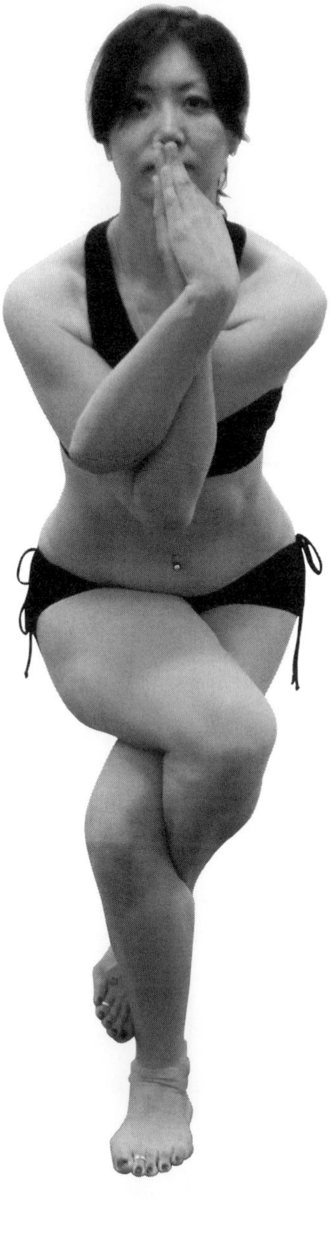

4

「ラヴィニア、あなたは2度目のセットのときに、ポーズの途中ですぐにやめすぎです。2度目のセットでは初めのセットのときより、もっとがんばらなければいけません。これには2つ理由があります。まず、最初のセットを終えてあなたは少し疲れているはずです。つまり、もう1度行うには一層努力する必要があります。しかしもっと重要なのは、最初のセットで体が伸ばされ、柔軟になり、筋肉が暖まっていることです。そして疲れているため、よりリラックスしています。このため、2度目には1度目よりうまくポーズが行えるのです。気を緩めていい加減にやるのでは、最初のセットを無駄にしてしまいます。いいですか、ラヴィニア」。

「はい」とラヴィニアはうつろな様子で答えます。

「シャーロット。あなたはどうして、膝を曲げたところから、まるでおもちゃ箱から飛び出すみたいにポンと立ち上がるのですか。ポーズを解くときは、いつもゆっくりと解くこと。ポーズに入るときもまったく同じ方法で、ただそれを逆に行うだけです。そうでなければすべてのポーズを行ったことにはならず、体への恩恵も十分は期待できません。ポーズを慌てて解いたときに、私たちが指導者に何を要求されたかわかりますか。もう1度やり直すことです。しかも、倍ゆっくりとね。私はあなたたちに対して大変優しくしていますが、それに甘えていてはいけません。

それから、ポーズに慌てて入ったり、慌ててポーズを解くのは危険です。ヨガで唯一怪我をすることがあるとすれば、ひ弱な筋肉に不意打ちを食らわせる場合です。筋肉が十分暖まっていないのにポーズを行うのも、筋肉にはよくありません。鍛冶屋はハンマーで形作る前に、金属を暖めるでしょう。それと同じです。筋肉を形成し直すときには、まず暖めておかなくてはいけません。常識というのは、どこでも同じです。サッカー選手を見てごらん。どんなアスリートだって準備運動を行います。ジュリエットは、ダンスの前にゆっくりと科学的なウォームアップを行います。ヨガも同じです。初心者であれば、急に動くのは禁物です。そこに気をつけていれば筋肉は自然に暖まっていき、過度な負担を負うこともありません。これ以上は無理だというところになったら、そこでゆっくりペースを落とし、適切なところでやめます。そうでなければ筋肉はすぐにも緊張し、その緊張で皆さんも緊張してしまうのです。体が緊張し、痛みを感じてやめてしまい、進歩が遅れてしまうというのでは、まったくばかげています。

ヨガでは、今何をしているかに集中することが大切です。私はまったく科学的な運動を、ここで教えているのです。決して怪我をすることなく、最大限の恩恵を受けられるような方法を教えているのです。皆さんが注意して集中さえしていればね。

初心者であっても上級者であっても、ヨガでは毎日、その前の日よりほんの少しでもいいから前へと進むことが求められています。新しい領地へと探検している探検家のようなものです。賢い探検家なら、ゆっくりと進むでしょう。何しろ次のカーブに何があるのか、わからないのですからね。私たちの身体はそれぞれ違います。この世で誰1人として、同じ人はいません。つまり、アキレスのかかと、膝、股関節、そして脊椎骨にどこで出くわすことになるのかは、わからないのです。ゆっくり進んでいれば、どこで出会うか前もって気づくことができます。そして、どうやって対処すればよいか、どうやって強くすればよいのかがわかるのです」。

「ビクラム、体が暖まって、不意打ちを食らうこともないのであれば、どうしてポーズをゆっくり解く必要があるのです」とレジーが尋ねます。

「ポーズを保って10数えている間に、筋肉や腱、すべては最大限に伸び、緊張している状態だからです。すべてを最大限に伸ばしている状態から急に動くのは、筋肉に不意打ちを食らわせることになります。筋肉も腱も、緩んだときも緊張したときも、大変弱い状態にあります」。

「私の友だちは何年も前にヨガで肉離れを起こし、いくら誘ってもここに来るとは言いません。ヨガは危険だと言っています。」とバーサが言いました。

「その友人に次に会ったときには、サッカー、テニス、ゴルフ、スキー、アイススケート、スケートボード、何でもいいからスポーツをやっていて、怪我をした人を知っているかどうか尋ねてみればいいでしょう。ダンスにしてもそうです。そして、その友だちに、これまで走ったり歩いたりしていて転んだことがないかどうか、聞いてみてください。この世の中で、体を動かすどんな運動であれ、不注意であったりルールに従っていなかったりすれば怪我を引き起こすこともあります。フラフープを使ってばかげたことをして、背骨をだめにしている人が年間に何と多くいることでしょう。8000年のヨガの歴史で肉離れを起こしている人の人数より、多いはずですよ」。

「ヨガをしていて体を大変痛めてしまった人のことは、ご存知ですか」とシャーロットが尋ねます。

「私の方法に従って、そして私の師の方法に従ってヨガを行って怪我をした人はいません。この方法で、少なくとも10万人の生徒が学んだが、怪我をした人は1人もいません。指示に従っていればね。そして、私の生徒であれ私の師の生徒であれ、ほんのわずかでも怪我をしたり、筋を違えたりしたとすれば、それは適切な準備運動もしないでポーズを行ったり、あるいはパーティーでヨガをして自慢しようとしたり、あるいはポーズを慌てて解いて筋肉を傷めたりしたことが原因です。ばかげた理由です。自分の身体は、いつだって大切に扱ってあげなくてはいけません。十分な準備運動で暖め、ゆっくりやっていれば、身体もあなたにとって悪いことをしたりはしません。

ここで大事なのは、あなたの身体はあなたがしていることが好きだということです、テリー・ツー。感謝の気持ちを表すために、つま先にキスしたいくらいにね。あなたの身体は、あなたが体を動かし少し運動をしようとしたからといって、腱を切ったり、椎間板ヘルニアなどの恐ろしい怪我を引き起こして、突然あなたを罰したりはしません。あなたがパーティーの席で、シャンパンを飲んだあとに準備運動もなしにワシのポーズをするなどというばかげたことをしたりしなければね。そんなばかげたことをすれば、身体も怒るでしょう。

さあこれでもう、びっくり箱にはならないでしょう。さて、ワシのポーズを始めましょう」。

理想 ガルダアーサナ

①

両足をそろえて立ちます。両腕を見て、どちらが右でどちらが左かを間違えないようにしましょう。右腕を左腕の下に持ってきて、ひじのところで交差させて、ロープのようにねじります。腕と腕の間に光も空気も入らないくらい、きつくねじります。両手を顔の方へ持ってきます。右手のひらで左手のひらを押すように、両手、手のひら、指先までぴったりと合わせます。両手のひらを反時計回りに動かし、両手の親指の爪が鼻に、手の小指側が鏡の方を向くようにします。

両手のひらを平らに合わせたままであごを上げ、肩を下げて腕のほうに引き下げます。腕を胸につけ、あなたの手で作った手の指先のミニ尖塔を、ワシのくちばしのように鼻の下へ持ってきます。

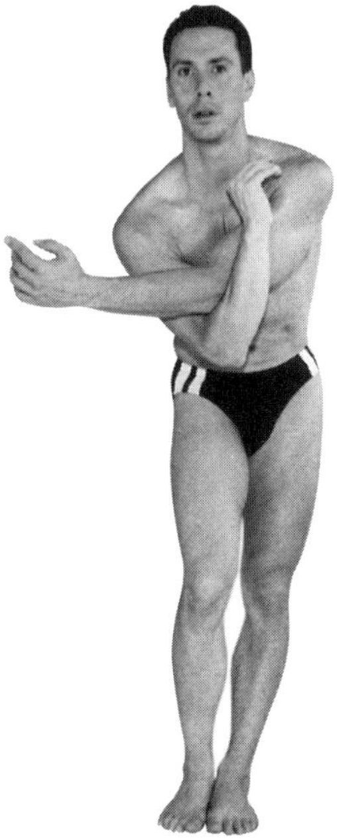

現実 ワシのポーズ

①

これがまったく不自然なポーズであることには、すぐに気づくでしょう。筋肉も骨もすべて逆向きにしなくてはならず、数日は断固としてうまくいかないことでしょう。特に男性は上腕二頭筋が発達しているので、一層難しく感じるはずです。

こんなふうにやってみましょう。まず、両腕を伸ばして左右に持ち上げた後、両腕を体の前に振り下ろして両腕を深く交差します。右手の指先を何とかして左手の指のつけ根にひっかけて、指先をてこのように使ってお互いを強く押し、徐々に両手のひらを合わせていけばいいでしょう。

鼻の下にうまくワシのくちばしを作るのは、両腕をきちんとねじって両手、手のひらをぴったり合わせてからです。ただ手と腕が指示通りの形になっていないときでも、腕をできるだけ下に向かって下げて胸につけるようにします。こうして肩を下げることで、肩周りの柔軟性が増し、強化されます。また、首や肩の凝りをほぐすので、肩凝りや頭痛にも効果があります。

理想 ガルダアーサナ

②

両足はそろえたまま背骨はまっすぐ伸ばし、かかとをしっかり床につけます。心地よい引っ張りを感じるくらいまで、膝を15cm曲げます。顔を前に向け、転ばないように1点を見てそこに集中します。次に体重を左脚に移し、ゆっくりと右脚を高く持ち上げ、左太ももを超えて右ふくらはぎと右足を左脚にロープのように絡ませ、右足の親指が立っている左脚のふくらはぎの筋肉のすぐ下で、左足首にひっかかるようにします。

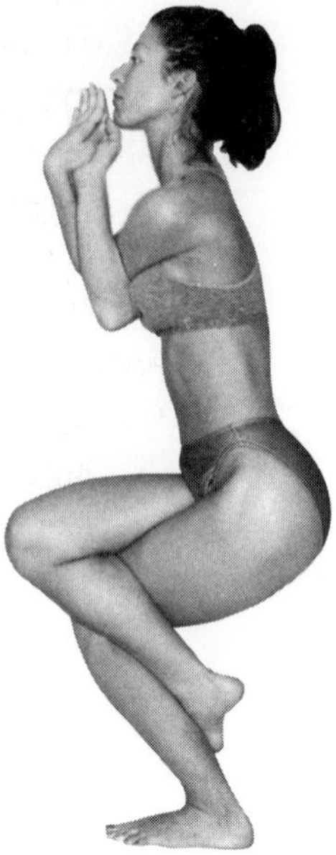

現実 ワシのポーズ

②

足先をふくらはぎの下あたりで絡ませるには、腕を振り下ろして絡ませたのとは別の方法をとります。両脚を曲げ、しっかりと固めます。次にゆっくりと、右脚をできるだけ高く持ち上げ、右脚全体をできるだけ左側に持って行きます。左太もものできるだけ高い位置で脚を組んで右脚を下げ、左足ふくらはぎにできるだけしっかりと絡ませます。左足首に届かなかったとしても、手の指を伸ばして何かをつかむのと同じようなつもりで、右足指、特に親指を使ってしっかりと絡ませてください。

写真のサラは、まだ少し柔軟性が足りません。この写真では脚はロープのように完全に絡まっていませんし、手は本当は、鼻についていなくてはいけません。

③

右脚をできるだけ遠くで絡ませたら、立っている左脚をさらに深く曲げます。背骨をさらに伸ばし、腰を右に回して左右の腰が正面に向かってまっすぐになるようにします。足首、膝、太ももでくるみを割るつもりで、右膝を右に左膝を左に引っ張ります。再度腕を下に引き、左膝をさらに深く曲げます。前の1点を集中して見つめ、10秒数えて銅像のようにポーズを保ちます。通常の呼吸を行います。

④

腕と脚をほどいて元の姿勢に戻ったら、次は左側で同じことを行います。10秒保ちます。しばらく休んだ後、もう1セット行います。右から行い、次に左を行い、それぞれ通常の呼吸を行って10秒保ちます。

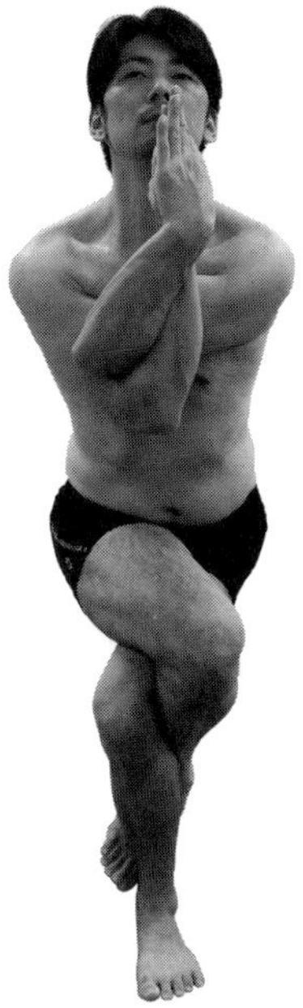

続く

③

最初は片脚でバランスをとるのを、大変難しく感じる人もいるでしょう。壁にもたれかかった状態で脚をできるだけ絡ませ、バランスをとり、腕を絡ませるというふうにしなければ、うまくできないと思うかもしれません。

しかし通常は、前を向いて1点を集中して見つめ、背骨を伸ばしてできるだけ深く脚を曲げれば、1、2日でバランスのとり方を覚えるはずです。

鏡に向かって左右の腰をまっすぐに保ち、さらに深く膝を曲げ、「くるみを割る」つもりで両膝を押しつけるのは高度なことであり、これに集中できるようになるためには、まずしっかりとバランスを保つことができるようにならなければなりません。

④

このポーズをうまく行うにはバランス、柔軟性、そして膝から足首までの脚の長さが鍵です。膝から足首までが比較的短い人は、それを補うためにより一層の柔軟性が必要です。ただ、脚が長い人もほっとしてはいられません。脚が長いほうが難しいポーズもあるからです。

続く

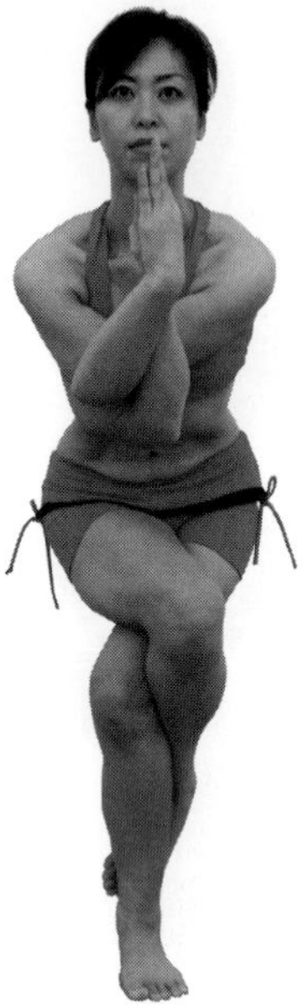

効果

　ワシのポーズによって生殖器と腎臓に新鮮な血液が供給され、精力増加とそのコントロールに効果があります。また、ふくらはぎ、太もも、腰、腹部、上腕が強化されます。股関節、膝や足首の関節の柔軟性を高め、広背筋、僧帽筋、三角筋を強化する効果もあります。

レジーからのレッスンメモ

　事務の仕事をしている人は、以下を試してみてください。デスクですわっているときなら、脚を絡ませ、足の指を足首の周りに回すのも大変簡単です。しかも、こっそりとヨガの練習を行っても、誰にも気づかれません。「デスクでの練習」によって柔軟性が増し、立って行うポーズに進歩が見られるばかりか、仕事中の下半身の疲れも防げます。また、腕のねじりの練習も時間を見つけて簡単に行うことができ、その上首や肩の凝りに効き目があります。

　実際、ヨガのすべてのポーズは凝りをほぐすものであり、そのため私も毎日ヨガに来るようになりました。何と言ってもヨガによって、子どものとき以来味わったことのないようなエネルギーがわいてきます。以前ほど睡眠を必要としなくなり、頭も冴えます。もちろん、クラスに来るための往復も含めて毎日２時間近くは時間をとられます。けれど大変気分がよく、１日に今までの倍のことをこなせるようになりました。ヨガを行うことによって、時間が失われることはありません。時間が増えるのです。

　しかしここで、ちょっと忠告しておきたいことがあります。いくらうまくできるようになっても、アルコールを飲んでいるときにワシのポーズをかくし芸のつもりでやってみたりしてはいけません。いい気になっていると夢中になってしまい、転び方も派手になります。酔ってリラックスしているので、おそらく怪我をすることはないでしょうが、まわりの家具などを壊してしまって高くつくことになりかねません。

　ワシのポーズを行うことで、本当に精力増進になるのかと思う人もいるでしょう。私が言えるのは、ビクラムが新たな人生を約束してくれると言っているのは、何も夢のようなことを語っているわけではないということです。

ダンダヤマナ・ジャヌシルアーサナ
立位で額を膝につけるポーズ

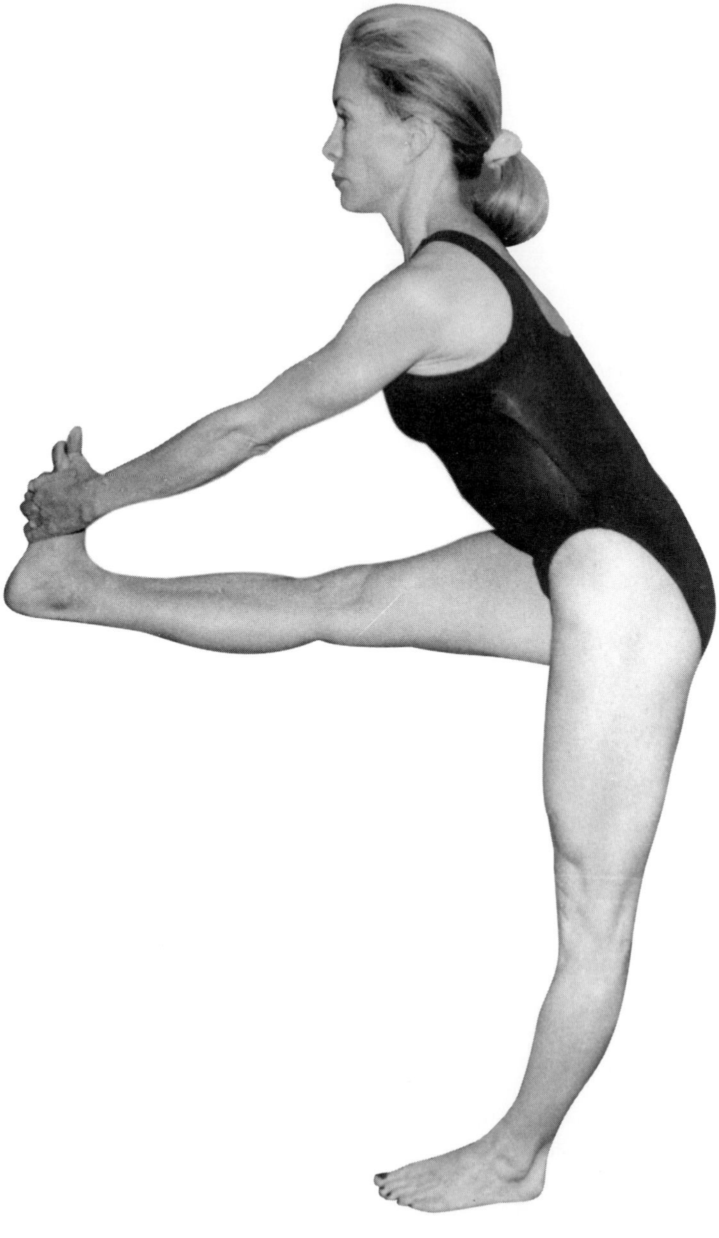

5

「フランシス、素晴らしいです。みんな、見ましたか。とうとう足をふくらはぎの下で、絡ませることができたのです。完ぺきなワシのポーズです。

ヨガを始めて、どれくらいになりますか。9か月ですか。フランシスは、始めたときには膝が固くて、まるで岩のようだったんですよ、テリー・ツー。手術をしているからね。医者には、2度と膝を曲げることはできないだろうと言われたらしいです。つまり、医学的に無理だということでした。けれど幸運にも彼は、その膝をきっと曲げられるようにしてあげましょうというという私の言葉を信じたのです。

私にはわかっているのです、テリー・ツー。というのも私は10代の頃、50tほどのものを膝に落として、膝を傷めた経験があります。フランシス同様、医者は私が普通に歩けるようになるかどうかにさえ懐疑的でした。私はまた、ヨガを行いました。失うものは、何もなかったのです。そして2か月で、新品同様になりました。

それがヨガです、テリー・ツー。ヨガは、不可能を可能にします。魔法使いじゃなくても、魔法を使えるのです。あなたは今クラスの他の生徒たちを見て、彼らと同じようにポーズを行うのは無理だと思っているでしょう。だが私の言うことを聞いて、その通りにやってみてごらん。2か月の間毎日ヨガを行えば、ここで1番の生徒と同じくらいになります。つまり、最高の健康状態になるということです。太りすぎや関節炎、腰の痛み、老齢、ふけ、慢性的な問題は何でも、ヨガをすればよくなります。神に祈るというのなら、それもいいでしょう。しかし、神に祈るのは、もっと重要な問題のときです。こんな小さなことなら、神に祈るまでもありません。あなたに必要なのは私と、あなた自身と、ヨガだけです。

それに、彼とは時差が12時間半あります。神はあなたの言うことを、いつも聞いてくれているわけではありません。

あなたは、ヨガとは何を意味しているのか知っていますか。ヨガとは、体と心の融合です。肉体的なものと精神的、霊的、そして性的なものを融合する訓練です。ヨガはとても前向きなものです。ヨガを行うことで、自分自身を豊かにする。それによって、あなたの人生、また世界を豊かにするのです。つまり、ハタヨガをすれば、人類最悪の慢性的な問題、頭の中の緩んだねじもすべて直ります。頭も、体の肉体的システムのうちの1つにすぎないのです。

いいですか、ヨガを行っているときというのはおそらく人生で初めて、他のことすべてを忘れられる時間です。家に帰ってやらなければいけないこと、足の指の痛み、上司とのもめごと、これから受けるテスト、請求書など、あれこれすべてについてです。ここに来るときにはどんな問題や痛みを抱えていようとも、5分もすれば、他に考えなくてはいけないことが多すぎて、そんなことは忘れてしまいます。

ほら私は、こうして、話し出したら止まらないでしょう。あなたたちの心をこのクラスのことにとどめようと思ったら、こうなるのです。それから、心があちこちさまよわないように、あなたたちの目を開けたままにできるよう努めなくてはいけません。痛み、心配、寂しさ、問題など、あなたが何を抱えてこのクラスに来ていようと、それらはすべて、外のドアのところに残してくるのです。ヨガをしている間は、平和と休息に満ちた自分自身の中に入ります。

今は汗がしたたり落ち、筋肉は可能な以上に伸び、疲れて肩が垂れ下がっているでしょう。そして、あなたは今、あなた自身の中にある平和と休息を楽しんでいるのだと、ここにすわって話す私のことを見て、気が狂っているのだと思っているでしょう。1つ質問をします。レッスンを始めてから、あなたは日々の問題や心配についてどれほど考えましたか。

もちろん、答える必要はありません。私には、わかっています。そしてあなたもすぐに、どうしてヨガは8種類あるのか、どうして私が肉体をコントロールできるようにならなければ精神を理解することはできないと言っているのか、それがわかるようになるでしょう。初心者に瞑想から始めさせるような自称グルは、自分が何をしているのかわかっていない、あるいはそんなことを気にも留めていないと私が言っている、その意味がわかるようになるでしょう。クモの巣とクモ、そして緩んだねじで一杯になっている心、そしてがらくたのような身体に宿っている心。そんな心では、瞑想はできません。身体も心もすべて一掃されて輝き、オイルをさしてねじががたがた言うこともなくなっていなくてはなりません。その前に瞑想を試みたところで、自分をごまかし、一層気が変になるだけです。

いいですか、ヨガを適切な段階を経て行い、このハタヨガから始めるには、勇気と知性が必要です。ハタヨガには、この世で身体を動かすどんなことより勇気が必要です。蹴ったり投げたり、小さなボール、あるいは鳥であれ妖精であれ、そんなものを打っているわけではありません。水の中を頭から突き進んでいるわけでも、氷の上、芝の上、ステージの上にいるわけでもありません。体を揺らしたり、登ったり、跳んだり跳ねたり、ぶら下がったり回ったり、飛び込みをしたりペダルで漕いでいるわけでもありません。自分に関係のないことや、外向きのことをしているわけでもありません。これはあなたのことなのです。1点に立ち、自分の中以外には誰にも助けを求めることもなく、言い訳も身代わりもなく、銅像のように動かないでいるのです。

おそらく、自分以外に助けを求めるところがないということを、最初は少し恐ろしく感じるかもしれません、テリー・ツー。しかし、怖がることはない。これはまったく、幸せに満ちたことです。心にとっても身体にとっても素晴らしいことであり、

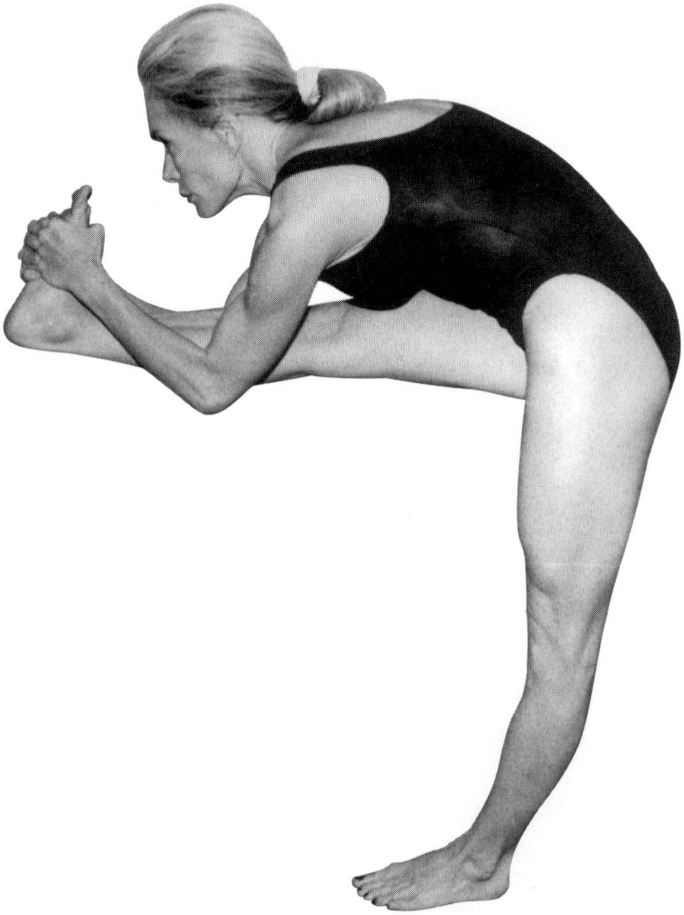

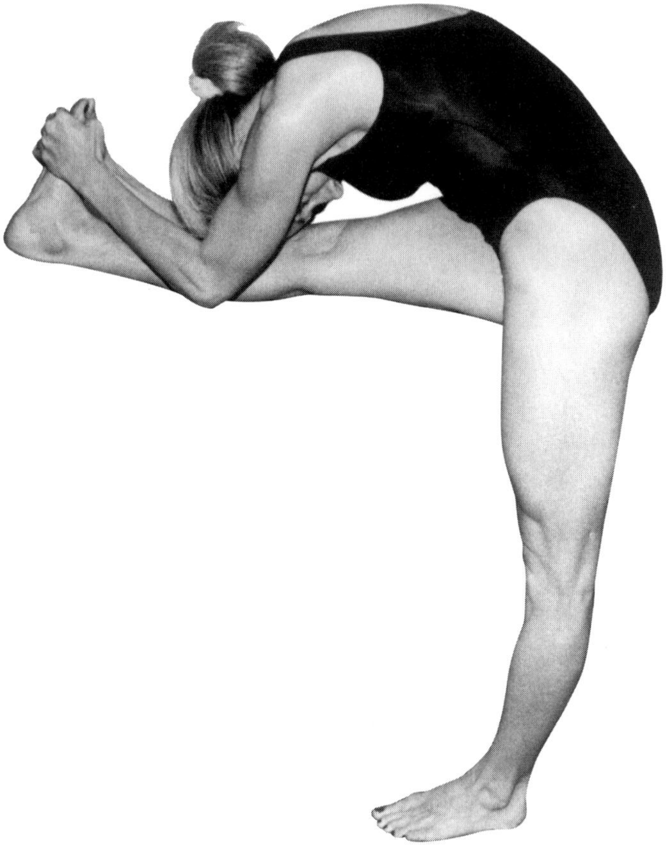

ヨガをしている間は外界のことは忘れられます。

これで、私の言っていることが聞こえてきたでしょう。とはいえ、まだ理解はしていないでしょうがね。それでもいい。花が開いていくように、自分の中で理解の始まりを感じることができるはずです。

まず、まるで砂漠の終わりの先にある涼しいオアシスのごとく、毎日のヨガが楽しみに感じられるようになることに気づくことでしょう。恐ろしい任務ではなくてね。ヨガをしている間は様々な問題も忘れることができ、もはや問題もたいしたことには思えなくなってくるはずです。そしてヨガを終える頃には、ヨガを始めるときほど怒っても落胆しても心配しても疲れてもいないはずです。問題の解決方法が突如としてそこに現れ、ものごとを美しい視点で眺めるようになります。人々に対し、かみつくのではなく笑いかけるようになるでしょう。そして、新たな問題に恐れることもありません。しっかり眠ることができるようにもなります。間もなく、これまでより早く、すっきりと目覚めるようになり、心はまるで幸せな猫のようにのどを鳴らすでしょう。身体は力とエネルギーで満たされます。太陽が昇る前にすべてのことを終え、日中もこれまでに比べ、身体も心も効果的に働くようになります。

そして、このハタヨガはあなたの頭の緩んだねじを締め、あなたに新しい生命を与えるものだという私の言葉を理解するようになるでしょう。すべてはあなたの内側で起こることで、あなた自身がしていることなんです、テリー・ツー。私があなたの前でああしろ、こうしろと怒鳴る必要はまったくありません。あなたに必要なのは、ここで私があなたに説明している言葉と、それから自身の正直な努力です。

では始めましょう」。

理想

ダンダヤマナ・ジャヌシルアーサナ

①

両足をそろえて立ちます。右膝を高く上げ、両手の10本の指を組んで足の裏の指のつけ根から2、3cm下を両手でしっかりと握ります。両手の親指は足の裏、つま先に触れています。ポーズを行っている間ずっと、手が足からずり落ちないように注意します。

立っている脚はまっすぐ伸ばし、膝を固めます。太ももの筋肉を引き締めます。ここで、つかんだ右足の親指のつけ根から足の指先すべてをできるだけ体の方向に引き寄せます。これは、引き寄せる運動です。足をつかんでいる間80-20呼吸法を行います。

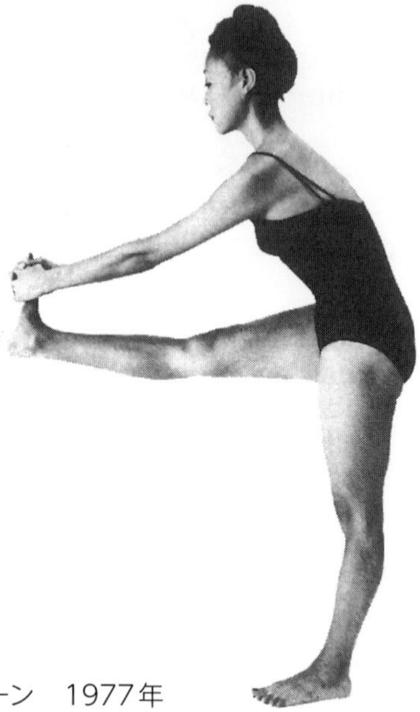

アイリーン　1977年

現実

立位で額を膝につけるポーズ

①

自分の足が、思っているよりずっと遠くにあることがわかるでしょう。けれど、いったんつかんでしまえば、しっかり握ろうと必死になるはずなので、手や足が汗でぬれている場合は、少し拭いておきましょう。

初心者にとって一番大切なのは、立っている脚をまっすぐ伸ばし、しっかりと固めることです。最初の日は、これしかできなくてもよいでしょう。脚を「まっすぐにする」という概念は、わかりにくいかもしれません。脚をまっすぐにするというよりも、足を反対側に曲げるつもりのほうが、早く上達が見られます。上の理想のところにある写真を見れば、立っている脚が反対側に反っているのがわかるでしょう。

ここでは、リラックスすることが大変大切です。「まっすぐに伸ばす」と指示されると、それは「緊張させて固める」ことであると考えがちですが、立っている脚の膝を完全にリラックスさせ、反対側に曲げることができて初めて、まっすぐに伸ばすことができます。力づくでやろうしてはいけません。怖れてはいけません。ただ任せるのです。

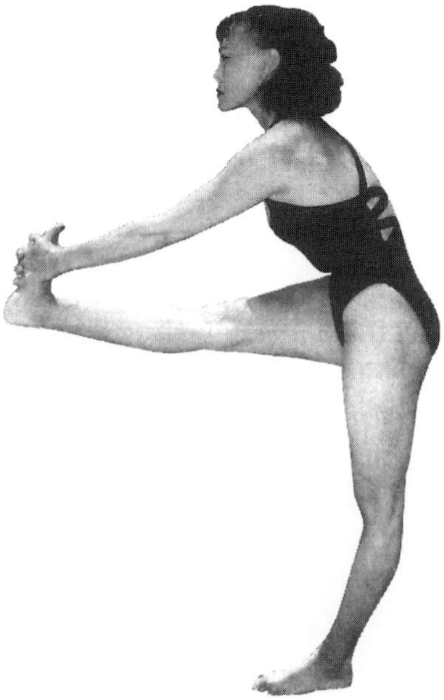

アイリーン　2000年

②

　脚を床と平行になるように伸ばします。両ひじを床に向けて曲げます。手でさらに右足の指先を引き寄せ、かかとをさらに前に押し出します。両膝を完全にまっすぐ、硬く頑丈に固めます。

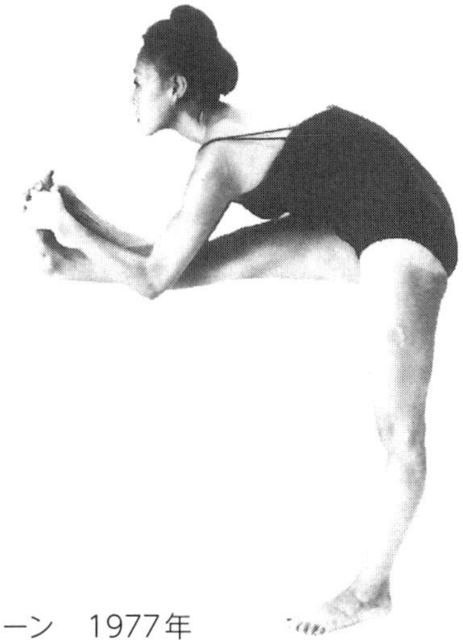

アイリーン　1977年

続く

②

続く

　上げた脚を床と平行にしようする際に、まるで10か月の妊婦が靴ひもを結ぼうとしているようだと、がっかりしないでください。バレエを踊る人だって、最初はつま先立ちで動き、転ばないようにするのは難しいのです。しわくちゃの坐骨神経と鉄の背骨を持ったあなたも、同様でしょう。

　実は脚をまっすぐ伸ばすこつは、脚にあるわけではありません。脚は、足と体をつなぐためにそこにあるのです。つまり、集中するのは足のほうです。持ち上げた足の指が自分の方に向くまで、しっかりと引っ張りましょう。そして、かかとをできるだけ前に押し出します。また、足の指先をしっかり自分の方に向けるのも、かかとを前に押し出すのも、それによって脚を完全にまっすぐに伸ばすのも、リラックスしていなくてはできません。誠意を持って、毎日一生懸命努力しましょう。そして、忍耐強くやりましょう。これは、大変難しいことなのです。

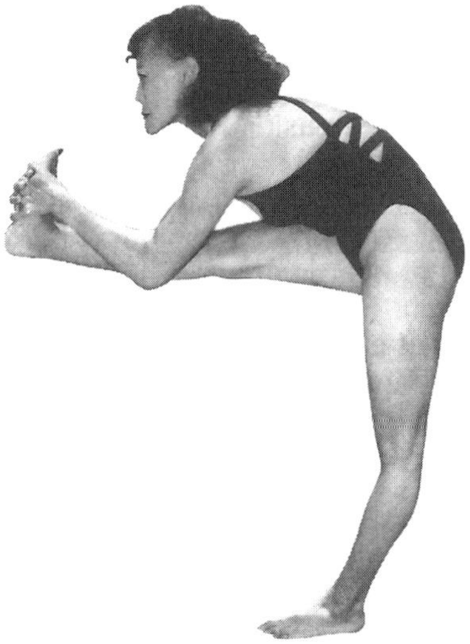

アイリーン　2000年

理想

ダンダヤマナ・ジャヌシルアーサナ

③

次に床の1点をじっと見つめ、両ひじを床に向けて曲げます。上半身を前に倒し、額を膝につけます。息を吐き出し、そのまま10数えます。バランスを崩したら、すぐにもう1度ポーズをとります。

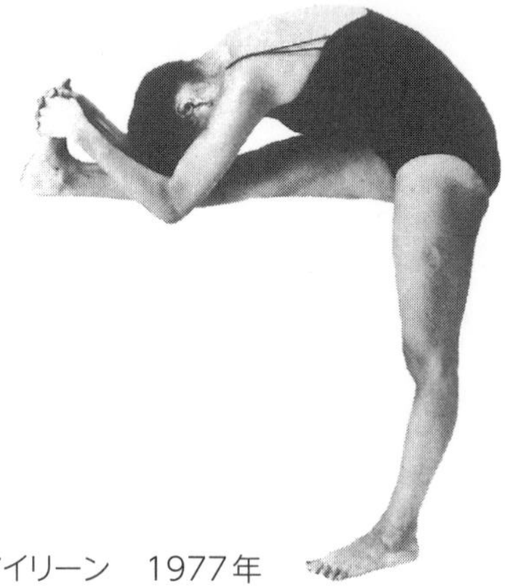

アイリーン　1977年

現実

立位で額を膝につけるポーズ

③

伸ばしている脚をまずまっすぐにして、膝をしっかり完全に硬く頑丈に固めてから、上半身を前に倒して額を膝につけるようにしましょう。これは、絶対守らなくてはならないルールです。

ただ、両ひじに関しては最初の段階から床の方を向けるように試みます。このときに鳥の羽根のように外に向けず、脇を締めて脚を抱えるようにします。こうすればバランスをとりやすくなり、足の指先を手前に引くことができて、頭がだんだん膝に近づくようになります。

バランスをすぐに崩してしまうのは、視点が1点に定まっていないからです。眼球が石になったつもりで、前面か床上の1点を見つめます。何度も試みているうちに、どこを見つめると一番うまくいくかがわかってきます。

額を膝に近づけるには、汗をかき、フーフー言って、力の限りがんばることです。筋肉と腱がある程度柔軟になり、額が膝に近づいてくれば、次のようにしてもいいでしょう。

まず、できるだけ上半身を曲げた状態でポーズを保ち、8数えます。あとの2秒はさらに足を強く引っ張って、額を一層近づけ、ほんの一瞬でもいいので額が膝につくよう試みましょう。

最初の数回は転んでしまうかもしれませんが、体も筋肉も徐々にどうしたら額と脚をつけることができるのかを覚えていくようになります。

立位で額を膝につけるポーズの最後の部分でバランスをとるには、上半身すべてを前へ前へと倒し、しっかりと上へ、そしてしっかりと自分の「内側」へ向かって強く引き込むようにすることです。また、股関節、臀部、脊柱下部全体をリラックスさせることも大切です。

④

ゆっくりと元の姿勢に戻り、右の足を下ろします。今度は左足をつかみ、立っている脚は完全にまっすぐ膝をしっかり固め、先程とは逆の脚で同じことを行います。10秒、ポーズを保ちます。ゆっくりと元の姿勢に戻り、しばらく休んでから、2セット目に入ります。まず右、次に左を行い、それぞれで10秒ポーズを保ちます。

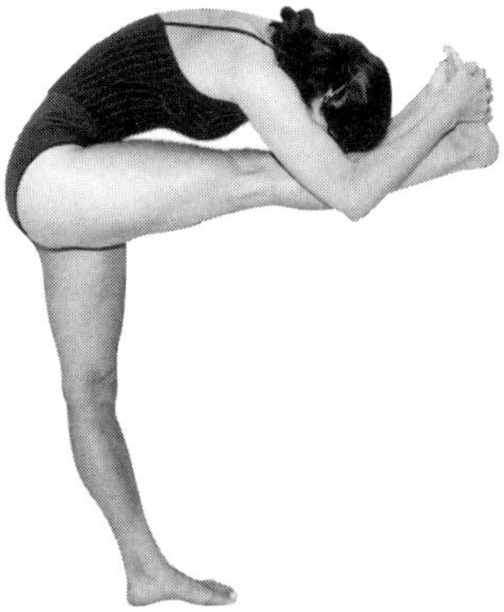

④

このポーズは、案外すぐに簡単に感じられるようになるはずだ、と私が言っても、信じられないことでしょう。けれど、その通りなのです。

効果

立位で額を膝につけるポーズでは集中力、忍耐力、決断力が高まります。肉体的には、腹部と太ももの筋肉を引き締め、坐骨神経の柔軟性を高め、腱、大腿二頭筋、膝の腱、三角筋、僧帽筋、広背筋、肩甲骨、二頭筋、三頭筋を強化します。

ボニーからのレッスンメモ

ビクラムのクラスの生徒なら誰でも、最初に立位で額を膝につけるポーズを見たときの恐怖の瞬間を覚えていることでしょう。これは、視覚的にもっとも恐怖を感じるポーズです。しかし実は、何週間もかからないうちに、できるようになります。

私からのアドバイスとしては、とりあえず身を委ねて「累積効果」を信じようということです。これは、ティンカーベルのような「妖精」の存在を信じるようにと言っているようなものかもしれませんが、確かに、うまくいきます。

私はオーストラリアに移ってから6か月以上の間、忍び寄るぐうたらさのために「寝たきり」の状態で、ヨガをまったくしませんでした。それまでの1年間一生懸命に行った練習の累積点の「利息生活」であり、そのためついに背骨に大きな問題をきたし、もう1度練習を始めざるをえなくなりました。

最初に「レッスンをした」日には、まだ累積点が残っていました。立位で額を膝につけるポーズですら、できたのです。

それからの数日、痛みがなかったなどとは言いませんが、とはいえ、これまで学んできた柔軟性は私の体の中で忘れられてはいませんでした。そして今、新たな領域に踏み込もうとしてします。

ヨガは世界中で、いったんマスターすれば身体構造に備わるものとして残る、唯一の訓練です。ルビーのような宝石以上の財産であり、その上誰かに盗まれることもありません。

ですから、さあ、探してみましょう。

ダンダヤマナ・ダヌラアーサナ
立位で弓を引くポーズ

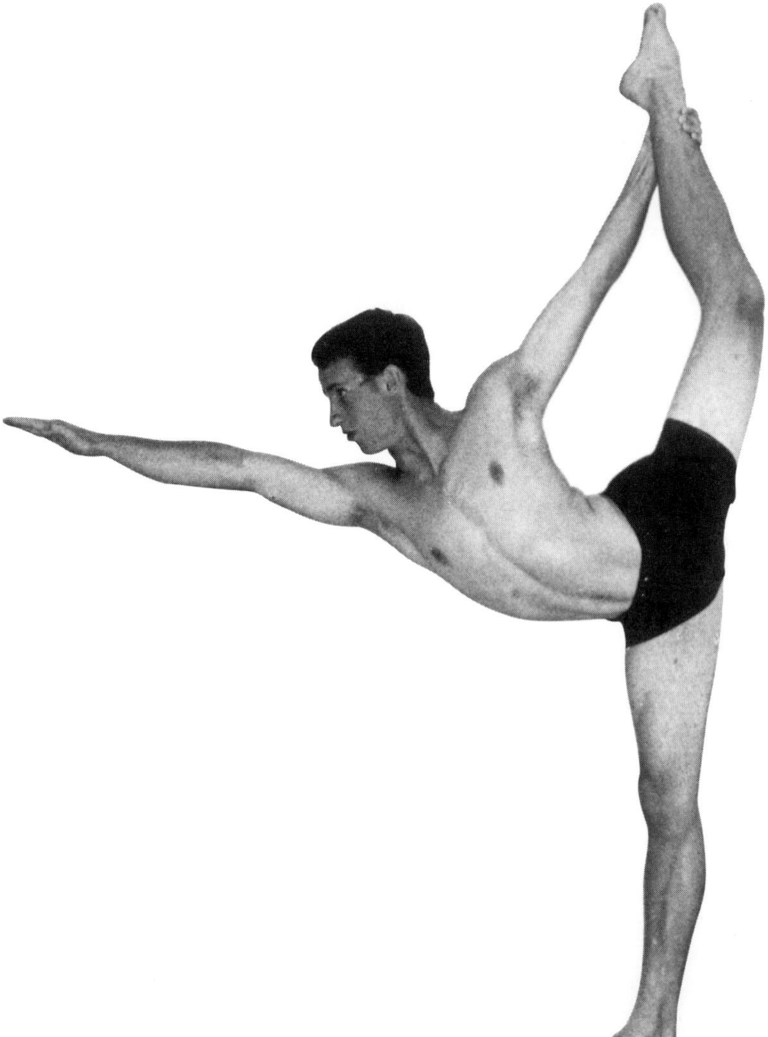

6

「気分はどうです、テリー・ツー。立位で額を膝につけるポーズでは、脚の裏側が気持ちよく感じられる　でしょう。笑わないで、真面目に言っているんです。足を引っ張るときは、あまり気持ちのいいものではなく、痛いと叫びそうになるでしょうが、そのポーズを解いた今、血液が脚を勢いよく流れ生き生きとしているのが感じられるでしょう。身体が、ありがとうと言っているはずです。だから皆、10秒間の痛みを喜んで受け入れるのです。わずか10秒間の痛みのおかげで、身体には何時間、何日間も、幸せな気分がもたらされるのですからね。

あなたたちは、『心は勇んでも肉体が弱ると何もできない』と言うでしょう。だが、それはおかしい。多分ラヴィニアのような人間が、自分の怠け癖の言い訳にその言葉を作ったのでしょう。我々にはそれぞれに、精巧な機械の一部が与えられています。適切な潤滑油さえあれば、一生の間この機械を完全な状態に維持することができるのです。それがどんなに驚くべきことかを、知りたいですか。60歳、70歳、80歳でまったく無頓着、そればかりかタバコやアルコール、つまらない食べ物、空気や農薬からの汚染、神が思いもよらなかったストレスなどに身体をさらし、車の乗り降りとテレビのリモコン操作以外に何の運動もしていないと考えてみてください。当然、病気になり、非効率的になり、細菌やウィルスにかかりやすくなるでしょう。自然免疫力が落ちているのですからね。何10年も油をさすことのなかった背骨は虚弱化し、関節には痛みを覚えるはずです。そしていわゆる「老いた」ように見え、そんなふうに行動するようになるのです。だがそこで、驚くべきことに気づくのです。つまり、きちんとした手入れも受けずに、どんな状態になっていようとも、95歳であろうが医学的に見てフランケンシュタインのようなモンスターであろうとも、もう1度適切にオイルをさせば、つまりこのハタヨガを行えば、自然にほぼ100%元通りになるのです。

あなたの身体は、弱くなってはいません。あなたの身体は強いのです。弱く怠惰、不注意でわがままなのは、あなたの心です」。

「ビクラム」と真面目そうで物静かな若い女性が口を開きます。「ヨガから得られるエネルギーを、医学的に説明することはできるのでしょうか。そんな面倒なことと思うかもしれないし、そんなことをしている間に次のポーズにいけるのでしょう。クラスが終わるとあなたは起き上がって、どこかにいってしまいます。まるで…」

「メリー・ポピンズですか。そうです、セレステ、確かに科学的説明はあります。そしてそれは、常識でもあるのです。このヨガの練習ではあなたたちは身体全身の100%を使っているが、テニスやジョギング、水泳などではわずか10から20%しか使えていないと、私がいつも言っているでしょう。すべてのスポーツ、体を動かすこと、バレエですら同じことです。これらでは、身体のシステムのすべてを動かすことはできない。そんなふうには、作られていないからね。でもハタヨガは、身体という機械に隅から隅まで油をさし、強化し、修理するように特別に作られているものです。頭の中の緩んだねじも含めてね。

ここまでのわずか5ポーズで何をしてきたか、考えてみましょう。まず肺です。どうしたら深く呼吸ができるのか、これまでにないほどの弾力を得て、たくさんの新鮮な酸素を循環系に送り込むことができるのかを教えました。それから、指、手首、前腕、ひじ、上腕二頭筋、肩、首、脊柱上部のさびを取りました。このためには、その周辺の筋肉、腱、靭帯、関節、神経、血管すべてを使う必要がありました。それから体側を脇から腰やお尻、太ももまで、特にウエストのあたりを伸ばし、背骨全体を左右に伸ばした。次に背中を伸ばし背骨を後ろ向きに伸ばし、骨盤と腹部を前に曲げました。そして背骨を前に傾け、脚と腱を動かし、同時に腹部を縮めて体の内側を動かしました。

中腰のポーズでは脚、膝、足首、足、足の指を使い、その他に集中力、バランスといった領域にも働きかけて、心と神経の訓練を始めました。ワシのポーズでは凝った肩、腰、腕、脚の関節を伸ばして、生殖器と腎臓を目覚めさせました。ここまでで身体全体、神経系すべてに、立位で額を膝につけるポーズのための準備ができたのです。このポーズでは、最初の５つのポーズの技術を組み合わせ、神経系と心に働きかけ、集中力、忍耐力、決断力、自己管理力を高めます。

また、止血同様の技術を使用する部分もあります。つまり、あるところで血液を止め、他の部分へ強く大量に血液が流れるようにするのです。そしてリラックスし、すべての血液が通常通り流れるようにします。激しい活動から完全なリラックス状態へ移行するというこの技術が、『健康の王国』への鍵です。そしてここでは、弛緩が大変大切です。ポーズと同じくらい真剣に、取り組んでください。

いいですか、セレステ、テリー・ツー、このハタヨガは科学的でしょう。さて、体中の器官、骨、関節、筋肉、靭帯、腱、血管、神経、腺に１つ残らず油をさし、系統的に進めていくことにしましょう。髪の毛や指の爪の根元までそれを感じることでしょう。歯も目も、それから顔もね。すべてです。

これほど一生懸命レッスンに取り組んでも、ときにはこれ以上は無理だと感じるでしょうが、最後には再び、この上なく幸せに感じるはずです。すべてを終えたときには、身体全身100%が最高の状態で機能しているからです。身体は幸せの歌を歌います。この幸せな感覚が、エネルギーです。

どんな栄養素があなたの身体に活力を与えているかについては、また話しますが、まずあなたの身体にあなた自身に向けてお礼状を書いてもらいましょう。

さて、始めましょう」。

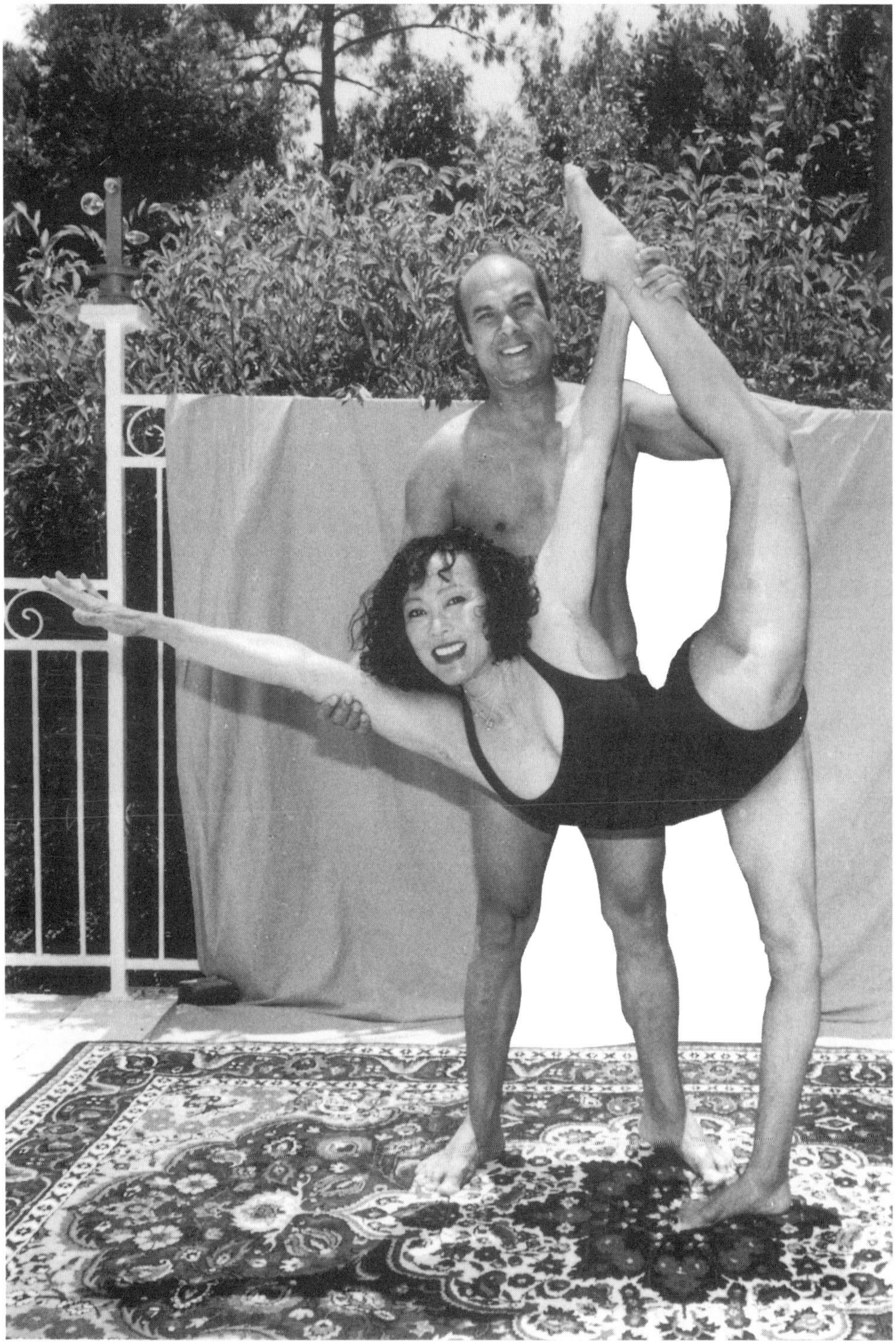

理想

ダンダヤマナ・ダヌラアーサナ

①

両足をそろえて立ちます。右手のひらを天井に向け、そのまま体の後ろに持っていきます。右脚を曲げ、右足を後ろからつかみます。右手のひらに右足を乗せます。内側から足首のところを、5本の指をそろえてしっかりと握ります。手首は足の内側に、指が外側にくるようにします。右足の裏は、天井に向いています。

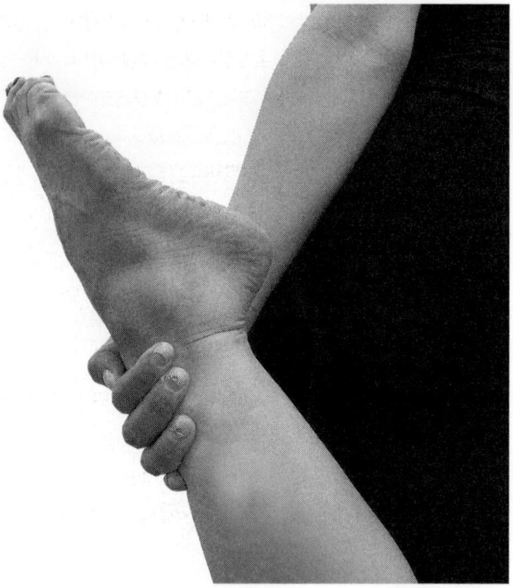

②

立っている脚は完全にまっすぐにして膝は固め、太ももを引き締めます。左腕を体の前に持ち上げます。ひじを固め、手の5本指はそろえて指先まで伸ばしします。ポーズの間中、腕を頭に近づけておきます。

現実

立位で弓を引くポーズ

①

注意して写真を見てください。多くの人が、最初は握り方を間違います。

②

立位で額を膝につけるポーズ同様、立っている脚は常に完全にまっすぐな状態に保たなくてはなりません。初心者は、膝を固めて脚ができるだけまっすぐになるように試みます。腕が落ちないように、気をつけましょう。

③

次に、左右の腰を前にまっすぐ向け、上げた右脚の膝を真下の床に向けます。前の1点を集中して見つめ、股関節から指先までが1つのつながりであると考えて、そのひとつながりを腹部が床と平行になるまで車輪のように前に倒していきます。同時につま先を伸ばして右足を真後ろ、天井に向かって蹴り上げ、右手で握ったまま足をまっすぐにします。足首を握った手は離さないように、気をつけましょう。

頭の後ろから蹴り上げた足先と脚が見えるくらいまで、脚を上に伸ばします。さらに高く上げましょう。立っている脚の裏に、軽く痛みが感じられますか。両膝を固め、立っている脚と上げている脚が完全に開脚の状態になるのが目標です。脚を上に上げるほど、足を持っていた手の位置を下げる必要があります。そのままの姿勢で銅像のように10秒間保ち、80-20呼吸法を行います。

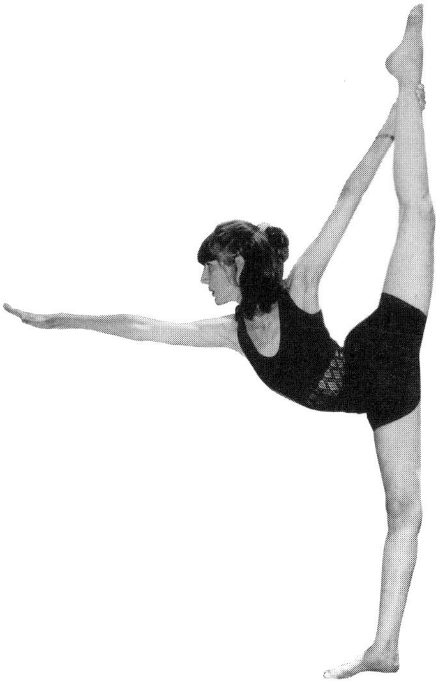

続く

③

最初に行ったときには不可能に思えるポーズですが、決してやりたくないポーズではなく、それどころか何とか完全に行いたいと皆が思うポーズです。大変美しいポーズで、やり始めの頃でさえ舞踏家のヌレーエフかフォンテーンのような気分になれます。

ここで大切なのは、この姿勢になるのに決して慌てないことです。立っている脚でぴょんぴょん跳び回ることがなくなったら、そこでしっかりと姿勢を保ちましょう。1点を見つめ、立っている脚の膝を硬く頑丈に固め、左右の腰をまっすぐにし、上げている脚の膝を床に向けます。両太ももはまっすぐ前に、上げている足の裏は天井を、そして足のつま先は後ろの壁の方向をまっすぐ向いています。ヨガには、バレエのような「ターンアウト」はありません。ここまですべてが終わってから、体を前に傾けます。体は常に、前後上下ともにまっすぐに保ちます。上げている脚の膝が、鳥の羽根のように横に広がらないようにすることが重要です。

これは、立位で弓を引くポーズです。自分の体が弓であり、射手が弓を引いているのだと想像しましょう。つまり、体を前に倒すにつれ、頭と背骨を一層後ろに反らせなくてはなりません。バランスを崩しそうになったら、腕と頭をさらに高く上げ、脚をより高く後ろに上げます。こうして「弓」を一層ピンと張り、自分自身でバランスをとるのです。これで、驚くほどうまくバランスがとれるでしょう。

立っている脚の膝裏には、痛みを感じるはずです。しかし、急に体を前に傾けたり、脚を急に勢いよく上に蹴り上げたりしてはいけません。また、立位で弓を引くポーズをまだ暖まらず準備のできていない状態の筋肉で行ってはいけません。パーティー席であっと言わせるためのものであってはならないのです。

続く

理想
ダンダヤマナ・ダヌラアーサナ

④

ゆっくりと元の位置に戻ります。今度は左側で同じことを行います。左足を左手で握り、右脚でバランスをとります。10秒間保ちましょう。ゆっくり元の位置に戻ったら、しばらくリラックスしてから2セット目を行います。左右両側で、10秒ずつ保ちます。

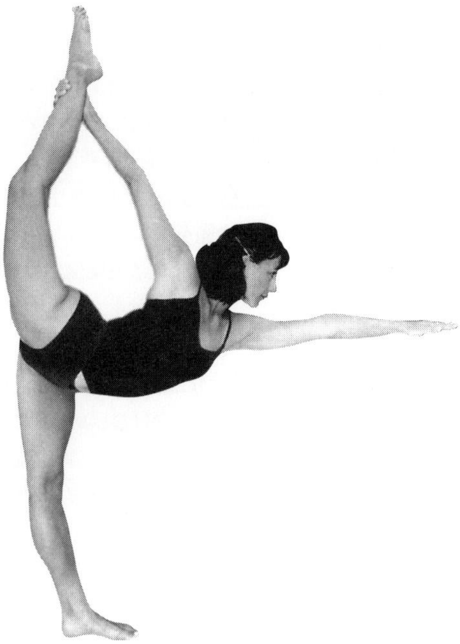

現実
立位で弓を引くポーズ

④

腹部が床と完全に平行になって初めて、写真にあるような完全な開脚を行うことができます。

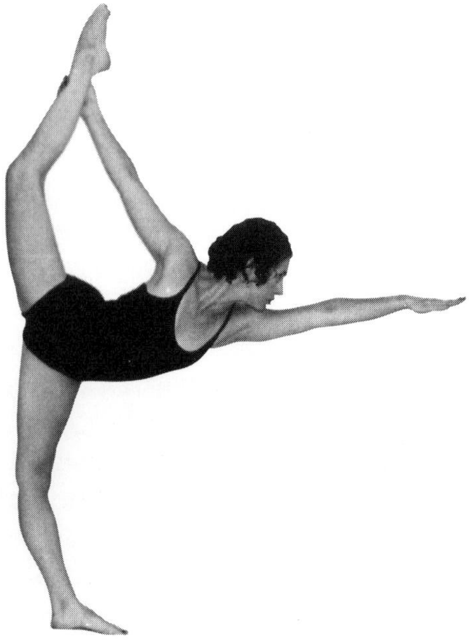

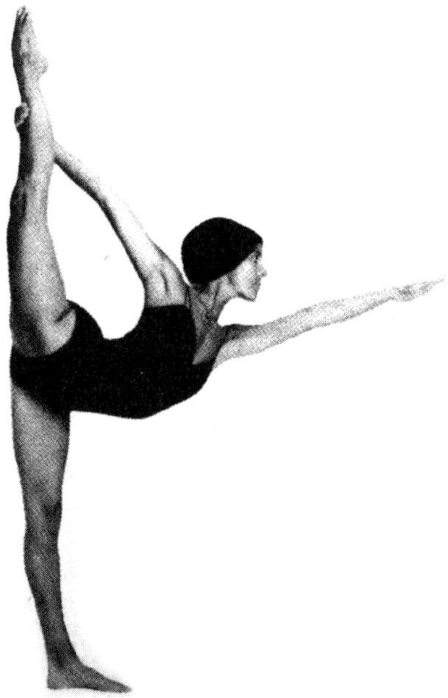

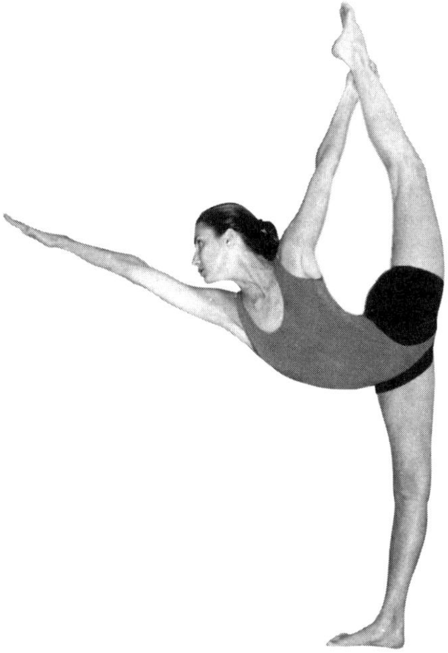

続く

続く

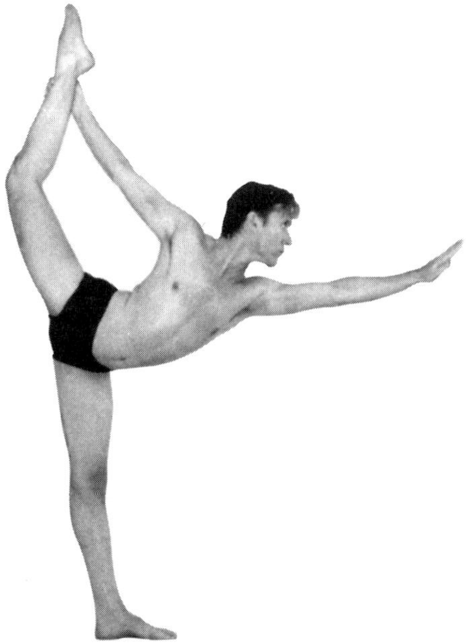

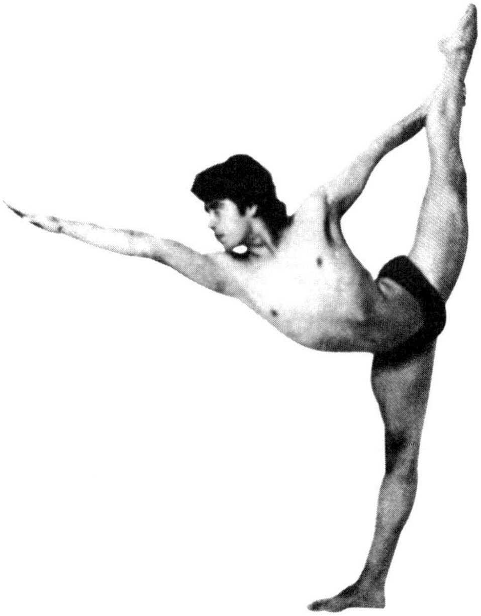

効果

立位で弓を引くポーズは、「止血」「せき止め」効果のある典型的なヨガのポーズです。体の右側から左側へと血液を移動させて循環を行い、両側を均一にします。こうして、新鮮な血液を各内臓器官や腺に送り込み、その機能を健康に保ちます。

立位で額を膝につけるポーズ同様、このポーズも集中力、忍耐力、決断力を高めます。体的には腹壁と太もも上部を強化し、上腕、腰、臀部を引き締めます。胸郭と肺を広げ、それぞれの弾力性を増加させ、脊柱下部と筋肉の多くの柔軟性を高め、強化します。

セレステからのレッスンメモ

皆から、ヨガで痩せたとか、腰痛がよくなったとか聞いたことでしょう。私の問題は、そういう類のものではありませんでした。頭のねじがたくさん、緩んでいたのです。18歳以下の人に深刻な問題などあるはずがないと思うかもしれませんが、実際にはとても深刻な悩みがあります。

ビクラムがこれまでに言ったこと、つまりヨガが砂漠の先にある涼しいオアシスになるということ、ヨガを行っている間は自分の問題を忘れてしまうということ、緊張やストレスにうまく対処できるようになり問題への解決策が見つかること。これらはすべて、本当です。

ビクラムは、賢い人です。決してヨガの精神的な面、瞑想的な面を強調することはなく、ハタヨガを教えるだけですが、それはハタヨガをきちんと行えば自然に精神面を理解するようになることをビクラムがよく知っているからです。これは、メリーの羊には尾がついてくるのと同じです。

もちろんこれが、ヨガの問題点でもあります。恋に落ちるのと同じです。そこに到達しなくては、ただ理解していると思っているだけなのです。

私には、ヨガについての理論があります。ヨガは内破です。理論的には、力とエネルギーによって外向きに動く（爆発）ことができるのと同様、内側に動き、一層の力と活力を生み出すこと（内破）は可能です。天文学者の研究材料である、不思議で強力な天空のブラックホールは、内破の結果生じたものです。

とにかく、ビクラムの指示に従い、たとえば立位で弓を引くポーズで他の力を借りることなく自分自身でバランスをとり、内側へと動くことができれば、自身で内破することができます。ヨガを行い、自分の内側へと到達し、多大なエネルギーが生成されることで、自身は沈黙の中に消え、リビングルームにはブラックホールが残るだけ、なんてことを言おうとしているのではありません。広大でまったく予想だにしなかった力、エネルギー、パワーの根源を発見できるのです。

もちろんこれは、私の意見に過ぎません。でも、次の天秤のポーズを行いながら、あなたも考えてみてください。

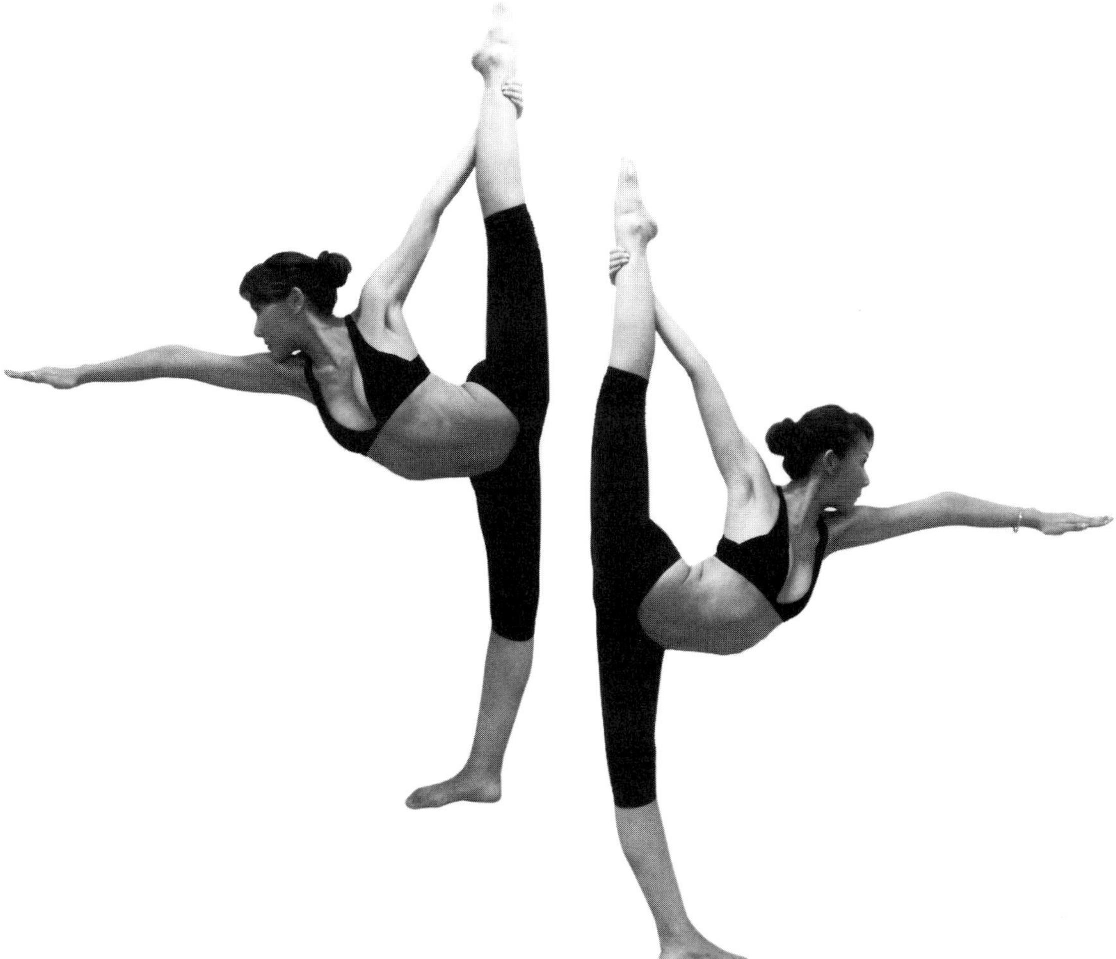

トゥラダンダアーサナ
天秤のポーズ

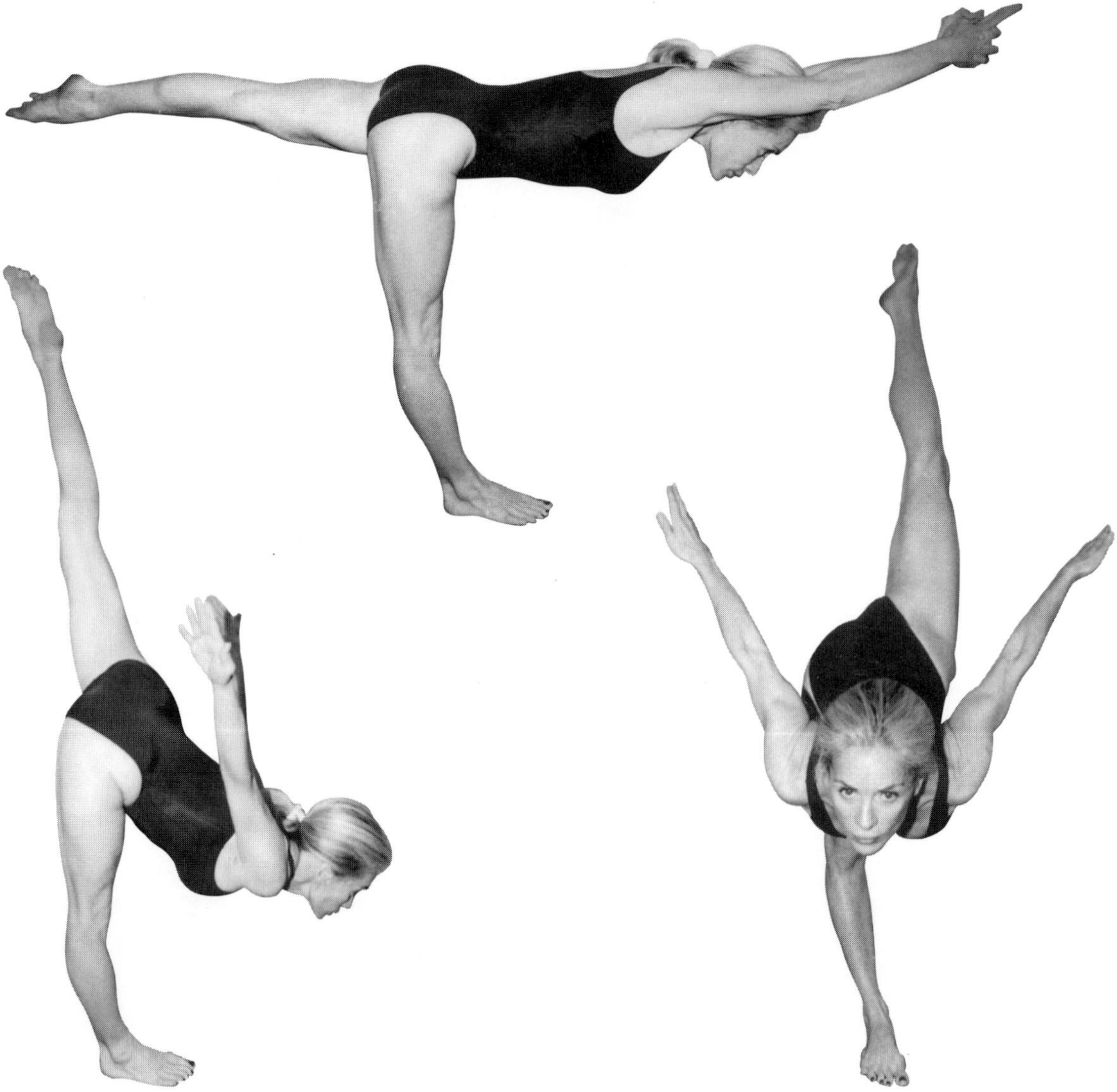

7

「スーザン、どうして今日はチョコレートチップクッキーを持ってきてくれなかったんですか。何か怒っているのですか。彼女の作るチョコレートチップクッキーは世界一ですよ、テリー・ツー。とっても小さなクッキーです。そして、噛みごたえがある。レシピを頼んでいるのですが、くれないんです」。

「レシピを渡してしまったら、私はもうお役御免になってしまいます」とスーザンが言います。

「もちろん、あなたは必要です。いつだって必要な人です。中腰のポーズで後ろ向きにひっくり返る人間がいなくなったら、どうやって初心者に、してはいけないことを見せることができるのですか。

彼女がどうして転ぶのか、わかりますか。チョコレートチップクッキーをくれなかったからです。自分で食べたんです。それで、変なところに行ってしまった」。

「ビクラム、あなたはどうしてそんなに食べているのに、スタイルを維持できているのでしょう。ジャンクフードの中毒者のことについて話してください」とアーチーが言いました。

「私の消化についてなど、考えないでください。私のできることすべてができるようになれば、あなたも何でも好きなものを食べられるようになります。私の消化力は完ぺきです。缶だって、その気になれば食べられます。何を食べようが、そこから100%の栄養価を得るのです。ヨガのおかげでこんなに元気で体型維持ができているのは、必要な栄養もエネルギーもすべて摂取し、それを完全に燃焼し、残りについては素晴らしい腸がドアまでの道を示してくれるからです。45分間で、すべてそこまで到達します」。

「それなら、あなたは5分の期限切れですね」とヒルダが言います。

「わかりました。笑えばいいでしょう。だが私は、真剣です。しっかり理解しなくては、いけません。いいですか、言った通り、ヨガによって腹部の機能が改善されます。これにはもちろん、消化機能も含まれます。怠惰ですわりっぱなしの人は多くの場合、身体の機能が壊れてまったく効率的に動いておらず、そのため500gほどの食べ物を食べても、消化して栄養に変えられるのがそのうちの25%ほどだけなのです。残りはごみになるのですが、すべてが消えるわけではありません。多くは血液中に脂肪やコレステロールとして残り、たとえば高血圧症や心臓病、慢性疲労などを引き起こします。

ヨガで上達すれば、消化機能はだんだんと健康を取り戻して、効率よく働き始めるようになります。食べたものからもっと多くの栄養を摂取することができるようになり、それがすべてエネルギーとなります。そして以前ほど食べ物を必要としなくなり、食べたものがごみになって身体に残ることも、それが脂肪や病気や疲労感を引き起こすことも、少なくなります。このため、睡眠も以前ほど必要ではなくなるのです。睡眠は、消化機能によって食べ物から十分な栄養を得、それをエネルギーに変える、ということができない場合に、身体が必要とする杖のようなものです。ハタヨガは世界で唯一、燃焼する以上にエネルギーを増加し活力を得ることのできる身体活動です。ジャンクフードからだって、エネルギーを得ることができるのです。

ヨガをするのならマニアにならなくてはならない、健康的な物だけを食べ、楽しむことをしてはいけない、などと言う人は誰もいません。実際は、その逆です。身体がうまく機能すれば、エネルギーに変えるカロリーが少ないのでは、満足できないくらいです。これで、ヨガをすれば脂肪が身体から溶けていくというのが、少しはわかったでしょうか。

簡単なことです。常識です。私の言っていることは、神秘でも不思議でもなく、変わってもいません。1と1を足せば2になる、それと同じです。ヨガをしていないのなら、活力を保つためには日に3度食べ、8時間寝なくてはなりません。そして、生じたゴミのために年々活力は少なくなっていき、それを補うために一層食べ、寝るようになります。身体はどんどん非効率的になっていき、一層疲労感を感じるようになって内蔵疾病を患うようになります。

ヨガでは、まったく反対です。ヨガをやっていれば体の機能はどんどん健康的になり、食べなくてはならない量は減り、必要睡眠時間も短くなります。私は毎晩2時間寝るだけです。ヨガで100%の活力を得ているからです」。

「本当に1日に2時間しか寝ていないのですか、ビクラム」。

「ああ、その通り。ここにいるレジーのように、ビジネスマンは皆、時間の効率化と有効化のことばかり考えています。人生の半分を食べることと寝ることに使う、という必要がなければ、どんなに素晴らしいことができるか考えてみてください。もし1日のうち22時間を仕事と遊びと愛と楽しみに使えるとしたら、どうでしょう」。

「わかりました。インドにおける人口問題については、十分聞いています。それがなぜだか、わかりました」とアーチーが言いました。

「あなたの考えは、偏っていますよ。ワシのポーズのやりすぎでしょう。がっかりさせるようで悪いが、ハタヨガにあまりに長けて、2時間しか寝ることを欲さなくなり、もっと高尚なことで頭が一杯なのです」。

クラスの皆から、笑いが起こりました。

「この辺にして、さあ、始めましょう」。

理想

トゥラダンダアーサナ

①

両足をそろえて立ちます。両腕を体の横から上げて伸ばし、頭の上で両手のひらを合わせます。ひじはまっすぐに固め、上腕二頭筋は隙間のないように耳にぴったりとつけます。10本の指を組んで親指も交差し、両方の人差し指を伸ばして尖塔の形を作り、天井に向かってできるだけ伸ばします。

右足を60cmほど、前に大きく踏み出します。左足はかかとを上げ、つま先で立ちます。床前面の1点を集中して見つめましょう。息を吸い込みます。

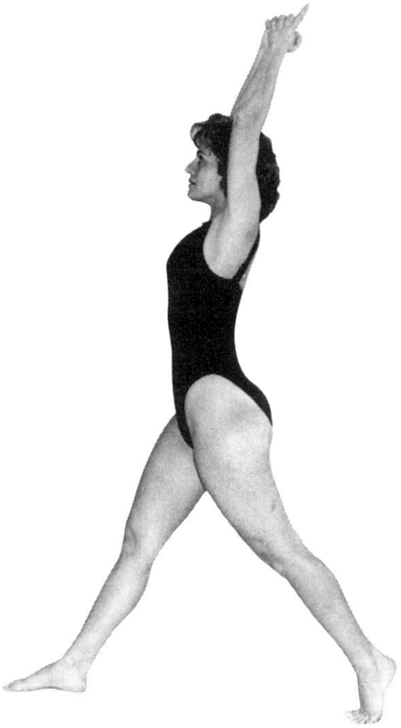

現実

天秤のポーズ

①

立位で弓を引くポーズ同様、しっかりと形を作ります。尖塔を形作った腕と手をまっすぐに伸ばし、頭と肩はできるだけ後ろに引いて、胸が前につき出るようにします。上半身は、ポーズの間中この姿勢を保ちます。少なくとも、保つように努力してください。

立位で弓を引くポーズのように、これは前後上下が、完全に平行になるポーズです。ですから、右足を大きく前に1歩踏み出すときには、左腰を確認してください。少し左に傾いているようなら、両腰と上半身が鏡にむかって真っすぐになるように調整して、その位置を保ちます。

理想

トゥラダンダアーサナ

②

　左右の腰をまっすぐにして、全身の筋肉は引き締めた状態で保ち、手の指先から足のつま先までが1つのつながりであると考えて、そのひとつながりを股関節からまっすぐ前に倒します。左脚を後ろに上げ、伸ばした両腕と上半身、左脚、つま先までが床と平行になるようにします。膝は硬く頑丈に固め、つま先までまっすぐに伸ばします。立っている脚の膝も完全にまっすぐ、しっかりと固めたまま保ちます。横から見ると、アルファベットの「T」のように見えるはずです。80-20呼吸法を行い、しっかり10数えて銅像のように姿勢を保ちます。

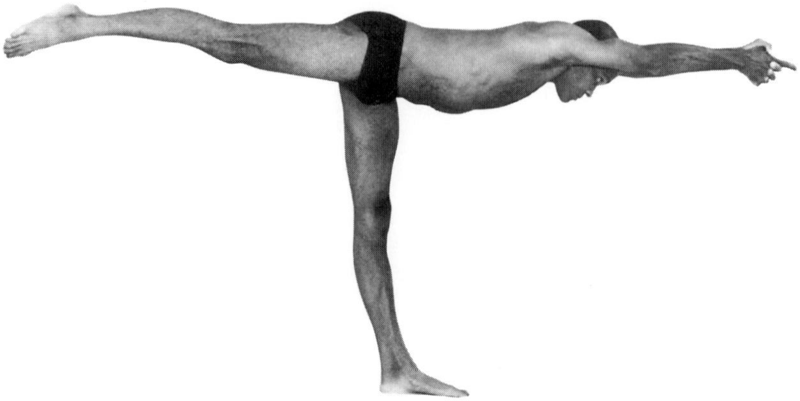

現実

天秤のポーズ

②

　力強く、強い気持ちを持って前に倒れます。全身、全部がひとつながりとなって前に倒れるように、気をつけましょう。つまり、前に体を倒すときにも最初の姿勢をずっと保ったままでなくてはいけません。これをたやすく行うには、真下の床が、おなかをすかせたワニのいる池だと想像してください。立っている脚だけは、幸運にもワニが来ない囲いの中にあり、安全です。その他の部分はすべて、危険な状態にさらされています。腹部、胸、左脚を安全に保つ唯一の方法は、できるだけ腕と頭を上げて上半身を前に伸ばし、同時につま先を伸ばして脚を後ろに伸ばし、さらにまた、手の指先まで伸ばして上半身を前に前にと伸ばし、体の前後を床から遠く持ち上げることです。

　もし今日は5cmほどしか前に倒せなかったとしても、それでいいのです。明日になれば、25cmになっているでしょう。左腰を水平に保つことに気をつけてください。体を下に押しつけられるようになればなるほど、立っている脚の膝の裏側が引っ張られている感じがするようになるはずです。これはよいサインですので、さらに強く体を上下に引っ張りましょう。

　10秒間姿勢を保つと心に決め、決して途中で投げ出さないでください。家で行うときにも、注意の声が飛んでこないからといって、途中でやめてしまいたいという誘惑に負けてはいけません。がんばりましょう。

③

足を後ろに戻して両足をそろえます。両腕はまっすぐ頭の上で伸ばしたまま、ひじは硬く固め、二頭筋は耳につけ、両手を組んで人差し指だけを伸ばし、親指は交差して、他の指はしっかりと握ります。

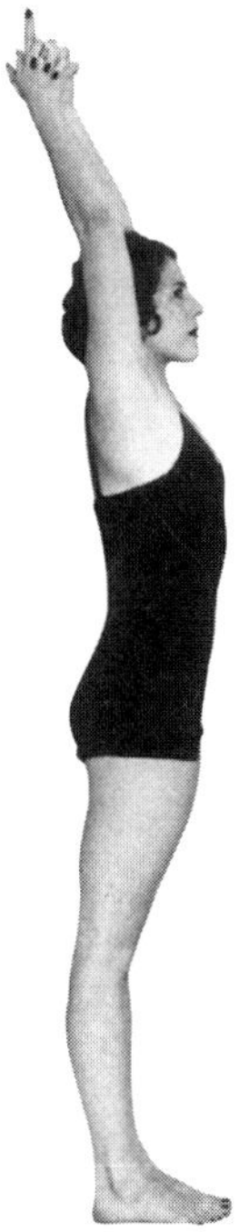

続く

③

泣きたいくらいでしょうか。誰もが腕の形を崩して、しばらく頭の上に手を置いて休んでから左側のポーズに移りたいと考えることでしょう。これは、持久力と克己心の訓練です。手を休めたいという誘惑に屈してはいけません。

続く

④

次に同じことを左側で行います。同様に、両手の指先から後ろに伸ばした右足のつま先までをひとつながりと考え、股関節から上半身を前に曲げます。体が完全に床と平行になるようにしましょう。立っている脚の膝は、硬く頑丈にしっかりと固めておきます。10秒間姿勢を保ち、80-20呼吸法を行います。

⑤

元の位置に戻り、両腕を体の横から下げ、しばらく休みます。次にまず右脚、それから左脚でもう1セット行います。両側それぞれで、ポーズを10秒間保ちます。それからもう1度、休みます。

④

この段階ではもう、ワニのえさとならないようにするのがどれだけ大変か、わかったでしょう。

⑤

休めることほどいいものは、ないですね。

効果

天秤のポーズは身体的、精神的、心理的な力を高めることによって、コントロール力とバランス力を完全なものにします。さらに、腰、臀部、太もも上部を強化し、脚には立位で額を膝につけるポーズと同様の恩恵をもたらします。循環をよくし、心臓の筋肉を強化し、肺活量を増大させます。姿勢が悪い人には大変よい練習です。広背筋、三角筋、僧帽筋の柔軟性を高め、肩、上腕、背骨、股関節の筋緊張を改善、強化し、柔軟性を高めます。

ステファニーからのレッスンメモ

背骨の一部を取り出す手術を受け、何年もの間けん引治療を行っていた私にとって、このような練習を試みることができる、そしてほぼ100%正しく行うことができるということがどんなに意味のあることであるか、わかるでしょうか。再び動くことができる、普通の人なら当然と思う小さなことが、いろいろとできるようになる、これが私にとってはどんなに意味のあることでしょう。

70年、80年の間、毎日24時間あなたを動かしてくれる機械を維持するためなら、日に1時間ほどなんて、まったくたいしたことではありません。実は多くの人はそれくらいの時間を、車中で過ごしていることでしょう。

靭帯を形成しているものの成分、材料にどれだけの価値があると思いますか。車のように、素晴らしいものではありません。100円だそうです。おそらくインフレでもう少し上がっているかもしれません。しかし、この100円以下の機械に何か問題が生じれば、その修理には何100万円もかかるばかりか、仕事の保証もなくなるのです。これは、私自身が手術をして、生涯の苦行へと放り込まれて実感したことです。

私には、100円の機械がいかに貴重なものであるかがわかりました。ですから、わずか1円分であっても、すべてを磨くつもりです。

ダンダヤマナ・ビバクタパダ・パスチモッタナアーサナ
立位開脚で身体の背側を伸ばすポーズ

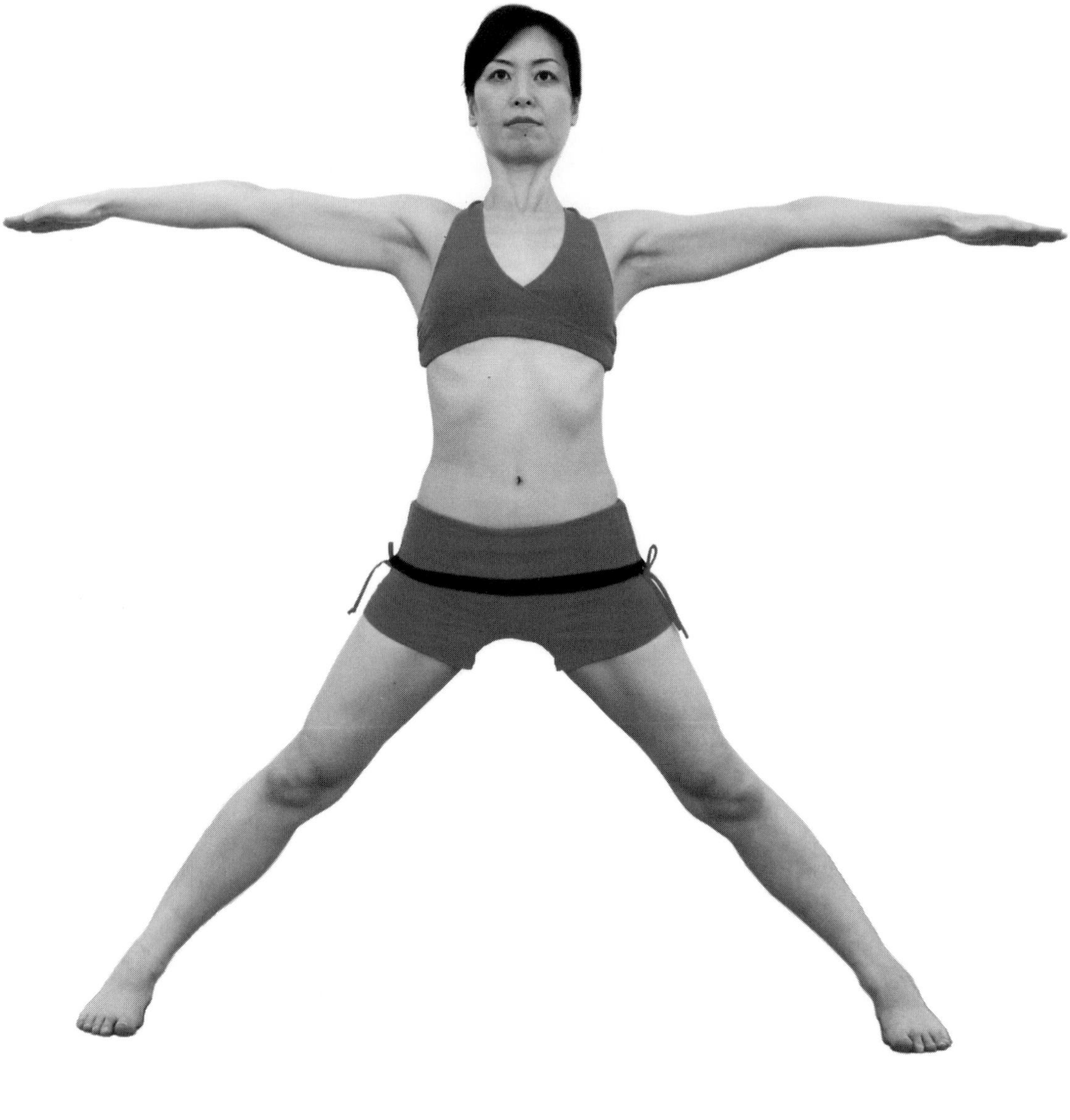

8

「ほとんど全員が、天秤のポーズでの10秒の間、ほぼずっと息を止めていたことに気づいていますか。私の言った通り、80-20呼吸法を行っている人は、1人もいませんでした。なんてことだろう、誰も英語が理解できないのでしょうか。何語を使う必要があるのでしょう。どれほど大声を出さなくてはならないのでしょうか。呼吸をしなければ、ポーズを行うのはますます難しくなります。呼吸をしないということは、リラックスしていないということです。呼吸を止めているときには、筋肉も緊張しています。次のポーズでは、全員が呼吸しているのを聞かせてください。特に息を吐き出すのを強調してね。息を吐き出すときには筋肉は緩み、ポーズをより深く心地よく行っていくことができるのです。

呼吸は、大変重要です。ヨガにはプラーナヤーマと呼ばれるものがあります。これが呼吸のコントロールです。このレッスンは立位の深呼吸で始まりますが、これもプラーナヤーマの一部です。ですが今のところは、とにかく自然に呼吸をしてください。

ポーズを行っている間に呼吸が必要なのは、血流を通して酸素を流し続け、酸素を各ポーズで働きかけている部位に届けて、栄養分を与えるためです。それに、酸素がなければ筋肉はすぐに疲れます。筋肉に酸素が多いほど、活力を得ることができます。こんなに素晴らしい酸素を、血液に送りこむことなく練習を行うのでは、ポーズの恩恵の半分は奪い取られてしまっているようなものです」。

「ビクラム、こんなことを行いながら、どうやって呼吸をすればいいのでしょうか」と、チャーリーが尋ねます。

「どうやって呼吸をすればいいのかわからないというのは、努力していない証拠です」。

「努力しています、でも難しいのです。これは、自然の呼吸とは言えません。プレッツェルのように折り曲げた体では、何もかもが緊張して不自然になってしまいます」。

「どうしてアメリカ人は、ポーズは不自然だと言い張るのでしょうか。この神の世界に、不自然なものなど何もありません。不自然だと言うのなら、存在しえないはずです。ここで行っていることに、ただ慣れていないというだけです。そして、ヨガで早く上達するためのもっとも確実で迅速な方法は、これらのポーズを自分自身ものにすることです。ポーズの最中に腰掛け、お茶でも飲み、ゆっくり眺めて、そして普通に呼吸をする。怖がることは何もありません。本当に、あなたの親友なのです。そして、あなたにとって快適で素晴らしい場所でありたいと思っているのです。

皆さんは、姿勢を保っている間、とにかく早く終わるようにと思って数を数えています。だから、息を止めてしまうのです。穴だけを見て、ドーナツそのものは見ていないということです。それならあっという間に、飢え死にです。

いいですか、次のポーズでは、身体は自分にとっての部屋だと考えてみてください。部屋に入ったら部屋を眺めて、すべてに意識を向けましょう。そこにあるすべてに注意を傾けるんだ。ポーズはそれぞれ、どの部分にどんなことをしているのでしょうか。どんな気持ちがしますか。部屋の隅も、じゅうたんの下もよく見て、クローゼットを開け、部屋の構造を記憶し、電気や水道も確認して、修理や掃除の必要なものを探してください。訪問を楽しみ、恐れることなく深呼吸をしてください。私の発する、さあ、もう出る時間だよ、という声に驚くくらいにね。

これは、真面目な話です。皆さん、今言ったことを試してみてください。これから、立位開脚で身体の背側を伸ばすポーズという名の部屋に入っていきます。部屋のこと以外は何も考えず、部屋から出たら、どんな部屋だったか一部始終細かく教えてください。

さて、始めましょう」。

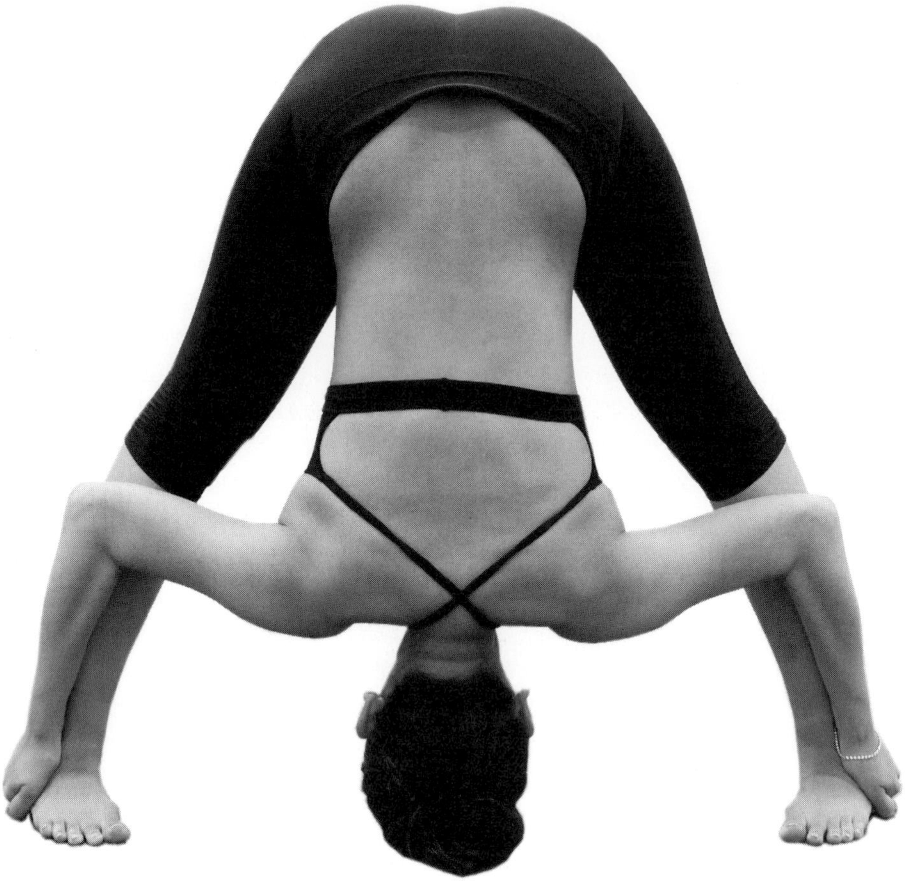

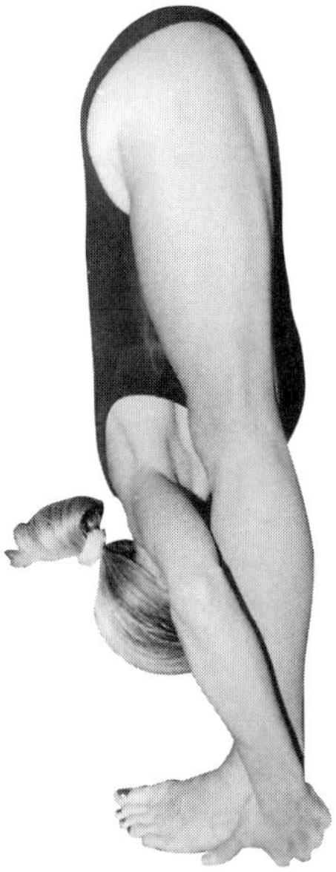

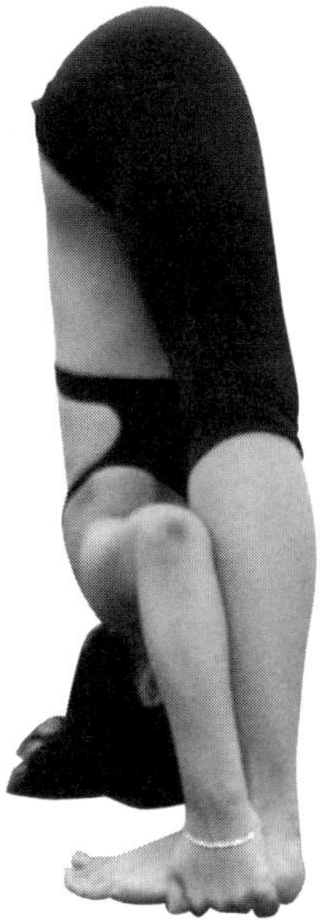

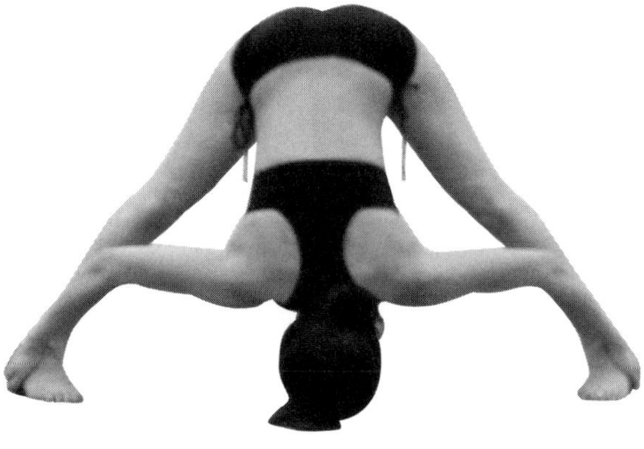

理想

ダンダヤマナ・ビバクタパダ・パスチモッタナアーサナ

①

両足をそろえ、腕がそれぞれ体側に下りている状態から始めます。右に大きく足を踏み出します。120cm以上は出しましょう。同時に両腕を横に上げ、床と平行になるようにします。両足は前に向け、つま先をわずかに内側に向けます。脚はまっすぐに伸ばし、両膝を硬く固めます。息を吐出しきます。

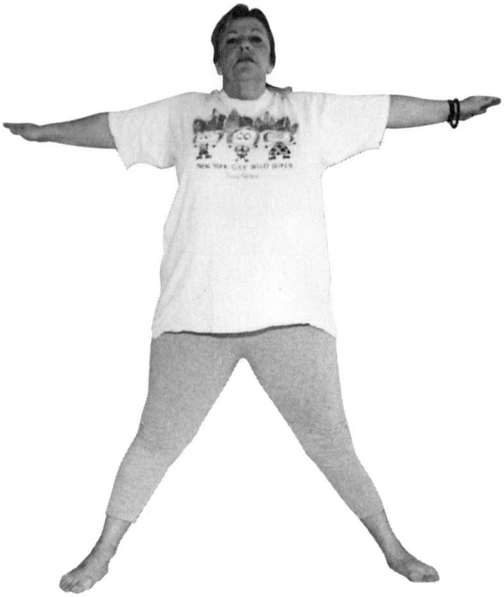

現実

立位開脚で身体の背側を伸ばすポーズ

①

脚は大きく開くほど、伸ばすのが簡単になります。そしてわずかに内また気味にすると足は外側にすべりにくくなり、脚が自然に後ろに反るような形となって、かかとに重心がかかります。これが、あるべき姿勢です。思いもかけず完全な開脚の姿勢になってしまわないように、すべりにくいところで行います。カーペットの上で行うとよいでしょう。

120cm以上足を横に出すのが無理な場合は、しばらくは忍耐強く、努力してください。

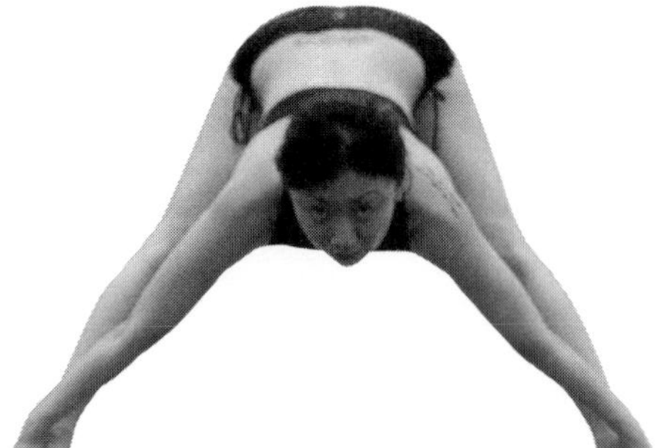

②

両脚をまっすぐに、膝を硬く頑丈に1つに固めたままで、体を背中の下の方から前に倒します。両手を体側にそって、脚から足首まですべらせます。足首の後ろのかかと近くをしっかりとつかみましょう。両手の5本の指はそろえて、親指が足の外側にくるようにします。

次にかかと、脚を引き寄せまっすぐにし、額を床につけ、上半身をできるだけ脚に近づけます。体重はかかとに、ほんのわずかだけ額にかけます。額を難なく床につけることができる人は、両足を少し近づけましょう。こうすると、体を伸ばすのが難しくなります。そして、頭を両足の間から後ろに出すよう試みましょう。背中が丸まらず、完全にまっすぐな状態になるのが目標です。そのままの姿勢で10秒間保ちます。目は開け、息を吐き出します。自分の中の、部屋のインテリアを書きとめておいてください。

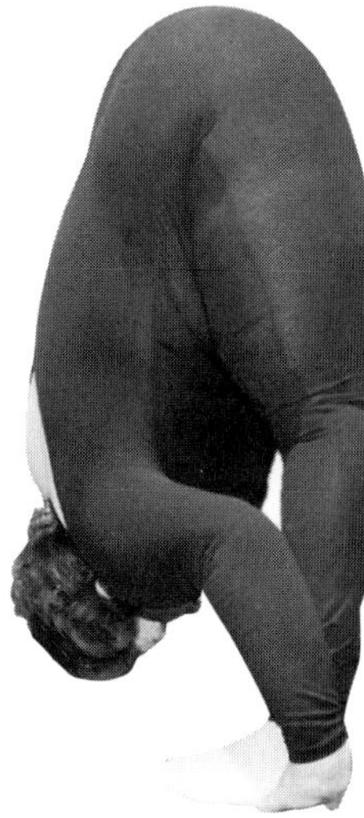

続く

②

このポーズがどんなものであるかがわかれば、あとは体の位置と体重のかけ方がすべてであり、それでうまく体を伸ばすことができるようになるはずです。眠ってさえしまうほどでしょう。このミニ・ニルヴァーナには、どうすれば到達できるでしょうか。実は、難しいことではありません。毎日3cmずつでもよいのでさらに体を前に倒せるように忍耐強く努力し、あとは適切なアドバイスを聞いていれば大丈夫です。

1日目や2日目には、両脚を正しい位置に持ってくることができたなら、両手は前で、30cmほど離して前の床に置いてもいいでしょう。それから両脚をまっすぐに伸ばしたまま保ち、両ひじを床に向けて腕を曲げ、車輪のようにして体を前に丸め、額を床につけます。こうして体を伸ばしているうちに、このポーズやバランスの感覚がわかってくるでしょう。

額を床につけるには、体の各部のわずかなところであっても、利用できるところを見つけるようにしなくてはなりません。幸運にも体の固くなった筋肉や腱には、まだ伸ばす余地のあるところが多くあります。いったん伸ばすことができたなら、マンガのラバーマン(ゴム人間)を思い出してみましょう。そのラバーマンのように、体をお尻から完全な2つ折りにしましょう。

初心者のクラスでは、これまで述べた方法のみを説明します。ですが自分で行う場合を考えて、もう1つ別の方法も紹介しておきましょう。

横に足を大きく踏み出し、両手を太ももに置きます。骨盤、尾骨、臀部を緩めます。上半身の体重が股の部分にかかっていくのを感じ、緩めた臀部をさらに後ろに押し出しましょう。

臀部を後ろに押し出せば、同時に両脚がさらに後ろに反っていくはずです。また、上半身は自然に、股関節を軸にして、股関節からさらに前に倒れます。上半身を前に倒すと同時に臀部を引き続き、さらに後ろに向かって緩め、それに合わせて頭を持ち上げ、脊柱を少しずつ上に丸めていきます。

続く

理想

ダンダヤマナ・ビバクタパダ・パスチモッタナアーサナ

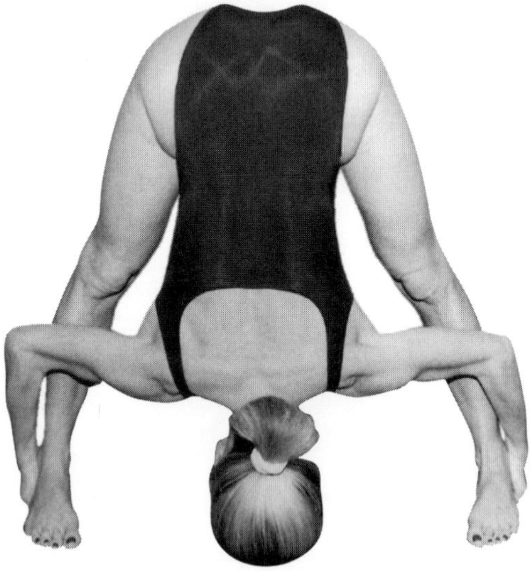

③

ゆっくりと上半身を元に戻します。右足を中央に戻します。しばらく休みます。それからもう1度ポーズを行い、10秒間保ちます。

現実

立位開脚で身体の背側を伸ばすポーズ

背骨はできるだけまっすぐ伸ばした状態で保ちます。今まで伸びていなかったところが伸びていくのを、感じましょう。上半身を下に下げながら、両手は脚の外側から足首まですべらせます。足首をつかむことができたら、腕の力も借りて、さらに上半身を下に引っ張りましょう。

両腕で引っ張って額が床につきそうになったら、何とかして額が床につくよう試みます。このためには、臀部をさらに緩め体重を完全にかかとにかけなくてはなりません。

限界に達したと思えば、その状態で10秒間保ちます。意識して、臀部を緩めましょう。

③

額を床に心地よくつけることができるようになれば、今度は両脚の開きを徐々に小さくしていきます。幅を小さくするほどポーズは難しくなり、さらに体を伸ばせるようになって、だんだん体に近いところで額を床につけられるようになります。最終的には、脚と脚の間の床に額がつくようになります。

大変リラックスできるポーズです。

効果

立位開脚で身体の背側を伸ばすポーズは坐骨神経と脚の腱を伸ばして強化し、坐骨神経痛の治療、予防になります。多くの内臓腹部器官、特に小腸、大腸の機能を助け、太ももやふくらはぎの筋緊張を改善し、柔軟性を高め、骨盤や足首、股関節、そして脊椎の下から5椎の柔軟性を高めます。

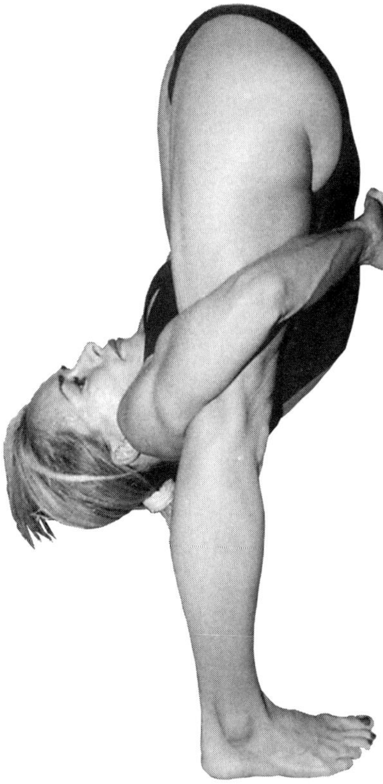

シャーロットからのレッスンメモ

すべてのポーズの中で、立位開脚で身体の背側を伸ばすポーズほど弛緩が大きくものを言うポーズはないのではないでしょうか。私は、偶然にもこのことに気づきました。決して、ビクラムが何回も繰り返して言わなかったわけではありません。ヨガでは、自分の内側で実際に何かが起こるまでは、本当に理解することはできないのです。

クラスに通って何週間もの間、このポーズに苦労しました。神経を集中して、足首をつかんだ手と腕の力を利用して上半身を下に引っ張り、首を伸ばしてキリンになるつもりで、少しでも額を床に近づけ、脚の腱の痛みに歯をくいしばりました。そしてある日、いやになってしまったのです。体を引っ張ることに疲れ果て、脚の腱は燃えるように痛み、それなのにビクラムはその姿勢をこれまで以上に長く保つように言い、その上誰かとオートミールクッキーの話をしているのです。まったく不公平です。それで、私は努力するのをやめてしまいました。ただあるがまま、ゆったりとして、そこにいました。

ところがまったく驚いたことに、脚の腱の痛みがなくなったのです。そして脚は後ろに反り、なぜか脊柱下部が緩み、実際にその辺り全体が伸びたような気がし、突如として額が床からわずか数cmのところまで来たのです。

私は恐ろしくなって、膨大な隔たりに思われる残り数cmをじっと見つめました。

「床に額をつけるのです」と、すべてお見通しのビクラムが言いました。

「シャーロット、あなたのことです、額をつけて」。

ビクラムがその口調で言うときには、決して拒否することはできません。どんなふうにしたのか、自分でもわかりませんが、まったく突然に、できたのです。そう、三脚になりました。

「シャーロットは、初めて額を床につけることができました。皆さん、拍手しましょう」。

私はにっこりと笑って、起き上がりました。決して、恥ずかしくて笑いでごまかしたのではありません。私は拍手喝さいを浴びました。12歳で軽いポリオを患った私は慢性的に腰が悪く、関節も大変硬かったのです。それなのに、頭を床につけることができました。

これが、私からのアドバイスです。あきらめないでください。

トリコナアーサナ
三角形のポーズ

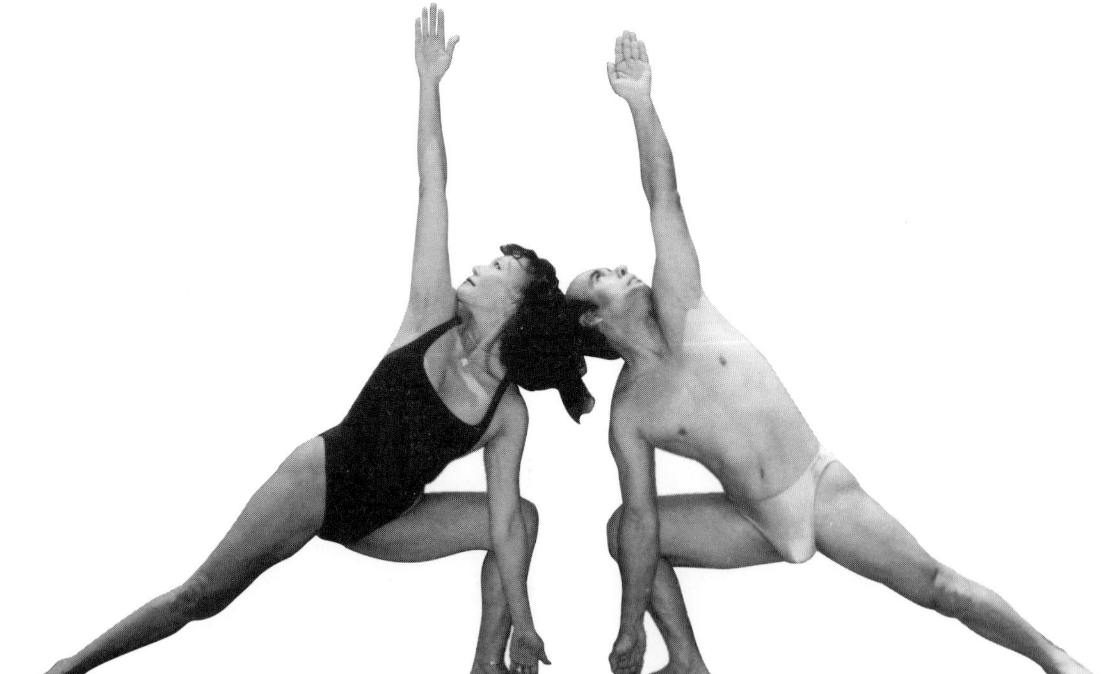

9

「マーロン、立位開脚で身体の背側を伸ばすポーズを、大変美しくできましたね」。

「ありがとうございます」 マーロンの口ごもった様子から考えると、彼女には次に何を言われるかがわかっているのでしょう。

「素晴らしかったですよ」。

「はい」。

「だがね、他の皆は、頭を両脚の間に入れて後ろの壁を見ています。ですから、このポーズを完ぺきにするにはどうすればいいのかを、見ることができていません。もう1度、ここでやって見せてくれませんか」。

マーロンは肩をすくめ、大きく横に足を出し、両手を背中に持ってきて両手のひらを合わせ、祈りのポーズのように上を向けました。それから、尾骨から頭まで上半身を完全に平らにまっすぐにした状態で、ゆっくりと体を前に倒しました。ちょうどジャックナイフのように体は2つ折りになり、額は両脚の間で床についています。

「そのままです、マーロン、いいですよ。もう少し、頭を両脚の間に入れてください。シルヴィア、君もやってみてください」。

シルヴィアも同様に、ポーズを行いました。これを見てますます、驚くことでしょう。シルヴィアは歯科衛生士かもしれないし、弁護士かもしれない、けれど、決してダンサーではないはずです。

「2人とも、自然な呼吸をしていますか」。

2人から同意の声がもれます。

「中はどんなインテリアか書き記していますか。

よし、それでいいでしょう。チャーリー、あなたの立位開脚で身体の背側を伸ばすポーズの内側はどんなふうですか。どんなふうに感じるでしょうか」。

「殺風景です。これまでは、坐骨神経と脚の腱が原因でこれ以上はできないんだと思っていました。でも今回、内部のことを真剣に考えてみると、問題はお尻にあるということがわかりました。つまり、あるところまでいくと、それ以上何も起こらなくなるのです。まったく何も起こらないのです。脚にはこの上ない緊張が走り、お尻に麻酔薬のノボケインの注射を受けたようになっています。今までは、これがわからなかったんです」。

「よし、つまりそここそ、君が集中しなくてはいけないところです。正しい階段、正しいドア、正しいスイッチが見つかるまで骨盤のあたりを心の中で探検してみてください。探している間に、どんなものにつまずくと思いますか」。

「そうですね、もちろん股関節、それから脊柱下部の坐骨神経痛の基盤、腹部にある様々な器官、そして腸」。

「そういう器官と知り合いに、友だちになりましょう。特に腸とはね。このポーズは、腸にとてもよいポーズですからね」。

「ビクラム」セレステが言います。「私、この立位開脚で身体の背側を伸ばすポーズの内側に、問題点がありました。それがここ数日の間に変化してきて、緩んで心地よくなってきたんです。私は、これで克服できたと思っていました。でも今度は、右膝の裏に痛みが出てきました。本当に痛いんです」。

「坐骨神経ですか」。

「膝の裏の外側ですか」。

「はい」。

「いいえ、内側です」。

「わかりました、それなら、脚の内側の腱です。このポーズは世界で唯一、その腱に効く運動なのです」。

「はい。でも、どうして急に痛み出したのでしょう」。

「ここのところ、右股関節が頻繁に鳴っていたのではないですか」。

「はい、そして痛かったんです。きっと、前より柔軟になったからなんだろうと思っていたのですが」。

「その通りです。そして『柔軟になる』というのは、骨と関節が文字通り変化しつつある状態なのだということを認識しなくてはいけません。これが、ヨガのできることです。５歳であろうが85歳であろうが、関係ありません。骨から皮膚まで、内側も外側も、生まれたときと同じ状態へと変えてしまう世界で唯一の身体活動です。こういった変化に体が慣れるには、時間が必要です。股関節が開きつつあるのなら、腱でもそれを感じ、おそらく他の場所でもそれを感じます。

毎日、古い痛みはなくなり新しい痛みに出会います。ある部分のきしみがなくなったと思ったら、他の部分がポキポキと鳴り始めます。驚くことはありません。身体の中の新たな領域に出会い、その新たな領域からの挨拶を受けているだけなのです。もし、いつも同じ痛みを感じ、同じ音が鳴っているというのなら、それは困ったことです。まったく進歩がなく、同じところにいるということですからね。

とにかく、毎日ヨガを行うことです、セレステ。痛みを感じて怖れをなし、ヨガをやめてしまうのが一番困ります。それでは治るのに、10倍の時間がかかります。とてもゆっくりと、

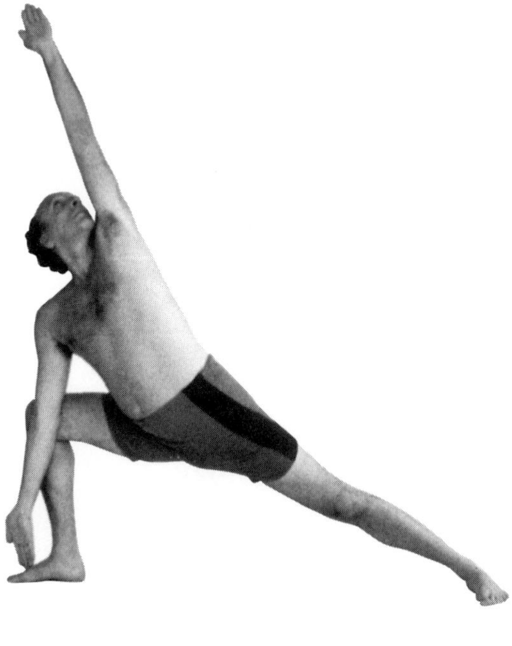

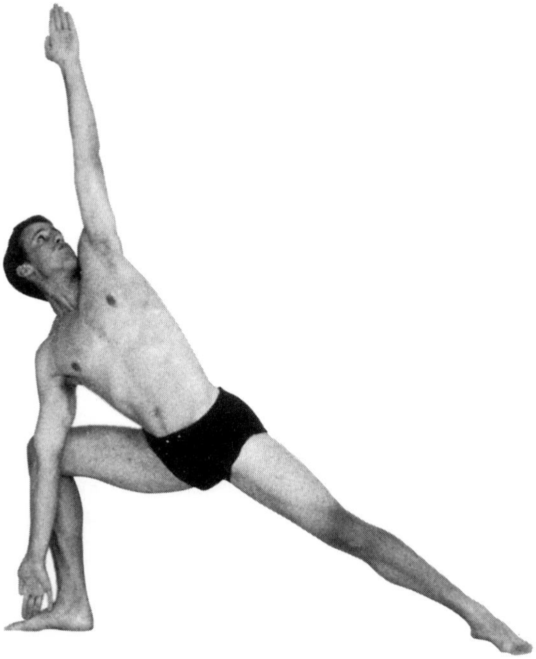

最大の注意を払いながら行えばよいのです。決して無理強いはしないようにして、痛みを本当に感じるところの直前までやってみてください。

マーサ、今のは大変よかったですよ」。

「はい、心を自分の内側に向けて集中していたら、お尻のあたりが緩んだのがしっかりと感じられました。私はただすべてを眺めて、体の各部それぞれにそのままリラックスするようにと言っていただけです」。

「最初は変な感じがしたでしょう。

これで、誰も後ろからこっそり忍び寄ったりはしないですよ、よかったですね。

あなたは、筋肉を緩める方法を習得しました。どんな老人も後ろから忍び寄ることはできません。

このポーズは、私も一緒にやりましょう。さあ、始めます」。

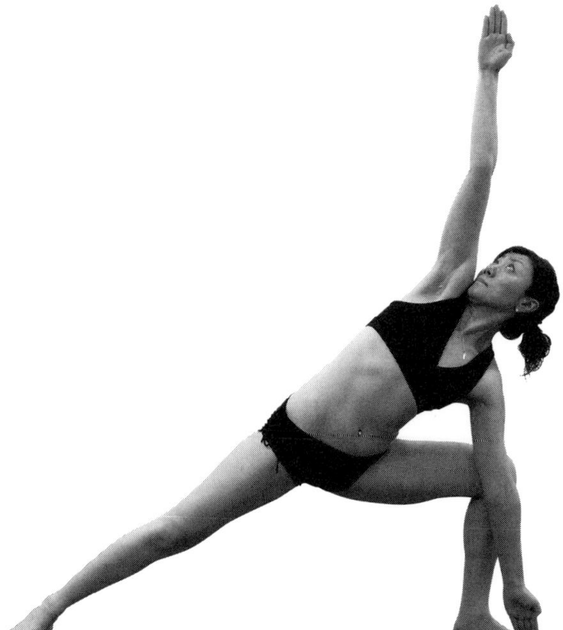

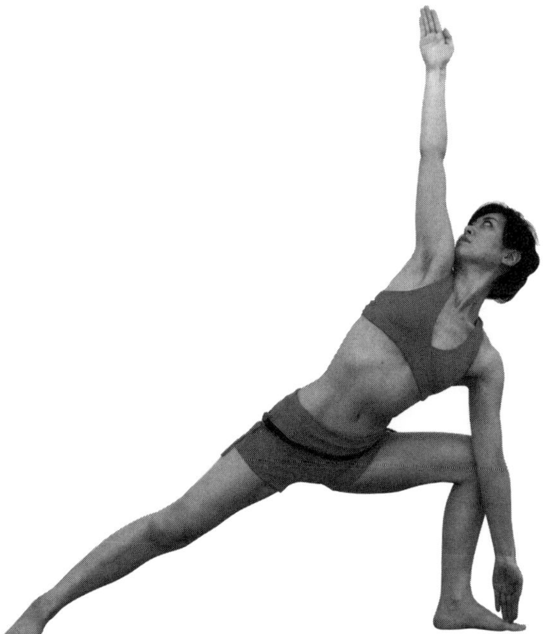

理想 トリコナアーサナ

①

このポーズはすべて指示のあったそのときに、タイミングを合わせて行い、先にやったり後にやったりしないようにします。両足をそろえて立ち、両腕を体の横から頭の上へ持ち上げます。両手のひらを合わせ、息を吸い込みます。

②

右足を120cmほど右に大きく踏み出します。同時に両腕を下げ、床と平行になるようにします。手のひらは下に向けます。

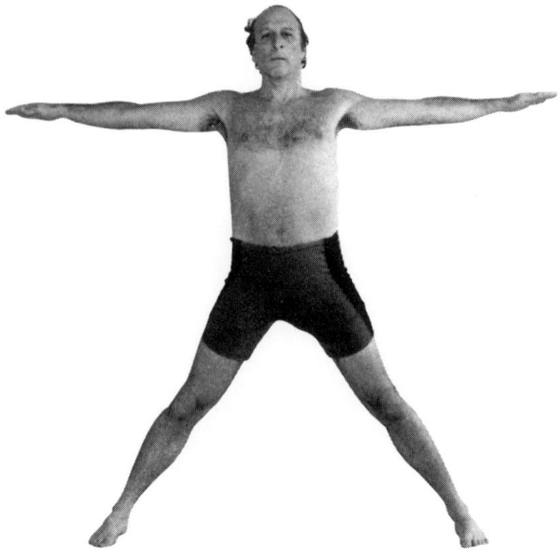

現実 三角形のポーズ

①

この部分についてはすでにもう、得意になっていることでしょう。

②

大きく足を横に出すことについては、立位開脚で身体の背側を伸ばすポーズですでに練習していますから、ここではしっかりと大きく足を踏み出すことを心がけましょう。大きく踏み出していないと、ポーズの途中で足幅を調整しなくてはいけなくなります。

③

左膝はまっすぐ固め、右足、右脚を右に向けます。腰とおなかを前に押し出し、上半身を後ろにもたれかけるように傾けます。次に右膝を右側に向けて曲げます。背骨をまっすぐに保ったまま、右太ももの裏側が床と平行になるまでゆっくりと膝を曲げましょう。顔、体、左足、左右の腰は正面に向けたままであり、左右の腰はまっすぐになっています。左脚はまっすぐ伸ばしたまま、左足裏はしっかりと床につけています。

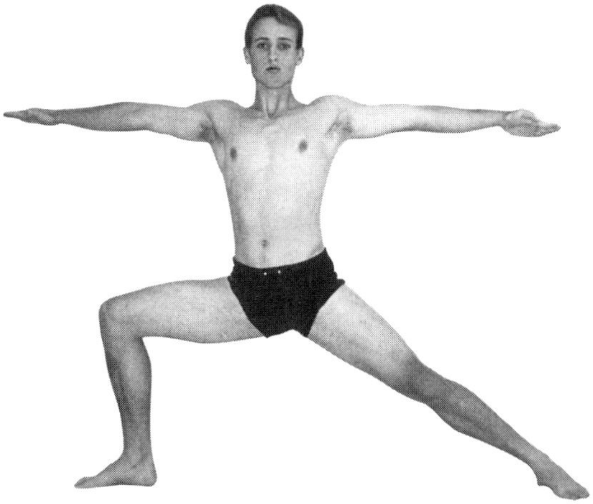

続く

③

1日目は、左右の腰をまっすぐにして正面に向けたまま、太ももが床と平行になるまで膝を曲げ、その状態を保つと言う指示は、とんでもないことに思われるでしょう。ですが、がんばりましょう。これ以上ひどくなることは、ありません。

続く

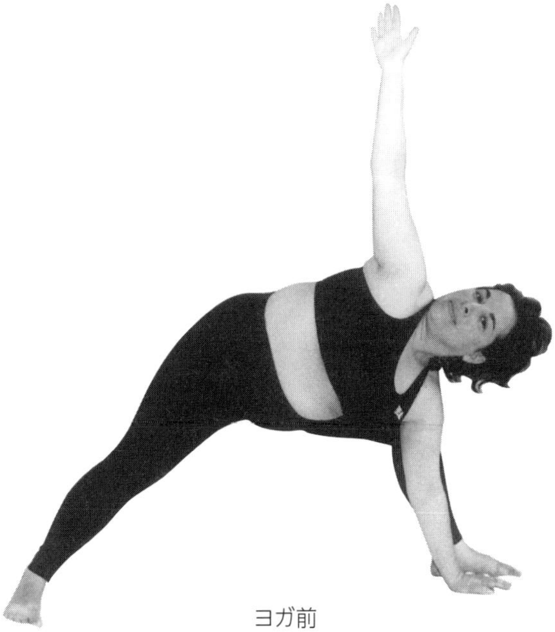

ヨガ前

理想　トリコナアーサナ

④

次に両腕をまっすぐ伸ばしたまま、上半身を右側に倒します。右ひじは右膝の前に、右手の５本の指の指先は右足親指脇につけ、手のひらを鏡に向けます。指先には、体重をかけません。手の指はすべてきれいにそろえ、床に触れているだけです。

同時に天井を見上げます。頭を後ろにねじり、あごを左肩につけます。左腕は天井に向けて伸ばします。ひじはしっかり固め、手の５本の指はそろえ、手のひらは鏡に向けます。左腕、左肩をさらに高く伸ばしましょう。両腕がまっすぐになり、床から天井に向かって垂直になるようにします。横から見ると、体全体が１本のまっすぐな線になっています。静かにリラックスして、太陽に向かって花が開くように腹部と腰をできるだけ前に押し出し、上半身は後ろにねじります。右ひじで右膝を後ろに押し出します。その姿勢のままで、しっかり10数えます。

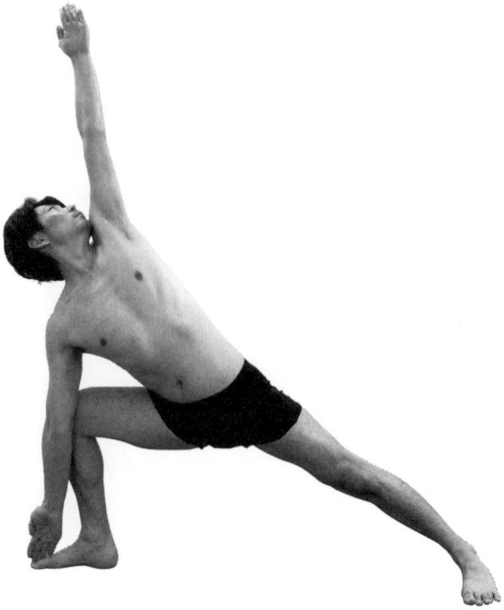

現実　三角形のポーズ

④

指先には体重をかけないという私の指導にもかかわらず、初心者は最初、倒れないようにと指先に体重をかけてしまいます。けれど、曲げている脚に体重のすべてをかけるように試みましょう。脚は、筋緊張のために震えるかもしれません。また、あごを肩につけようと試みたときに、自分のことがまるでブリキの人形のように感じられたとしても、気にすることはありません。今は、オイルをさしているところなのです。

残念ですが、このポーズには簡単なやり方はありません。とにかく、気の毒だと思いますが、三角形のポーズは初心者の多くにとってとても大変なポーズです。最初はただ10秒の間姿勢を保つだけであっても、おなかを前に押し出し、右腰を前に向け、上半身と左腰を後ろに引く姿勢をとることが難しいことでしょう。右膝を後ろに押し出すなんて、もってのほかでしょう。ですが１週間もすれば、驚くほどに上達するはずです。そうなれば、ポーズをより洗練させることに気をつけましょう。

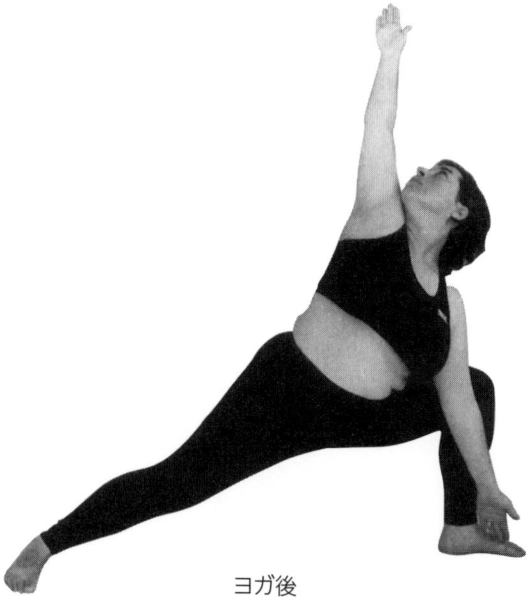

ヨガ後

⑤

右脚を伸ばして、元の姿勢に戻ります。右足先を前に向け、両腕は横に伸ばしたまま手のひらを下に向けます。

⑥

次に右足先は前を向けたまま、左足、左脚を左に向けます。同じことを左側で行い、ポーズを保って10秒数えます。

⑦

左脚を伸ばして元の位置に戻り、上半身、足を前に向けます。右脚を中央に戻し、少し休んでからもう1セット行います。まず右側、次に左側を行い、それぞれ姿勢を保って10数えます。もう1度、休みましょう。

効果

三角形のポーズは、体中すべての筋肉、関節、腱、内臓器官を向上させる世界で唯一の姿勢です。同時に、神経、血管、繊維を活性化します。脊椎の下部5椎を動かし、強化することで腰痛や腰のリウマチの治癒に効果があり、脊椎の湾曲を改善します。股関節や体側の筋肉の柔軟性を高め、強化するにはもっとも重要なポーズです。また、太もも上部や腰を引き締め、ウエストを絞り、三角筋、僧帽筋、肩甲骨、広背筋を強化します。

⑤

そろそろ、やめたいと思うかもしれません。

⑥

左右どちらか片側が、楽にできることもあります。もしかしたら、こちらは簡単にできるかもしれません。

⑦

花が太陽に向かって開く感覚を、すぐにも感じることができるようになるはずです。信じて、やりましょう。

ダンダヤマナ・ビバクタパダ・ジャヌシルアーサナ
立位開脚で額を膝につけるポーズ

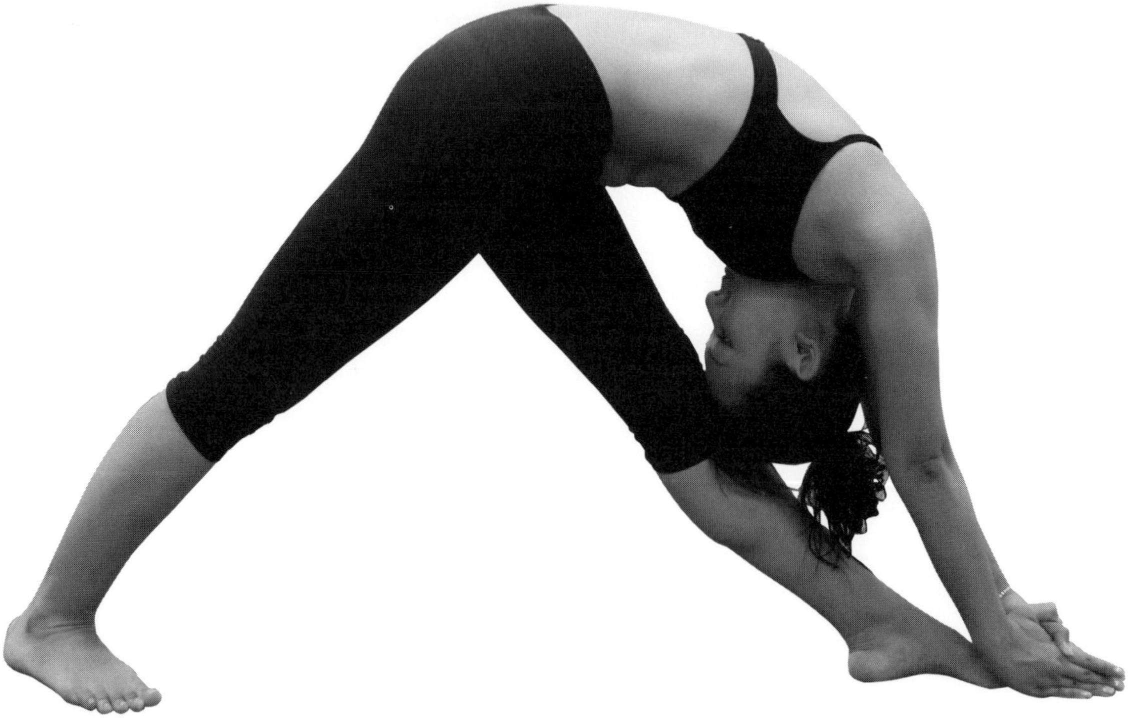

10

「アーチー、三角形のポーズの左側を行っているとき、どうして10数え終わる前にやめてしまったのですか」。

「それはあなたが、8まで数えたところでシルヴィアに話し始めたからです。その後私は、自分で20まで数えました」。

「あなたがどう数えようと、そんなことは関係ありません。私がどう数えたかが問題なのです。私が10と言わなければ、10まで数え終わったことにはなりません。昔、インドの私の師が8まで数えたところで、電話が鳴ったことがあります。部屋から出て受話器を取り、それから5分話をしました。それから部屋に帰ってきて、『9、10』と続けたのです。誰かが途中で投げ出していたなら、もう1度最初からやり直しでした。あなたたちは幸運ですよ、私はそこまで厳しくないからね。しかも、ここには柔らかなカーペットまで敷いてあります。私は、硬い大理石の床でやらなければなりませんでした」。

「いつの話ですか。ノアの洪水の前ですか」。

「それはいい。私もそれほどの年齢だといいですが。何百年も生きているヨギもいますからね」。

「ビクラム。そんな人がいるのなら、ここに出してきてください」。

「そういうヨギを、帽子からウサギを出すがごとく枕から出せるとでも思っているのですか。ヒマラヤの僧院にいるのです。飛行機のチケットを買ってヒマラヤに行き、話をしに行ってください」。

「本当にそんな年だと、証明できるのですか」。

「証明、証明。人はすぐに、証明しなくてはと言います。証明できなくても、魂でわかっていることもあります。フレームに入った出生証明書など必要ありません。顔を見れば、それが出生証明書です。私が7歳で、インド北部のベナリスに父や兄、それからアシスと一緒にいたときのことです。突然、ヨギがガンジス川の川岸に向かっていると叫ぶ人々の声が聞こえてきました。280歳だという有名なヨギです。そのヨギが川岸に着いた頃には、ヨギを見ようと何千人もの人が待っていました。彼はまるで、古代人のようでしたよ。証明は、私たち自身の目です。たとえ彼の年齢が多少誇張されていて、280歳ではなく180歳だったとしても、あるいは120歳だったとしても、それがどうだと言うのです。変わらず、素晴らしいことです。そして、僧院には他にも彼のように精神性に富む人間が大勢いるのです。

とはいえ、何もヒマラヤに行く必要はありません。ここにいるヒルダを見てごらんなさい」。

「そう言われても、あまり嬉しくもありません」と、ヒルダは言いました。

「褒めているのです。あなたは、素晴らしい。私の師のようです。私の師は、70歳で少年のような姿でした。赤ちゃんのような肌をして、私たち皆が恥ずかしくなってしまうほどの活力を携えていました。望まないのなら、この世で年をとっていく理由はありません。カルマがそう言えば死ぬでしょうが、ヨガをしていれば肉体的にも精神的にも、老いることはありません。どんな気分ですか、テリー・ツー。若返った気がしますか。あるいはちょっと、疲れましたか。まだ、半分も行っていませんからね。ポーズは、あなたが完全な活力を得られるように科学的な順序で並んでいます。つまり、すべてのポーズを行ったなら、あなたは若返ったと感じるはずです。約束しましょう。朝になって少し体が痛く、ベッドから体を起こしていすにすわるのにクレーンが必要だと思うかもしれないですがね。うめいて、私の名を呼ぶかもしれません。だからこそ、明日もレッスンに来なくてはいけないのです。どんなに筋肉が凝り、痛んでいようともね。レッスンに来なければ筋肉はもっと硬くなり、もっと痛みます。そして、今日努力して得たことが、無駄になります。しかし、翌日も、その次の日も続けていけば、4日で痛みは消えるでしょう」。

「ビクラム、筋肉が凝るということについて、理解できないんです」と、シルヴィアが言いました。「たとえば、3度目のレッスンまで私はまったく凝りを感じませんでした。それなのに今では、ヨガを毎日行っていても、ときどき朝目覚めて、始めた頃より凝りがひどいと感じることがあるんです」。

「もちろんだ、私だって、今でもときに凝りを感じることがありますよ。いいですか、この世にまったく同じ身体は2つとありません。たとえ双子であってもね。同じ練習に対しても、身体はそれぞれ異なる反応を示します。また、私たちの筋肉や関節の柔軟性はそれぞれ異なり、しかも、風邪をひいたり、心理的なストレスがあったり、嬉しかったり悲しかったりによって、毎日変わっていきます。

ですが普通は、長く怠惰な状態にあった筋肉を動かす、あるいは強い筋肉をこれまで以上に動かすと、その筋肉は凝ります。ヨガをしばらく続けた後で筋肉の凝りをときに感じるのは、とてもいい兆候です。というのもおそらくそれは、ポーズを一生懸命、さらに深くまで行おうとしている証拠ですからね。クラスでうめきたくなるかもしれませんがが、私にとってはそれを聞くのも楽しいものです。ここで、退屈しなくていいですからね。

さあ、始めましょう」。

理想

ダンダヤマナ・ビバクタパダ・ジャヌシルアーサナ

①

両足をそろえて立ち、両腕を体の横から頭の上に上げて尖塔の形を作ります。

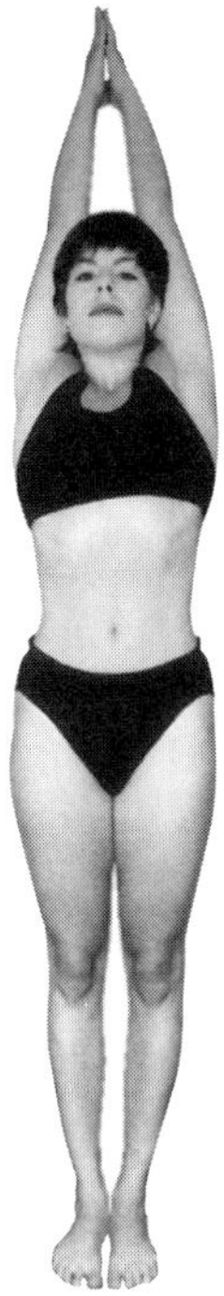

現実

立位開脚で額を膝につけるポーズ

①

このポーズでは、尖塔の形についてそれほど心配する必要はありません。このあと続く動きの中で、腕はまっすぐに保つことができるはずです。

理想

ダンダヤマナ・ビバクタパダ・ジャヌシルアーサナ

②

右足を大きく右に踏み出します。90cm以上は踏み出しましょう。右足のつま先をまっすぐ右に向けます。このポーズでは、左右の腰、上半身、顔、腕で作った尖塔、すべてをまっすぐ右に向けます。左足は、前を向いたままです。

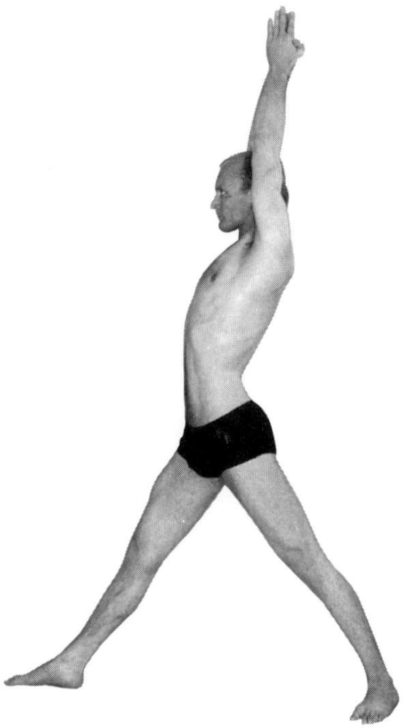

現実

立位開脚で額を膝につけるポーズ

②

このポーズも立位開脚で身体の背側を伸ばすポーズ同様、両足の足幅が広くなるほどポーズをとるのが簡単になります。このポーズと三角形のポーズの違いに気をつけてください。このポーズでは左右の腰と上半身はまっすぐ前に向けるのではなく、横に向けます。

③

苦労していますか。初心者なら額をつけるために、必要なだけ右膝を曲げてもよいでしょう。膝を曲げても額をつけることができない場合は、鉄のように背骨が硬いか、あるいは額ではなく鼻やあご、あるいは胸を膝につけようとしているかのどちらかが原因でしょう。

これは額を膝につけるポーズであり、額を膝につけるためにはあごをひいたままでなくてはなりません。ありったけの力を使って、額をつけるために膝に向かって丸くなるようにして、ずっとあごを引いた状態を保つ必要があります。

どうしてだかわかりませんが、何度私が額という言葉を口にしても、背中を伸ばすことに集中する生徒が多いのです。そして体を足に近づけ、胸を脚に近づけようとするのです。私の指示とは異なることばかりです。ポーズを行うにあたっては、すべてを耳にして私の言うことを聞いていなくてはなりません。私が言う通りにしていれば、今の半分も苦労せずにすむでしょう。

③

両脚をしっかり伸ばしたまま、上半身を腰から前に倒します。あごを胸に、額を右膝につけます。同時に「祈り」の形にそろえた両手の小指側を足のつま先につけ、指先はつま先の前の床につけます。両手を伸ばし、ひじをまっすぐにします。目は開けたままで息を吐き出し、その姿勢を保って10数えます。

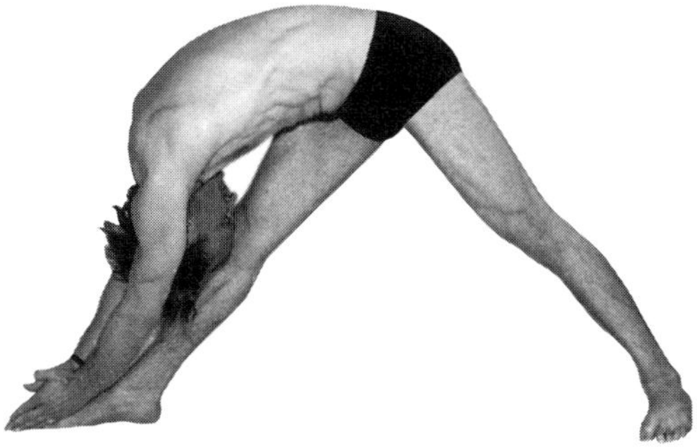

④

右を向いたまま、体を起こします。上半身、顔、腕と手で作った尖塔、そして右足を正面に向けます。両足はまだ、開いたままです。

続く

ようやく額を膝につけ、両手を足につけることができたとしましょう。おそらく、1日でできる人もいれば、数週間かかる人もいるでしょう。次に額を利用し、実際には額を膝に押しつけて脚を伸ばし、膝を固めます。この動きで、右膝裏が伸びているのを感じられるでしょうか。感じられれば、もっと、押しつけましょう。呼吸をすることで、ずいぶんやりやすくなるはずです。大きく息を吐き出しましょう。息を吐き出すごとに、一層深くポーズを行います。

額を膝につけ、心地よく両膝を伸ばすことができるようになったら、腰をさらに横にねじります。最終的には、まっすぐ右方向を向き、腰が横から見ると一直線になることが目標です。

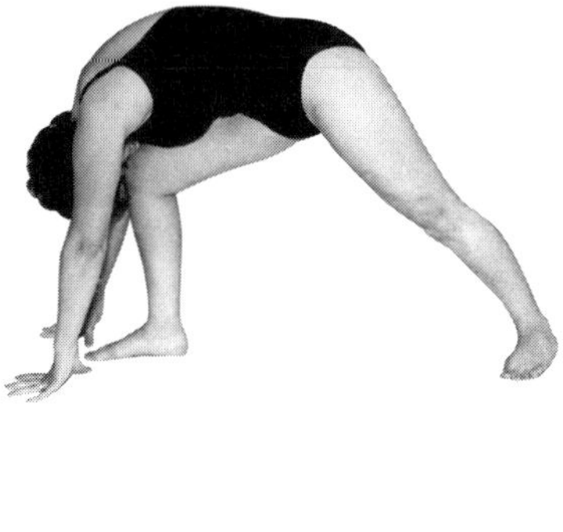

④

このタイミングで、震えている右膝を緩めましょう。

続く

理想

ダンダヤマナ・ビバクタパダ・ジャヌシルアーサナ

⑤

腕と手で作った尖塔と上半身を天井に向けてできるだけ伸ばし、次に左足をまっすぐ左に向け、左右の腰、上半身、顔、尖塔すべてをまっすぐ左に向けます。右足は、正面を向けたままです。左側で同様にポーズを行い、10秒間保ちます。

⑥

右を向いた状態から中央へと体を戻したのと同様にして、左を向いた状態から中央へと体を戻します。両腕を体の横に下ろし、両足をそろえ、しばらく休んだ後、もう1セット行います。右、左の順で行い、それぞれで姿勢を10秒間保ちます。

現実

立位開脚で額を膝につけるポーズ

⑤

三角形のポーズ同様、左右どちらか一方のほうがポーズを行いやすく感じるかもしれませんが、驚くことはありません。

⑥

このポーズには、手と足のポーズや三角形のポーズ同様に、すっきりと引き締め効果があります。がんばりましょう。

効果

立位開脚で額を膝につけるポーズには、手と足のポーズ同様の効果があります。また、腹部、ウエストライン、腰、臀部、太もも上部を引き締めます。

クインシーからのレッスンメモ

ヨガでポーズをマスターするごとにあなたは誇らしい気持ちになり、道行く人を呼びとめて話したくなることでしょう。ですが、そんなことはしないでください。クラスには2人、物乞いで捕まった人がいますし、若い女性が1人、もっと恥ずかしいことで捕まっています。そういう時代なんでしょう。ジーン・ケリーは、道行く人々に歌い、水たまりでダンスをし、ローラースケートでタップダンスをして交通を止めてしまったものですが、それでも誰も気に留めませんでした。今は、人にヨガの話をすることすらできません。

冗談はさておき、最初は体が反発を起こしても、その状態を脱したら、このポーズではすぐに進歩が見られます。

その上、次の立ち木のポーズは、全ポーズの中でもっとも楽にできるポーズの1つです。楽しみにしていてください。

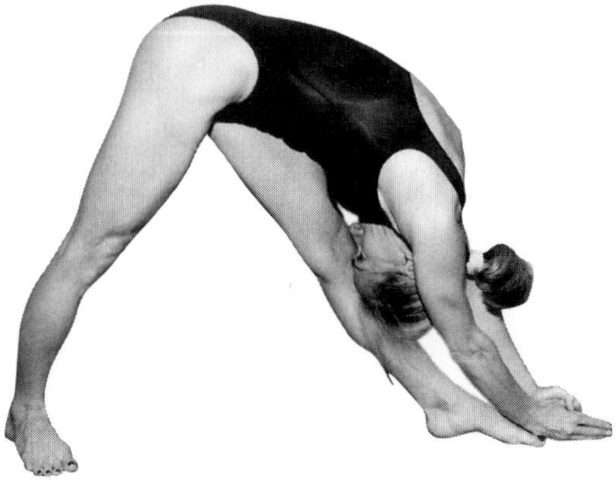

タダアーサナ
立ち木のポーズ

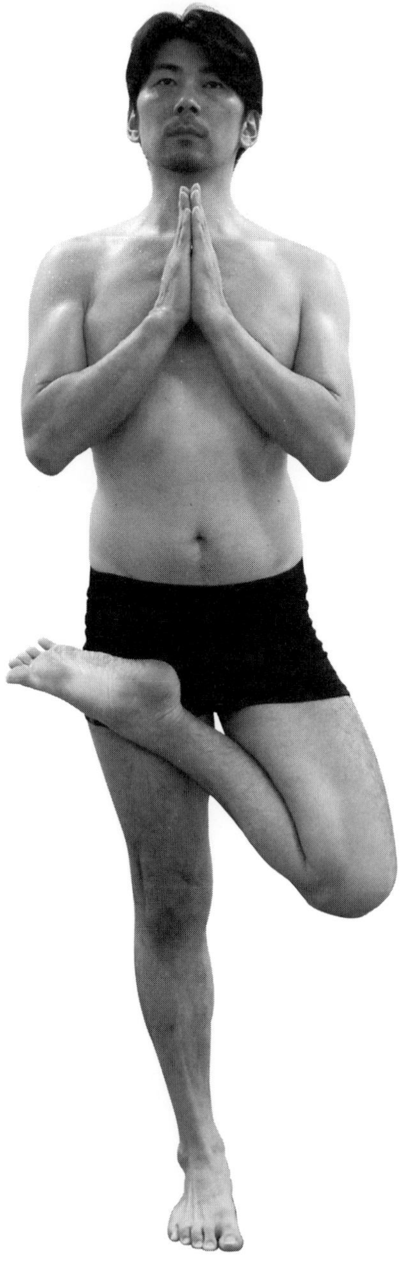

11

「ペギー、出産予定日はいつですか」。

「今４か月です」。

「他の生徒の１人であるリンダが、昨日出産しました。朝レッスンにやってきて、午後に痛みがきました。出産前ぎりぎりに、何とか病院に到着したそうです。ペギー、君もずっと毎日、来るのですよ。産科医に何かしてもらうより、ここに来ていれば出産は楽になります」。

「どういうことですか」と、アーチーが言います。

「わかるでしょう。毎日来るんです、ペギー、妊婦にとってヨガほどいいものはありません。先程やった２つのポーズにしろ、これから行うポーズにしろ、骨盤全体と股関節を開いて柔軟にし、筋肉や内臓器官すべてを強くします。多くの女性は、硬くて柔軟性のない身体、軟弱な筋肉で出産をしようとします。そして、何時間もの陣痛で体力を消耗します。しかし、君はそうはなりません。妊娠中のある時点では、うつ伏せになる運動はしません。おなかが大きくなって、圧力がかかり過ぎるからね。ただそれ以外のものに関しては、最後の瞬間まで何でもできます。昨日リンダが行ったようにね。

さあ、タダアーサナ、立ち木のポーズを始めましょう。両足をそろえて、前の１点を見つめます。ゆっくりと下に向かって手を伸ばし、右足をつかみます。それを左太ももの前に持ち上げます。あれ、ラヴィニア。

さて、皆さん、そのままですよ。ラヴィニアだけではありません。正しく理解しなくてはいけません。フローレット、『両足をそろえて』と言った後に、私は何と指示しましたか」。

「右足を持ち上げる」。

「いや、違う」。

「前の１点に、視線を定めると言いました」バービーが、答えました。

「賢い子どもって、困ったものね」とフローレットが言います。

「あの子ほど賢くて、私の言うことをきちんと聞いていれば、そしてその通りに行っていれば、バランスを保つことも、あの子と同じようにすることもできるはずですよ。小さな子どものように、部屋中をぴょんぴょんと跳び回ることもなくね。動かないで立つのですよ。どうして私のいうことを、聞いていないのでしょうか。ふらふらして、鳥やトカゲのように目をそわそわ動かしているのでは、バランスを保つことなどできません。

ラヴィニア、どうやって「視線を定める」のか、見せましょう。生涯一度くらいは、よく聞いて指示に従ってください。他の皆さんは、見ていてください。ラヴィニア同様、皆さんも同じです。どんなポーズも、自分なりにやってしまうことはできます。私の指示に従わずにね。しかしそれでは、肉体的恩恵も心理的恩恵も受けることはできません。鍛錬も集中もなく、頭の中のねじは緩んだまま、筋肉も関節もセメントのように硬いままです。いいですか、注意して見て、よく聞いてください。

ラヴィニア、両足をそろえて。まずそれだけです、とにかく、両足をそろえましょう。よし、いいでしょう。次に心を静かにし、ポーズを怖れず、何も考えないようにしましょう。そしてゆったり、体の緊張を解きましょう。では、どこでもいいので、鏡の１点を決めてください。自分の前の、どこでも好きなところをね。どこか見つかりましたか。さて、何を見つめていますか」。

「鏡に、指紋があります」。

「では、掃除係に、その指紋を残しておくように言っておきましょう。君のためにね。目が石になったつもりで、その指紋をじっと見続けてください。いいですか。ラヴィニア、これでようやく、ポーズに入る準備ができました。静かに落ち着いて立ち、心穏やかでな状態で、１点にまったく完全に集中しています。バランスが必要なポーズを始める前には、必ずこのテクニックが必要なんです。

集中を保つんです、ラヴィニア。では体重を左脚に移してください。それからゆっくりと、右足を持ち上げます。そしてとてもゆっくり、力を入れずに手を伸ばし、両手で右足をつかみます。ゆっくりですよ。目は1点を見つめたままです。ゆっくり、確実に、できるだけ高く足を上げましょう」。

ラヴィニアが、ふらつき始めました。

「目を1点に集中して。それがいかりの役目を果たしています。

できれば、ゆっくりと足をもう少し高く上げましょう。そして、銅像のように姿勢を保ちます。あの鏡の中の指紋以外、この世には何も存在していないと思ってください。やめないで。もう少し、そのままです。

いいですよ、ラヴィニア、もう足を下ろしてください。完ぺきでした。素晴らしかったですよ。ああいうのが見たいから、レッスンを行っているんです。ほら、彼女の笑顔を見てごらんなさい。

いいですか、皆さんも同じようにできるでしょう。スーザン、あなたが最後のポーズをやって見せてください。

いいですか、では、始めましょう」。

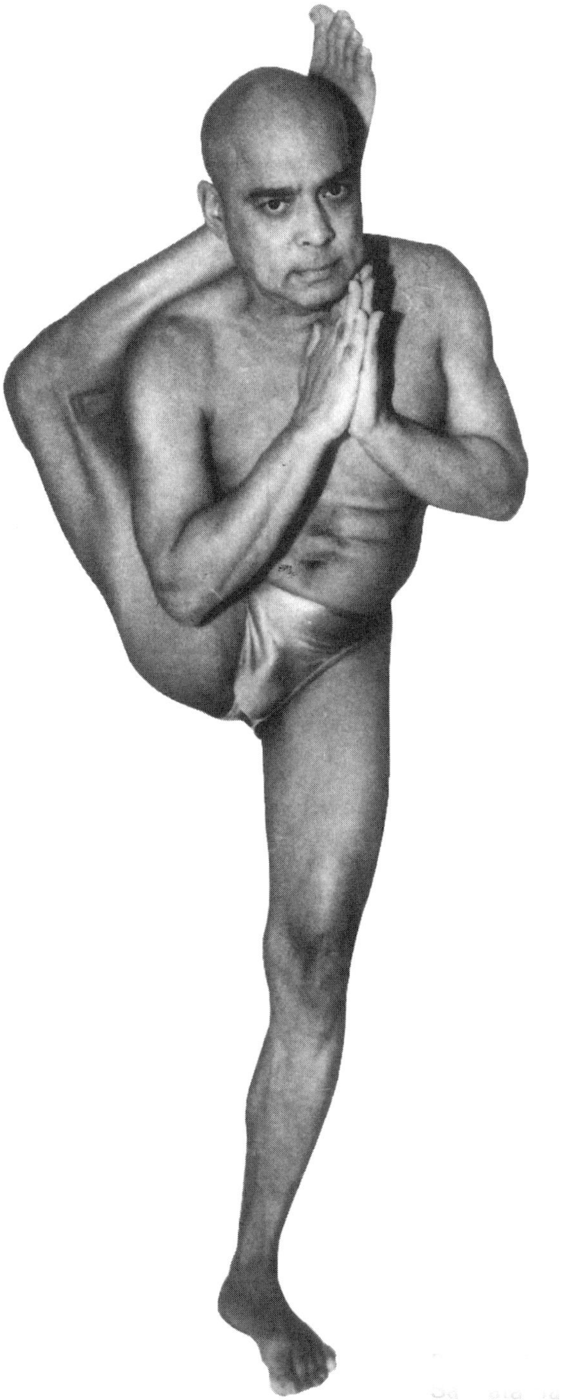

サンカタアーサナを行うブッダデブ・チョードリー

理想 タダアーサナ

①

両足をそろえ、前を見つめて目線を1点に集中します。左脚でバランスをとり、左膝の前にゆっくりと右足を上げます。手を伸ばして両手で右足を握り、ゆっくりと左太ももまで持ち上げます。足の裏は、天井を向けます。足をできるだけ高く上げ、かかとは洋服の股のつけ根あたりにつけます。足の裏を回して鏡に向け、足を左太もも上部に乗せます。背骨を伸ばし、臀部を引き締め、立っている脚のひざを硬く頑丈に固めます。

②

曲げた右膝を下に向かって下ろします。両膝が1直線になるように、右膝を下後方に向かって押しましょう。臀部を引き締めたまま、背骨をまっすぐに伸ばします。祈るような姿勢で両手のひらを胸の前で合わせ、そのままの姿勢を保って10数えます。80-20呼吸法を行います。

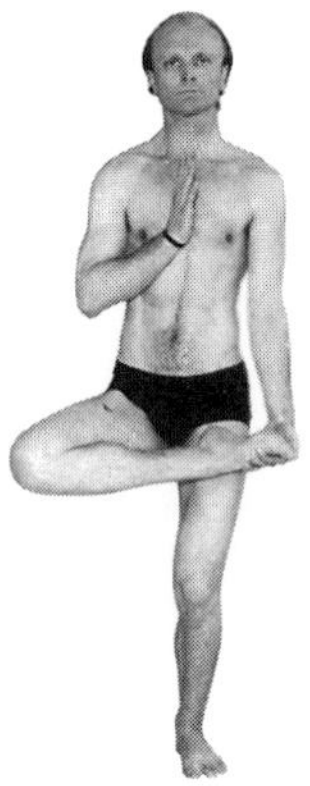

現実 立ち木のポーズ

①

すぐにわかるでしょうが、このポーズでまず問題になるのが、バランスの問題です。けれどそれについては、どう対処すればよいのか、もうわかるでしょう。かかとを洋服の股のつけ根あたりにつけるというのは、不可能に思われるかもしれませんが、できるだけ、やってみましょう。徐々に、股関節と膝の関節が柔軟になってくるはずです。

②

ここでもっとも大切なのは、足を高く上げ、膝をできるだけ下に押しつけることです。そして、ブッダのように美しく印象深い祈るときのポーズをとります。とはいえ実際には祈りを行わず右足をしっかりと左手で握り、少なくともかかとがレオタード、あるいはトランクスの縁に触れるようにしてください。それから、手を離しましょう。

1年過ぎても、片手で足をつかみ、もう片方の手だけを胸に持ってきて祈るポーズをする生徒もいます。それでも怠けているのでなく、手の支えなしで足を上げられるように努力しているのであれば、問題はありません。

私の指示を忘れてタイツをはいていれば、このポーズは一層難しくなります。すでに素晴らしい体力と柔軟性があるというのでない限り、タイツの上では足がすべってしまうでしょう。

けれど、足を握っていようが「祈り」のポーズができていようが、膝をうまく前下方に持っていくことができるように

③

右脚をゆっくりと下ろし、足を床につけてリラックスします。再び目線を1点に定め、膝をしっかりと固め、今度は左足を上げて左側でポーズを行い、10秒姿勢を保ちます。

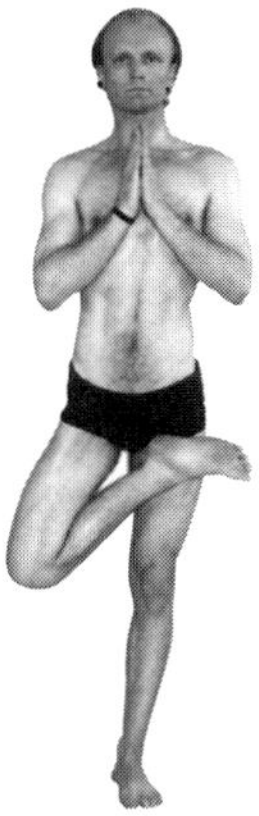

④

ポーズを解いて、ゆっくり膝を緩めます。膝をゆすりましょう。2セット目は行いません。すぐに次のつま先で身体を支えるポーズに入ります。

効果

立ち木のポーズによって姿勢とバランスが改善され、足首、膝、股関節の柔軟性が増します。内腹斜筋を強化することで、ヘルニアを防ぐことができます。このポーズと次のつま先で身体を支えるポーズは、もっとも高度であるバッタのポーズの準備ポーズです。

続く

なれば、鏡に向かって横向きになってポーズの練習をしてみましょう。臀部を突き出すことができるようになれば、おそらく、目覚ましい進歩で足を上に上げたままの状態を保つことができるようになるはずです。

かかとを上げ、膝を下げ、臀部を引き締め、痛みに耐え、10秒間バランスを保ちましょう。この世のものとは思えないようなポーズになっているでしょう。

③

いつもと異なる動きを膝に強いたのですから、十分に注意しましょう。少し脚をゆすり、膝を回してから、反対側のポーズを行います。

④

立ち木のポーズでは他のポーズ以上に、柔軟性には人それぞれ差があることに気づかされます。そして、完全にポーズを行うためには、他のポーズ以上に時間がかかります。上げた膝を、どの方向にもまったく動かせない人もいます。最初は、人間の膝の構造が造り出されたときには考えもされなかった方法で膝を動かそうとしているように思われるでしょう。ですが、自分の体力の可能性がわかり、より強く健全な膝になれば、膝を作り出した人は、実はこういう動きについても予定していたのだろうと考えるようになるはずです。

続く

パダングシュタアーサナ
つま先で身体を支えるポーズ

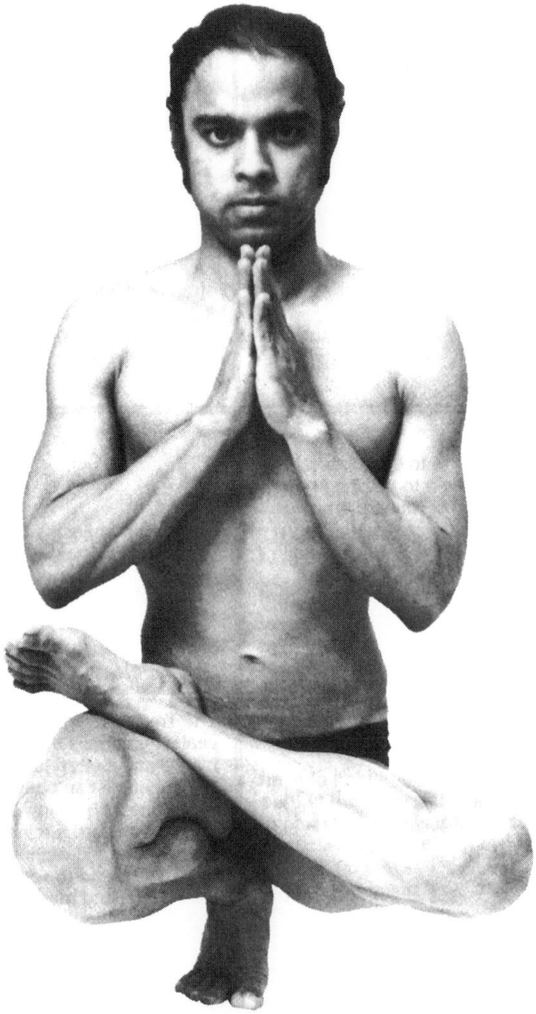

ブッダ・チョードリー

12

「ラヴィニア、今のは、とてもよかったですよ。

そしてレジー、明日はビキニタイプの練習着を買ってきてください。もう、そのスヌーピーの練習着を見るのはごめんですよ。わかっていますか。あなたはその練習着で、ごまかしているんです。足を股のつけ根のところにつけるようにと私が言っているのに、たるんだトランクスに足をつけて、にやりと笑いながらこちらを見ている。明日は、ビキニタイプです」。

「ですがビクラム、足を高く上げ、膝を下に押しつけると、膝が痛むんです」。

「もちろん、痛みます。よく熟れて果汁たっぷりのりんごが木から膝に落ちてくるのは、身体にとっても心にとってもよいことではないでしょう。人生の素晴らしいことのためには、ほんの少しの心理的肉体的痛みには耐えなくてはなりません。強力な膝は、そういった素晴らしいことなのです。

自分がどれほど膝に頼っているか、考えてごらんなさい。それなのに、膝は人間の身体でもっとも弱く、その上、強化するのがとても難しいところです。そしてかわいそうに、ひ弱な膝には休むときがありません。考えてみてください。たとえば、足の指や足首、腰、腕、指の関節は、『自然な』形で休むことができます。そして、必要とされるまでは、何もしません。ですが、膝の『自然な』位置はどんなでしょうか。膝は常に、身体全体の体重を支えたり、曲げられたりと、何らかの形で使われています。つまり膝は、強く柔軟に保っておかなくてはならないところです。そうでなければ、年をとってまず問題が出てくるのが膝ということになるのです」。

「ビクラム、レッスンで、神は膝にいると言っていたことがありましたね。どういうことなのでしょう」と、セレステが言いました。

「そんなことを言いましたか。怠け者の君たちが、しっかり動くようにと思って言ったんですね。膝は人間の身体の中で強化するのもコントロールするのももっとも難しい部位です。それがうまくできれば、ハタヨガのもっとも大切な５つの特質を成し遂げたことになります。つまり、信念、自己鍛錬、決断力、集中力、忍耐力です。これらの特質は、ポーズを正しく行うために必要なものです。これらを手に入れられれば、神を感じるようになります。神は、困難で痛みが多い場所、あるいは弱くてコントロールの必要な場所に隠れていますからね。肉体である必要はありません。チョコレートを食べ過ぎる、などということの場合もあります」。

「私が、チョコレートは神聖だといつも言っているでしょう」と、フローレットが言います。

「まったくです。よし、始めましょう」。

理想

パダングシュタアーサナ

①

両足をそろえて立ち、床前面の１点を見つめ、そこに全神経を集中させます。立ち木のポーズと同様、体重を左脚に移し、右足を左太ももまで持ち上げます。今回は、少しくらいすべって下がっても気にする必要はありません。立っている脚の膝をまっすぐに固め、両手を胸の前に持ってきて両手のひらを合わせ、祈るポーズをとります。

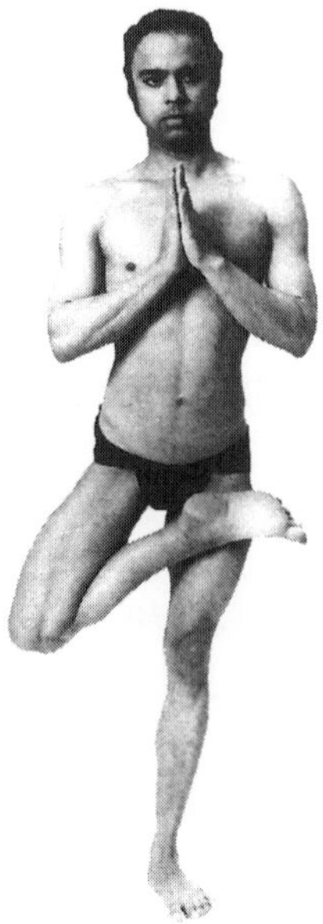

現実

つま先で身体を支えるポーズ

①

つま先で身体を支えるポーズが祈りのポーズで始まるのは、理にかなっていると思いませんか。次にどんなポーズがくるのかわかっているなら、まず膝が折れないように、次に鼻から前に転ばないように、そして外傷を負わないようにと、祈りたくなることでしょう。ですが、信じてください。祈る必要はありません。つま先で身体を支えるポーズは、吠えることのできないライオンのようなものです。ただ、恐ろしく見えるというだけです。私の言葉をまだ、疑っていますか。

②

床前面の１点を集中して見つめたまま、左膝を曲げ、手は祈りのポーズをとったままでできるだけ体を下げます。次に背骨の下から上半身を曲げ、両手を床前方につきます。両手の10本の指で体を支え、左足親指のつけ根を軸にゆっくりと体を下げて、右臀部を左足かかとに乗せます。

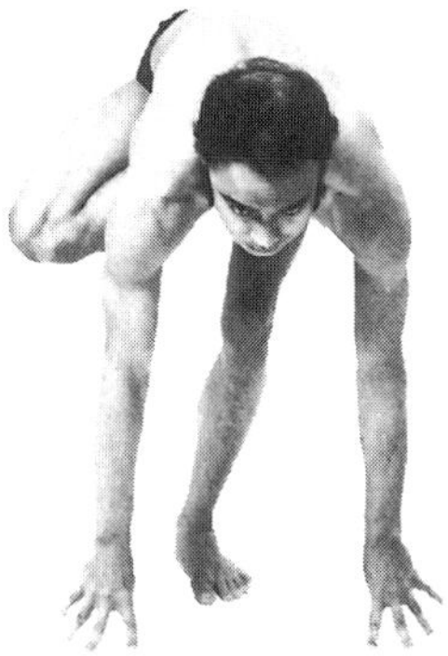

続く

②

お茶が半分しか入っていないティーカップに向かって15m以上も高いところから跳び込むように、と言っているわけではありません。怖れることはありません。何も壊れるものはありません。この練習のために、今までのポーズで十分準備運動ができているのです。ここでは、バランスをとることがもっとも重要です。

恐怖に打ち勝って両手を支えに体を下げることができるようになれば、次は両手を床につけることなく体を下げる練習をしてみましょう。最初からずっと、両手を祈りのポーズで保ったままポーズを行うことができるようになるのが目標です。

続く

理想 パダングシュタアーサナ

③

体を下げたら、脚を左太もも上で組んだまま床前面の1点を見つめ、両手をそれぞれ体の脇に持っていきます。かかとの上にお尻を乗せたまま、両手の10本の指で体を支え、左足親指のつけ根でバランスをとります。安定したと思ったら、右手は床でバランスをとりながら左手を胸の前に持ってきます。次に右手も胸の前に持ち上げ、そのままの姿勢を保って、しっかり10数えます。静かに何か祈りましょう。80-20呼吸法を行います。

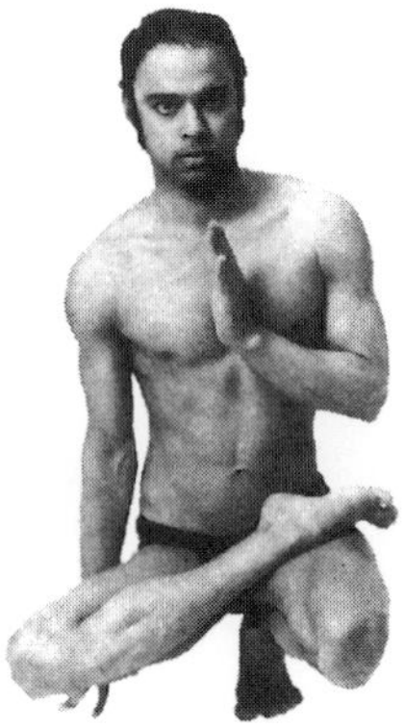

現実 つま先で身体を支えるポーズ

③

背骨がまっすぐになり、組んだ脚が床と平行になれば、バランスはとりやすくなります。前面の1点を集中して見つめることも、大切です。つま先で身体を支えるポーズでバランスをとるのは、忍耐力と集中力の問題です。交通整理をしているつもりで腕を振ると、バランスをとる位置を見つけやすくなるでしょう。また、手の指で床を握っているようなつもりで足の指をうまく使い、バランスをとりましょう。

④

　次に両手を床前面につけ、ゆっくりと体を上げます。左膝を後方に押し出し、まっすぐになったら膝をまっすぐに固めて、体を下ろしたときと同様の方法で体を起こします。右足を下ろし、脚を揺らして力を抜きます。

　左足を右脚太ももに持ち上げ、つま先で身体を支えるポーズを左側で行います。姿勢を10秒間保ちます。

⑤

　同様にして体を起こし、左脚をゆったりと揺らします。タオルの上に、頭が鏡の方向にくるようにして仰向けに横になり、屍のポーズ、シャバアーサナで2分間力を抜いてくつろぎます。

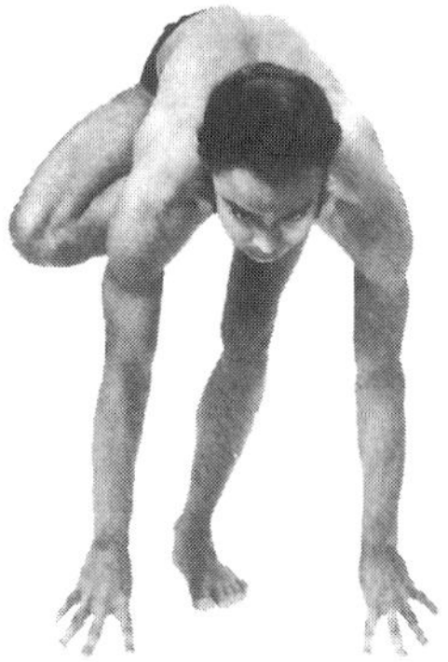

続く

④

続く

　数週間たってもうまくできなければ、次のように練習しましょう。しゃがんで片足をもう一方の脚の太ももに乗せ、バランスをとります。最初は両手を使い、次に片手だけを使ってバランスをとり、体を安定させます。

　自信を持って膝の強化ができたかどうかについては、片脚で立つところに戻って、そこで確認します。足を太ももに乗せたまま、両手を床につけ、体重を前に移し、それからお尻を後ろ上方に突き出して立っている脚を後ろに押し出し、膝をまっすぐに固めます。徐々に、自信がつき、バランスも力も強化されていくはずです。

⑤

　横になって休むようにと言ったら、ほっとしたため息が聞こえてきましたね。休む前に次の章を見て、どうしたら最大限に休むことができるのかを確かめましょう。

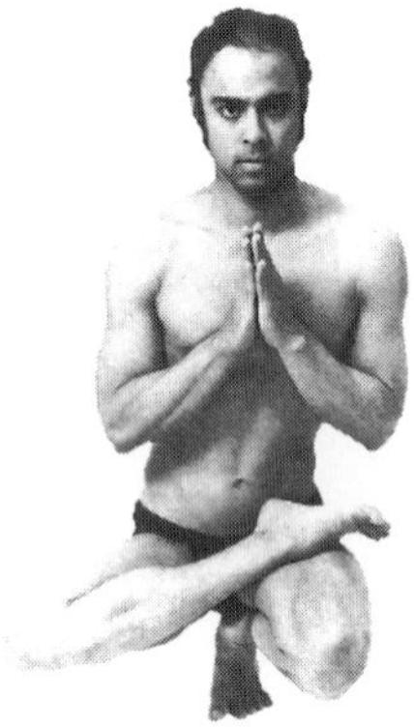

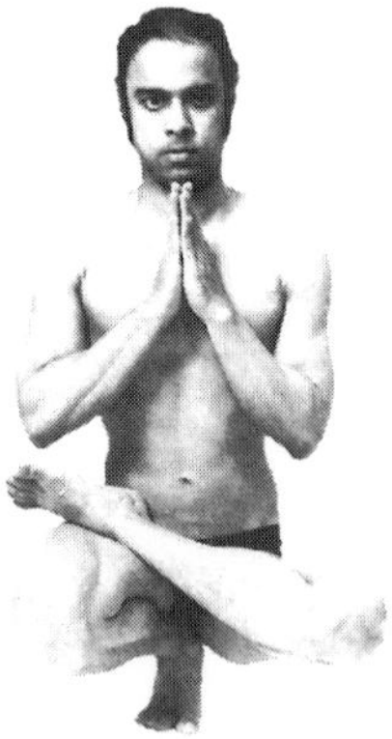

効果

つま先で身体を支えるポーズによって精神力、特に忍耐力が養われます。身体的には膝、足首、足の痛風やリウマチ治癒に役立ちます。痔にも効きます。

ラヴィニアからのレッスンメモ

今、私がどんな気持ちか、伝えることは難しいでしょう。この気持ちを表す言葉などありません。ただ、叫びたいような気分です。

子どもの頃、体育の授業で、どうしても前転ができない子がいたでしょう。いつもブービー賞。それが私でした。

私がどうして、最初にこのクラスにやってきたのか、まったくわかりません。ある日ふと気がついたら、突然ここにレオタード姿でビクラムの前に向かい合っていました。そしてわずか５分で、私は情熱を持った彼が大好きになりました。

驚きましたか。皆、私がビクラムのことをとても嫌っていると思っているのです。そして私が強情なまでに、木曜日以外は１日だって来ないと言い張っていると思っているのです。本当のところは、私はこの木曜日のために毎日を送っているようなものです。まるで子どものように、ビクラムが私に向かって叫んでくれる日を、待っているのです。だって、それはどういうことだかわかりますか。彼は、私にもできると信じてくれているのです。彼は、美しい運動が私にもできるのだと信じてくれた人生で最初の人物です。

それなら、なぜ毎日来ないんだろうと不思議ですか。それは、夢を壊したくないからです。毎日ここに来たら、すぐに、私にはヨガなんて無理だとわかってしまうだろうと思うに違いないと、そう私は思ったのです。毎日来ることがなければ、無理だと思われることもありません。これからもビクラムはずっと、私にもできると信じてくれるでしょう。私の持っている願望、つまり美しい運動を行うという秘密の願望にも、望みがあるということです。

さて、今ではどうなったと思いますか。

10秒間、片脚でバランスをとることができるようになりました。ヨガができるようになったのです。

これからも私は、ヨガを続けます。

シャバアーサナ
屍のポーズ

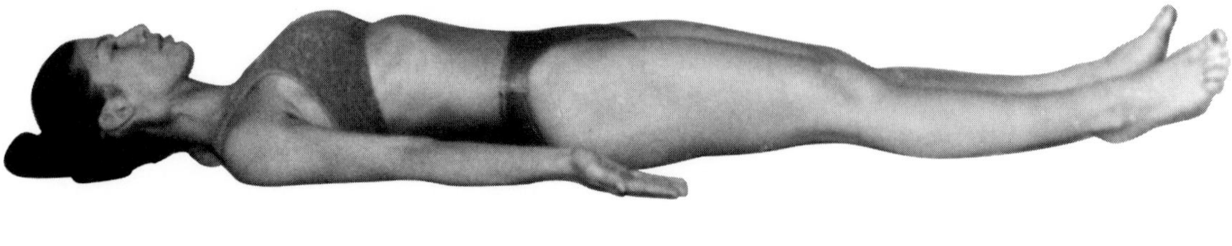

13

「屍のポーズについては皆、大変なポーズだとは思っていないようですね。いいですか、よく聞いて、ワシのポーズや立位で額を膝につけるポーズ同様、集中してください。完全な休息で力を抜きくつろぐことはヨガの中で、ブツブツ文句を言いながら汗を流してポーズを行うのと同じくらい重要です。それぞれのポーズにおいて伸ばし、縮め、圧縮し、ねじり、曲げ、解放することによって、身体のある部分に多くの血流が流し込まれ、その他の部分の血流が少なく、あるいはときにはまったくせき止められます。ゆっくりポーズを解き休むように言うのは、緊張していた筋肉を緩め、血流を身体のすべての場所で再び均等にするためです。

つまり、こうして練習の半分が終わり、タオルの上で屍のポーズ、つまりシャバアーサナのポーズで２分間、静かにリラックスすることは大変重要なんです。新鮮な酸素をたっぷり含んだ血流がすべての筋肉や器官に行きわたり、頭の中の緩んだねじを締めることができますからね。

緩んだねじを締めるというのは、何も冗談ではありません。心と身体は、コインの裏表です。両側に、恩恵は同様に流れていきます。だが、リラックスしなければ流れは止まり、コインの両側で効果が失われます。

つま先で身体を支えるポーズの前に私が言ったハタヨガにおける５つの鍵は、ここではなおさら重要です。つまり、おもしろいことに西洋の社会では、忙しく働くことよりリラックスすることのほうが難しいのです。この国の人々は、リラックスするということに罪悪感を覚えています。四六時中何かをしていなければ、自分のことを悪い人間だと思ってしまうのです。そしてやがて、心も身体も、どうやってリラックスすればいいのかわからなくなってしまうんです。

完全な休息で力を抜いてくつろぐことは、この世であなたが学ぶことのできるもっとも有益なことの１つです。ですから、屍のポーズを行うときは一層の信念、自己鍛錬、決断力、集中力、忍耐力を必要とします。体の緊張と、それから罪悪感や次のポーズへ進みたいという焦燥感と闘っているのです。蝶のようにひらひらと舞うと言い張ってきかない心、手に負えない心と闘っているのです。花の蜜を吸った蝶は、静かにしていなくてはなりません。ただそこに美しくたたずまい、栄養を消化し、そのおかげで一層美しくなり、より素晴らしい蝶となるようにしなくてはなりません。手に負えない蝶の心には、それがいかに難しくともよいことなのだと教えなくてはなりません。シャバアーサナの静かでじっとした状態は、狂ったように忙しく走り回るよりずっと、活動的でためになる生き方です。

さあ、話はここまでです。始めましょう」。

理想 シャバアーサナ

①

床にタオルを広げ、両足を部屋の後ろに向けて仰向けに横になります。鏡の前で練習している場合、鏡のあるところが「部屋の前」です。鏡がない場合は、自分でどこか一方を「前」と決めましょう。決して、足を部屋の前に向けて横にならないようにしましょう。これはポーズを行うときには規律を守るという意味合いからであり、すぐに理解できるものと思います。両腕は体の脇に下ろし、両方の手のひらを上に向け、両足の力を抜いてだらりと下ろします。つま先は伸ばしません。目は開けたまま、自然な呼吸をします。自然な呼吸とは、呼吸をしていること、息を吸ったり吐いたりしているということを忘れて、呼吸をすることです。2分間、完全に力を抜いてくつろいでください。

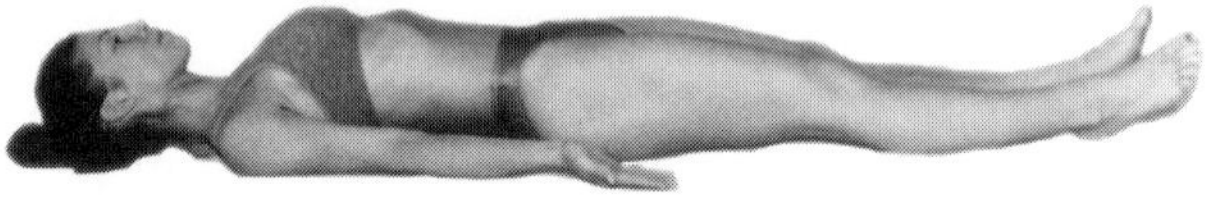

現実 屍のポーズ

①

完全な休息という一見単純な指示を受けるまで、私たちは皆、自分がいかに緊張の塊であるかを理解していないものです。手は引きつり、足も手と同様に神経質なエネルギーに満ちています。脚、臀部、骨盤、背骨、そして特に首と肩の筋肉についても、考えてみてください。脳と呼ばれる複雑な灰色をした塊については、言うまでもありません。あなたは突然、体の各部の多くは緊張状態に慣れ、そのため、その緊張状態になろうとしていることに気づくことでしょう。

このポーズの目的は、意識的にできるだけ緊張を取り除くことにあります。しかし各部それぞれを別々に緩めようとするのは、崩れつつある堤防を防ごうとするようなものです。手の指をなだめたと思ったら、足の指が緊張します。お尻を緩めたと思ったら、ふくらはぎの筋肉が緊張していることに気づきます。横になり、何時間も続けて緊張を追いかけ、それでもなおかつ、捕まえ阻止することはできません。

それよりも、体全体を1つのものとして力を抜くことに集中しましょう。床に体を任せましょう。体から、すべての生気が抜けていったと想像しましょう。あなたを上向きに支える床がそこになければ、あなたの体は鉛の塊のようにそのまま下へと落ちていきます。心配する必要も、緊張する必要もありません。床がすべてを担ってくれます。床に任せてしまいましょう。

効果

屍のポーズは、血液の循環を元に戻します。また、これによって完全な休息の状態を理解します。このポーズは、これから続くそれぞれのポーズを終えた後にも行います。

チャーリーからのレッスンメモ

レッスン初日、私は苛立ちを覚えました。というのも、私は自分のことを大きくて強く、大変健康であると思っていたのです。いつもテニスやジョギング、ジムでのトレーニングなどを行い、毎朝腕立て伏せを100回はしていましたからね。それなのにヨガのポーズを1つとして、わずか1割さえ正確に行うことができなかったのです。立つことすら、できませんでした。まるで、新生児のようでした。

ですが、私ほど素晴らしい体調ではないはずだと思っていた周りの人々が皆、ポーズを完ぺきに行っていたのです。セレステのように小さくてぽちゃっとした女性や、ヒルダのような年のいった女性を見ると、自分が恥ずかしくなりました。おそらく、男性がヨガを試みようとして1日目のレッスンでやめてしまうのは、自尊心に打撃を受けるからでしょう。ビクラムは私に、2か月毎日ヨガを行えばポーズを100%完ぺきにこなせるようになると言いました。私にはそれが、まるで2度生まれ変わらねばならないことのように感じられました。

私は、ヨガにはおそらくチャールズ・アトラスの持つ力よりもっと大切な種類の力が必要なのだろうと思いました。そしてビクラムいわく、それはつまるところ、力と柔軟性とのバランスだということでした。ビクラムの言う通り、「自然はヨガ、あるいはいかなる鍛錬であろうとも、それに対して完ぺきな人間など作り上げてはいません。自然の与えたすべての才能には、克服すべき問題点があります。強い人は柔軟ではなく、柔軟な人は強くはありません。人を強くて柔軟にできるこの世で唯一の鍛錬、そしてそれゆえに本当の強さを与えてくれる鍛錬が、ヨガなのです。大変な努力を必要とするが、それでもヨガに専念すれば強さと柔軟さのバランスを手に入れることができ、残りの人生が活力に満ちたものになる」のです。

ビクラムの言葉を聞いて、すぐに力持ちで有名な男が思い浮かびました。この男は、車を持ち上げることもできました。しかし40歳になって、股関節を悪くしました。そして、自分の股関節で自分の筋肉を支えることもできなくなりました。もしウェイトリフティングと一緒にヨガをしていたら、そして筋肉と同様股関節も柔軟であったなら、真に「強い男」となって今も活力に満ち、健康でいられたことでしょう。

柔軟性がなければ、いくら大きく「力」があったとしても、40kgの虚弱体質と変わりないということです。

パパナムクタアーサナ
ガス抜きのポーズ

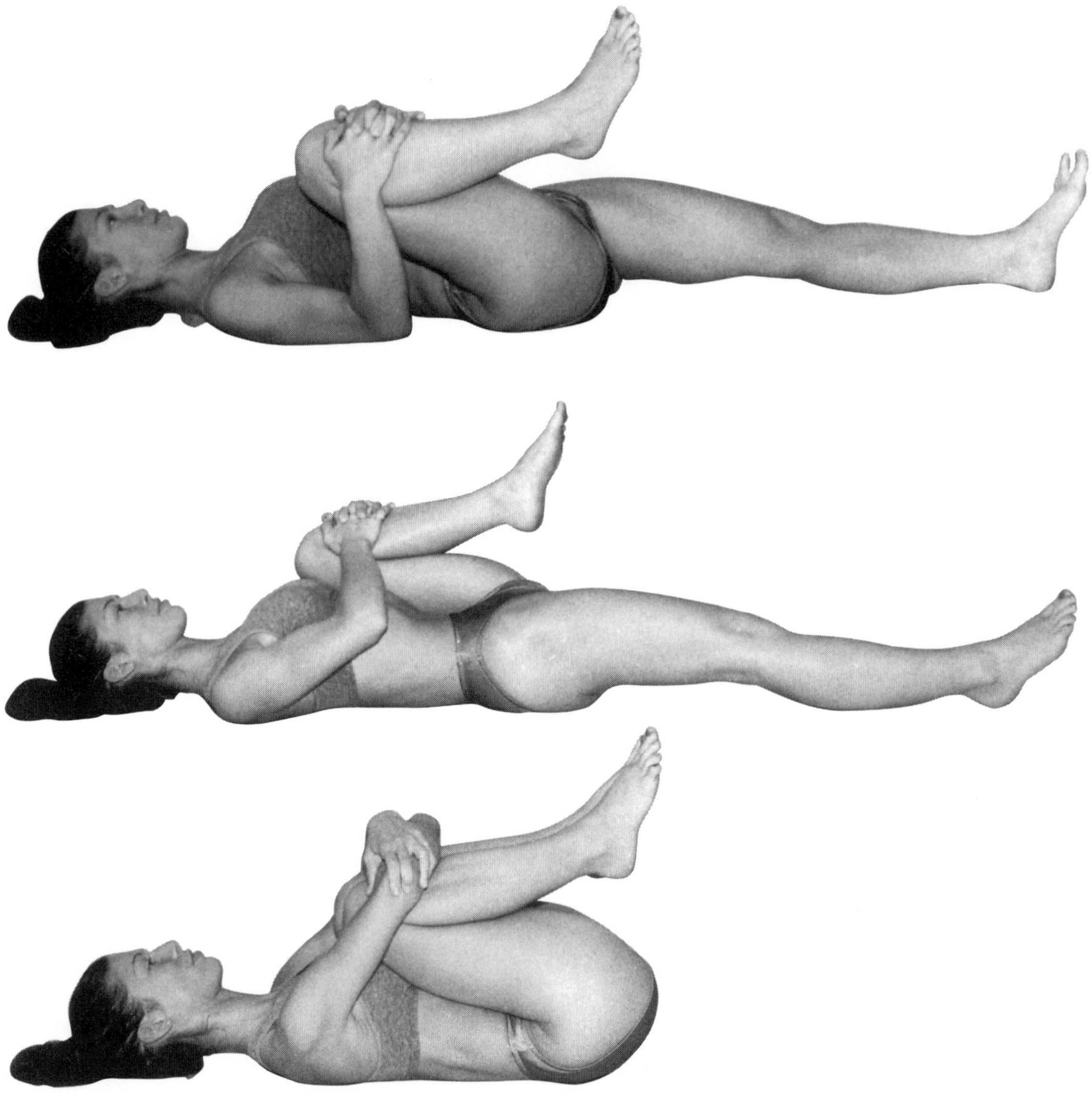

14

「屍のポーズですっかりくつろいで、今の気分はどうですか、テリー・ツー。いい気分ですか。それはよかった。ここまでやってきたことはすべて、準備運動です。これからが、本当のクラスの始まりです。

笑わないでください。私は真剣なのに、どうして皆いつも笑うのでしょうか。真剣であればあるほど、笑うんです。

立って行う練習はすべて、準備運動です。床で行う練習が、本当のヨガです。立って行うヨガに伸ばすこと、圧縮、ねじりが多いと感じていたとしたら、これから行うことには大いに驚くでしょう。

立って行う練習では、ポーズとポーズの間に正式な形の休息を行う必要はありませんでした。1セットが終わって中央位置に戻ってくれば数秒間体を揺らし、次のセットの準備に入ります。それでも十分な休憩でした。だが床の練習では、それぞれのセットの後には休息が必ず必要です。血液循環を元に戻し、体中の血流を均等にするためにね。屍のポーズ、これは『死んだ人』と呼びたいが、このポーズはもっとも重要なポーズと言ってよく、床で行うポーズでは各ポーズとポーズの間に20秒間屍のポーズを行う。

ヨガの基本について、話をしたのを覚えていますか。多大な努力と、それから完全な休息です。これは、床で行う練習について、もっとも当てはまることなのです。屍のポーズで、力を抜いてくつろぐ方法を覚えるんです」。

「家でヨガの練習をするとき、急いでいるといつも、屍のポーズを簡単に済ませてしまいます」と、バーサが言いました。

「そうでしょう、しかし、それはよくありません。床でポーズを行っているとき、脈拍は5秒につき70から140になっています。マラソン走者が65km走っても、バッタのポーズを10秒間行った後の脈拍ほど速くはなりません。心臓の動きが短時間で速くなるのはいいことです。筋肉を強化するのに、大切な方法ですからね。しかし心臓の動きが速くなったら、20秒間屍のポーズを行って心臓を再び落ち着かせる必要があります。新鮮な血流と酸素という栄養に満ちた食事を食べるためにね。

バーサ、今週血圧を測りましたか」。

「まったく正常でした。医者には、もう薬はいらないと言われました。これがヨガのおかげだなんて、いまだに医者は信じていません。何か他に変わったことをしたはずだ、と言うんです」。

「君の先生に言ってください、10人ほど高血圧の患者をこちらによこしてくださいとね。患者が2週間毎日、私の言う通りにすれば、何が医者の言うところの変わったことなのか、医者に証明することができるでしょう」。

「そこまではいかないけれど、似たことが始まっています。高血圧の看護師がいるのだけれど、彼女が土曜日のレッスンを始めました。医者には『研究』費として、レッスン代を払ってほしいと言ったらしいです」。

「それは、賢い。医者にも、結果がわかるでしょう。

さあ、次のポーズを始めましょう」。

理想

パバナムクタアーサナ

①

横になっている屍のポーズから、右膝を胸の方へ向かって曲げます。両手の10本の指を組んで、右膝から5cmほど下をつかんで胸のほうに引き寄せます。両ひじは体に近づけ、両肩は床につけて力を抜き、膝を胸の方へ向って引っ張ります。足のつま先はぴんと伸ばすのではなく、力を抜いた状態にします。

さらに強く膝を胸の方へ引っ張り続けて、右股関節が引かれているのを感じます。同時にあごを胸に向かって引き下げ、押し込みます。頭は、床につけたままです。

左脚ふくらはぎは床につけたままで、左足は力を抜きます。背骨の1つ1つすべてが完全に床についている状態であり、腹部に圧力を感じます。息を吐き出し、銅像のようにそのままの姿勢で20秒間保ちます。

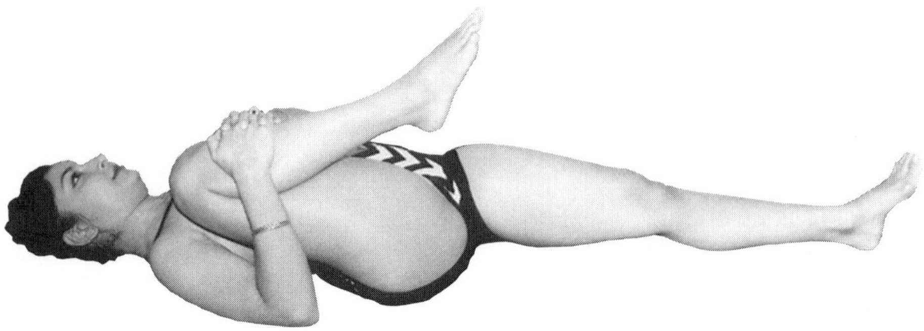

現実

ガス抜きのポーズ

①

初心者は、胸に向かって引く前に脚を少し体の外側に持ってくるとやりやすいでしょう。もちろん最初は、まったく胸の近くまで膝を持ってくることができなかったとしても、驚くことはありません。できるだけ強く手前に引き、なおかつ右股関節の力を意識して抜き、緩めます。真剣に取り組めば、このポーズではすぐに進歩が見られるはずです。股関節が引っ張られる感じがしない場合は、まだ、しっかりと脚を引っ張ろうと試みてはいないということです。

左ふくらはぎを床につけたままにしておくのは、大変重要です。それが難しければ、足の指を自分の体に向けて内側に曲げましょう。そうすれば、ふくらはぎが床につきます。

脚を胸につけられるようになれば、手の握り方をもっと高度なものに変えましょう。手を組むのではなく、右腕を曲げて、胸の方へ上げた右膝を曲げた右ひじで押さえます。左腕を上げて右ひじをつかみ、両膝を抱えるときのように両腕をまっすぐに保ちます。肩は床につけ、胸の方へ向かってまっすぐ押し下げます。

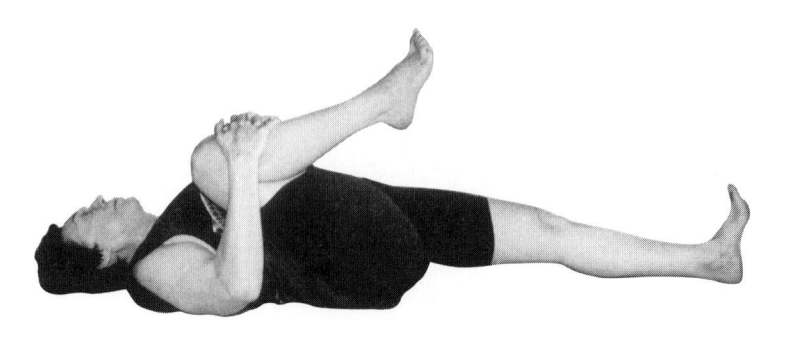

②

右脚を下に下ろし、両腕を床に下ろします。次に左膝を曲げ、同じポーズを左側で繰り返します。息を吐き出し、20秒間保ちます。

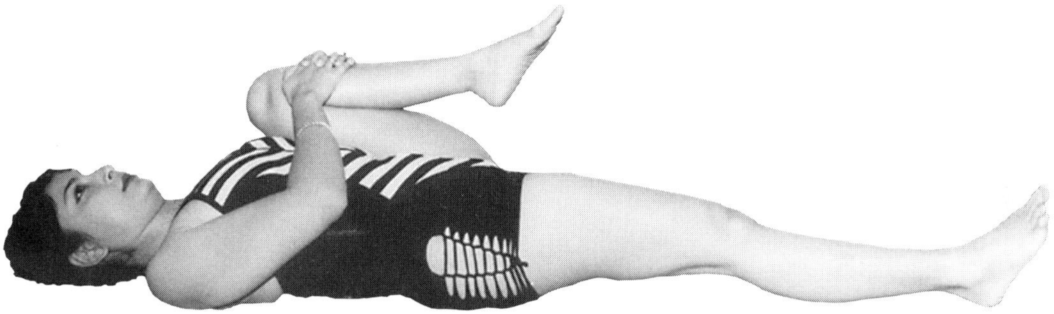

続く

②

続く

他の多くのポーズ同様、どちらか一方の膝、股関節のほうが片側より柔軟であると感じるかもしれません。柔軟でないと感じる方の膝を、ゆっくり一定の圧力をかけながら、さらに強く引っ張り続けましょう。

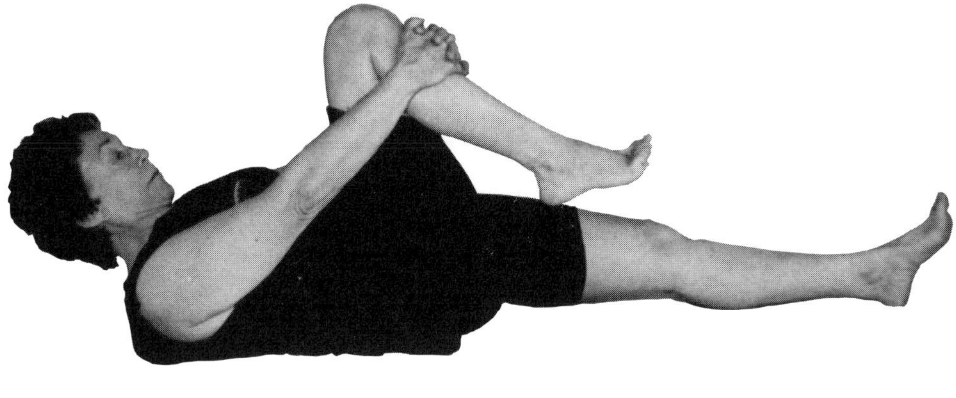

理想 パバナムクタアーサナ

③

左脚と両腕を床に下ろし、それから両膝を胸に向かって持ち上げます。両腕を膝の真下でしっかりつかみます。右手で左ひじ、左手で右ひじをつかんで、両腕で両ひざを抱えます。

両肩を床につけたまま、両膝をできるだけ胸に引き寄せ続けます。あごを胸に下げ、頭は床につけたまま、尾骨が床につくまでお尻を床に向かって押し下げます。そのまま銅像のように姿勢を20秒間保ち、自然な呼吸をします。

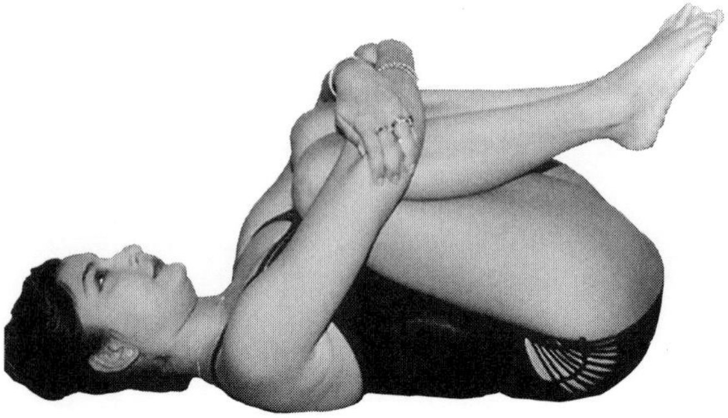

現実 ガス抜きのポーズ

③

ここで脚を十分に胸の方へ引き寄せて両手で両ひじをつかむことができなければ、前腕、手首、指などどこでもよいのでつかみましょう。

これらの3つのパートはすべて、耳をピクピク動かして片手でおなかを時計回りにさすりながら、なおかつもう一方の手で頭を軽くたたいているようなものだと思いませんか。つまり、力一杯膝を引き寄せる、あごをしっかりと胸に押し込む、ふくらはぎを床につけたままにするか、あるいは尾骨を床につけるという、3つのまったく異なることを1度に考えなくてはならないのです。1つのことに集中していると、他のことを忘れてしまうでしょう。

実に、人の目を欺くようなポーズです。簡単に見えて、集中力と努力が必要です。目指すところを2つ、頭に入れておきましょう。まず硬くなった股関節を開くこと、そして、脊椎1骨1骨をすべて床につけることです。

④

両脚と両腕を床に下ろし、目を開けたままで20秒間屍のポーズを行います。

⑤

ここまでを繰り返し、それぞれのパートで20秒間保ちます。それから、もう1度屍のポーズを20秒行います。

④

すでに述べたように、このポーズを行っている間は股関節が引っ張られていることを感じられなくてはいけません。ですが、脚をタオルに下ろして緩めたときに、本当に効果を感じられるでしょう。ですから、ゆっくりとポーズをほどきましょう。

⑤

2セット目を行うときには柔軟性が増しているはずなので、股関節を「ゆるく解放する」ことを頭に描き、しっかりと引き寄せましょう。

効果

ガス抜きのポーズは、腹部の慢性的不快感の多くの原因となるおなかの張りを防ぎ、治します。また、股関節の柔軟性を高め、腹部、太もも、腰を強化します。

ラルフからのレッスンメモ

我々は、気が狂ったかのような世界に生きています。先日の夜のニュースでは、同僚の医学博士がヨガに反対し、決してヨガを行わないようにと言っていました。一方で私は患者に、一刻も早くビクラムのクラスに駆けこむようにと勧めています。

バーサの医師は、高血圧の薬をやめてもいいと言ったそうですが、いくら血圧が長期間正常値を示しても、絶対に薬をやめてはだめだという医者もいます。

私は、家にエアコンを入れることにしました。エアコン設置については、様々なプランが5つありました。それぞれ異なる機器で、価格も異なります。

人はみなそれぞれ、考え方が違います。そしてそれを、何とか認めさせようと人に無理強いする人が多いのです。

ビクラム、そしてビクラムの生徒はそうではありません。あなたは、テレビに出てきた医師を信じて、ヨガをせずに終わりますか。1度だけレッスンを受けて、それっきりですか。いいでしょう。気の毒なことです。ビクラムはおそらく、声がかれるほどしゃべってあなたを助けようとするでしょうが、とはいえ、すべてはあなた自身にかかっています。ビクラムのハタヨガを始めたなら、自分自身で感じるかそうでないかの、どちらかなのです。

シットアップ
腹筋を使い、起き上がる方法

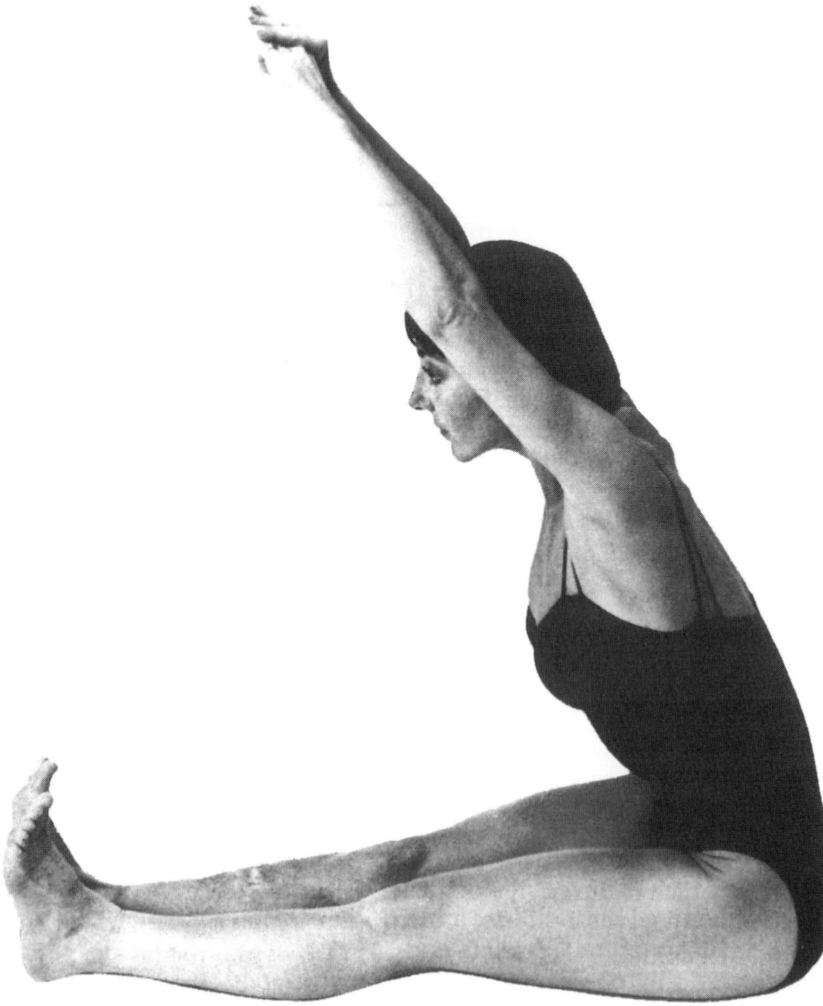

マリア・ポジー

15

「全員にヒントとなることを言いましょう。なぜだかわかりませんが、今日はとっても寛大な気分なんです。この練習で私が指導している動きの中に、偶然など1つもありません。すべては初心者用クラスのために正確に作り上げられ、ヨガが単純で大変安全なものになっています。私が説明する些細なことにも注意を払い、その通りに行おうとしさえすればね。常に、耳を澄ませて聞くようにと言っているでしょう。あなたたちが私の話を聞くようにと思って、私は息を止めていることすらあるんです。とにかく、私の言うことを聞いてください。

コブラのポーズの前に今から行う起き上がる方法とは、上半身を起こして足の指に手をつけるというものです。床で行うポーズの間には、これとまったく同じ方法で起き上がるようにと、何度も言うことになります。この起き上がる方法をきちんと行い、行うごとに深くできるようにしてください。完全にこの方法で起き上がることができれば、それが最後から3番目の脚を伸ばして額を膝につけるポーズと同じものになります。皆さんが難しいと泣き叫ぶポーズです。面白いことに、多くの人がこの起き上がる方法については完全にできているのに、脚を伸ばして額を膝につけるポーズはできないと考えているのです。なぜなのか、説明してほしいものです。

つまり、床の上で行うポーズを行っている間、一生懸命にこの方法で起き上がり、自分が今何をしているかを考えるようにしてください。そうすれば、脚を伸ばして額を膝につけるポーズの順番がきたときには、奇跡でも起こらない限り、それまでよりずっと上手にできるはずです」。

「ビクラム、友だちがシットアップは女性の身体にはよくないと言っていました。本当ですか」と、スーザンが言いました。

「なんだって。友人が健康で幸せでいられないような方法をただ考え、夢見るということを一生の仕事にしている人がいるようですね。女性は出産後何週間も床についていなくてはいけないとか、月経中は運動をしてはいけないとか、横乗りしろとかいう古いばかげた考えと同じです。これらの体の動きでわずかであろうとあなたが身体を痛めることがあるとすれば、それは私の言った状況の中で私の言った通りにする、ということを守らない場合だけです。

実際、女性は男性以上に起き上がる方法を毎日行うべきだというのが私の意見です。子どもの頃でさえね。特に腹部の全筋肉と女性生殖器を強くするために必要なのです。そんなばかげたことをあなたに行った友だちというのは、一体誰でしょうか」。

スーザンは顔を赤くして、言いました。「私の母です」。

「なるほど、母親ならいい友だちでいられますね。次は、彼女をここに連れてきてください。ヨガを始めて、シットアップに対する恐怖心が変わるはずです。

さあ、皆でシットアップを行いましょう。すべて、私の言う通りにやってください」。

理想 シットアップ

①

屍のポーズから、両腕を頭の上に上げ、同時に息を吸い込みながら両脚はまっすぐに、足のかかとはつけたままで上半身を起こします。両腕をつま先に向かって放り投げる力を利用して、上半身を起こします。

ちょうどすわる姿勢で直角になる直前に息を吐き出し始め、前に飛び込むようにして足の指に手を伸ばします。足の指は、内側に曲げて体のほうへ向けておきましょう。足の指をつかみ、体全体と顔を脚にぴったりつけます。それが無理なら、最低でも額をひざにつけましょう。両方のひじを脚の脇の床につけます。息を吐き出しましょう。

マリア・ポジー

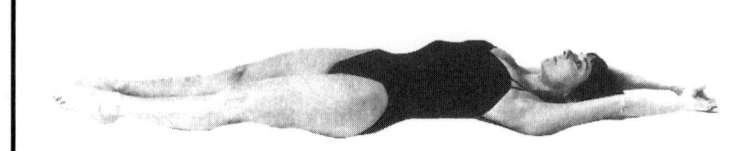

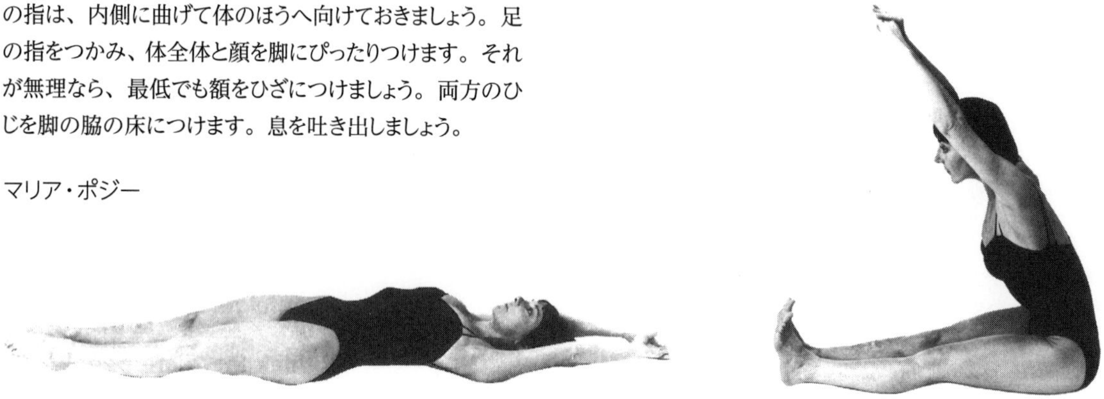

現実 腹筋を使い、起き上がる方法

①

最初は、どんなに一生懸命やってみてもどのようにして上半身を起こせばよいのかわからない、という人もいることでしょう。まるで、大きな何かが胸に置かれているような気がするかもしれません。また、たとえできても、上半身を起こすときに両足が20cmくらい浮き上がってしまう人もいるでしょう。足が上がるのは、問題ありません。なかなかうまく起き上がることができない場合は、もっと高く足を上げて、上げた足を下ろす勢いを使って上半身を起こしてもよいのです。また、両足をしっかりと床につけた状態で上半身を起こすことはできても、足の指を握ることができず、それどころか額を膝につけることすら難しいという人もいるでしょう。

うまくできないからといって、がっかりすることはありません。シットアップを行うたびにそのときできる最大限の努力を試みれば、2か月もすれば私の説明する通りにできるようになるはずです。

効果

シットアップは腹部を強化し、引き締め、背骨の柔軟性を高めます。

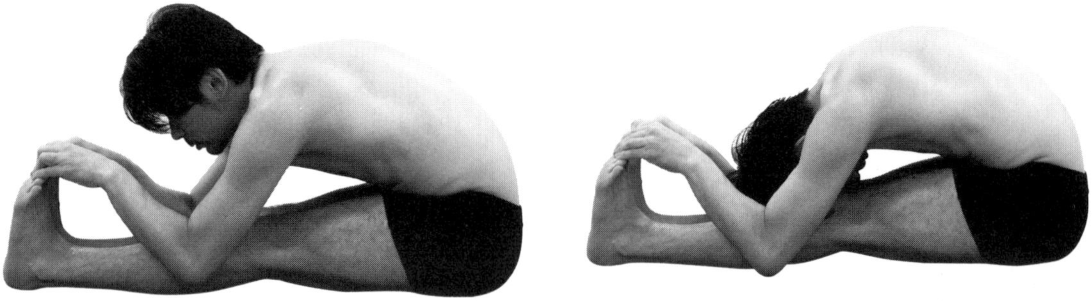

ブジャンガアーサナ
コブラのポーズ

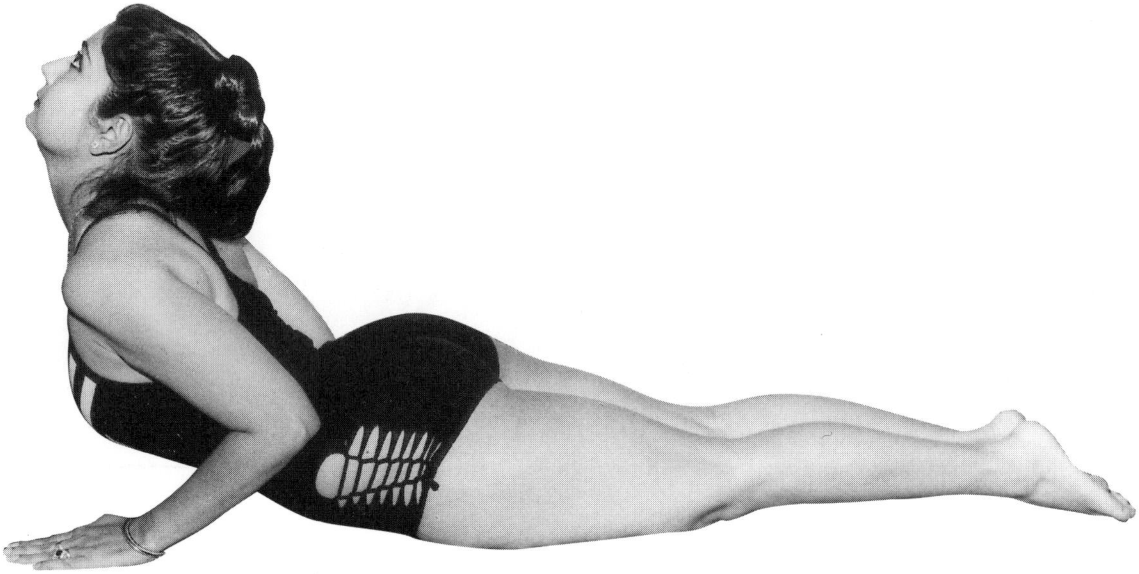

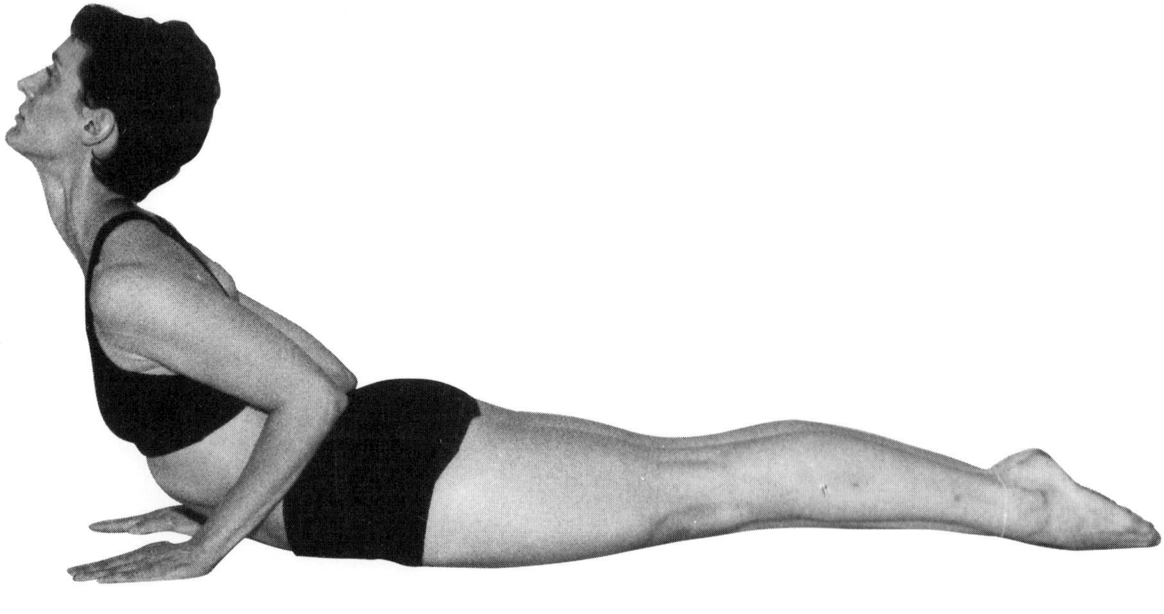

16

「ヴァレリー、あなたの首についてテリー・ツーに話してあげてください」。
「私は、6か月前にビクラムのクラスにやってきました。ヨガは何か、宗教的なものだと思っていたんです。瞑想をするのだろうと思っていました」。
「わかっています、それが人々の評判、ヨガに貼るレッテルです。ヨガには8レベル、16の段階があるということなど知らないのです。アイスクリームの味同様、いろいろあるんです」。
「体を動かすんだとわかって、不安になりました」と、ヴァレリーが話します。「というのも、車の事故でむち打ちになって、医者から絶対に首を後ろに曲げないように、重いものを持ち上げないように、体を前に曲げないように、その他あれこれと言われていたんです。3か月の間理学療法に何百ドルも使い、それでも首の痛みはなくなりませんでした。でも、ビクラムを信じようと決めたんです。そして、驚きました。レッスンに1週間来ただけで、夏中に行ったけん引、泡風呂、マッサージよりも首に効果がありました。そしてヨガを初めて6か月たった今、それほど首に痛みを感じなくなったんです」。
「もちろん、彼女には気をつけて適切なストレッチをする必要がありました。だが、西洋医学はおもしろいものです。何千年もよく知られてきた東洋の治療法をなかなか受け入れず、頑固なんです。とはいえ、少しずつ、医者はヨガを意識するようになってきました。多くの医者が私のクラスにやってきて、調査をしています。今では多くの医者が生徒だし、彼らの患者もここによこされています。
ラルフのようにね。ラルフ、あなたは何の医者でしたかね」。
にやりと笑ったラルフが、こう言いました。「珍しいですよ。総合診療医です」。
「私と一緒ですね。身体全部を扱うことの重要性がわかっているでしょう。
さて、コブラのポーズの時間です。美しくシットアップを行い、タオルの上で顔を鏡に向けてうつ伏せになって、さあ、始めましょう」。

理想　ブジャンガアーサナ

①

タオルの上で、うつ伏せになります。両脚、両足をそろえ、脚と臀部の筋肉すべてを岩のように硬く引き締め、つま先を伸ばします。肩の下で両手の手のひらを床に平らにつけます。それぞれの手の５本の指をそろえて前に伸ばし、指先が肩の上から出ないようにします。肩は自然に下に下ろし、ひじを引き寄せ体側につけます。ポーズを通してひじが体側についたままになるよう、気をつけましょう。息を吸い込みます。

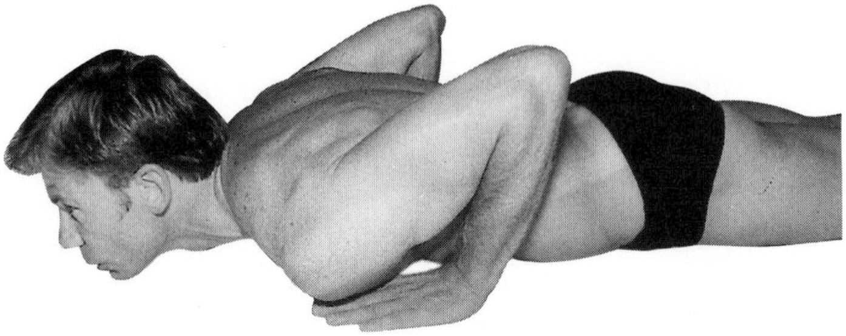

現実　コブラのポーズ

①

筋肉を引き締めるやいなや、脚と足にけいれんを感じるかもしれません。このけいれんは、床でポーズを行っている間中続くかもしれません。そうなったら、笑って耐えましょう。けいれんした部分を動かしたり揺らしたりし、それからまた、ポーズを試みましょう。日が経つにつれ、けいれんはなくなります。

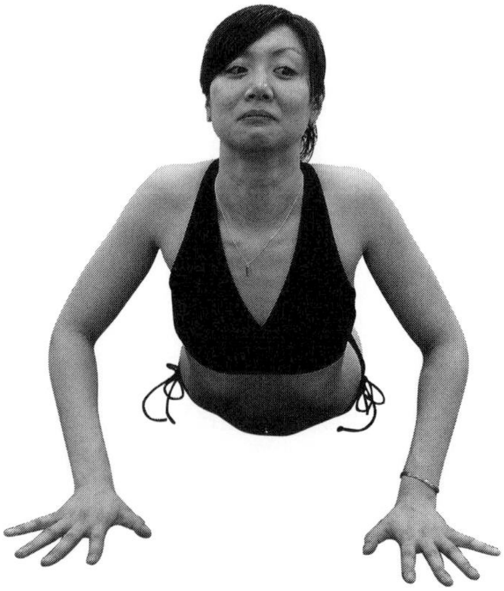

②

天井を見上げます。両腕を使って体を押し上げるのではなく、背骨の力を使って上半身を持ち上げます。おへそから上の上半身を、床から上げた状態にします。

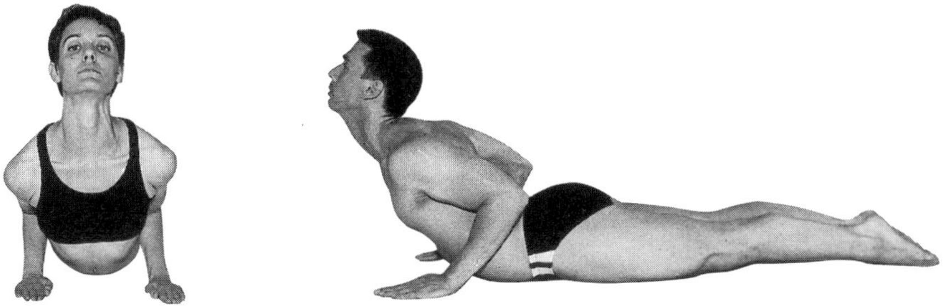

続く

②

背骨の周りの筋肉はあまり動かすことがなく、どこを動かせばいいのかわからないかもしれません。背中が痛くなって背中を反らせるときに使う筋肉、というと一番わかりやすいでしょうか。コブラのポーズでは、その筋肉を使って上半身を起こします。

ちょっと遊びで、両手にはまったく体重をかけずに上半身を持ち上げようとしてみてください。手に体重をかけないために、手のひらを少し上げておくのもいいでしょう。これで背中の下部の筋肉を感じることができ、その筋肉が弱いか強いか、そしてそのうち背骨の力だけで上半身を起こすことができるようになったときに必要な筋肉の「つながり」がわかるでしょう。

手の力なしで上半身を10cmほど上げられたとしても、まったく上がらなかったとしても、実際には両手、両腕があるのです。初心者は、手と腕をうまく利用しましょう。

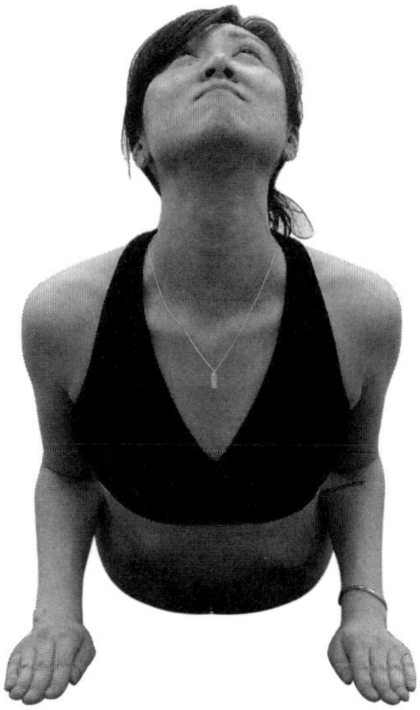

続く

理想 ブジャンガアーサナ

③

続けて背骨の力を使って、さらに頭と上半身をできるだけ後ろに反らします。同時に、おへそを床に押しつけます。両ひじはそれぞれぴったりと体側につけ、肩は緩めて下げます。

横から見ると、ひじを曲げた角度が90度になります。自然な呼吸を行い、そのまま20秒間保ちます。苦しい顔をせず穏やかで満ち足りた顔で、80-20呼吸法を行います。

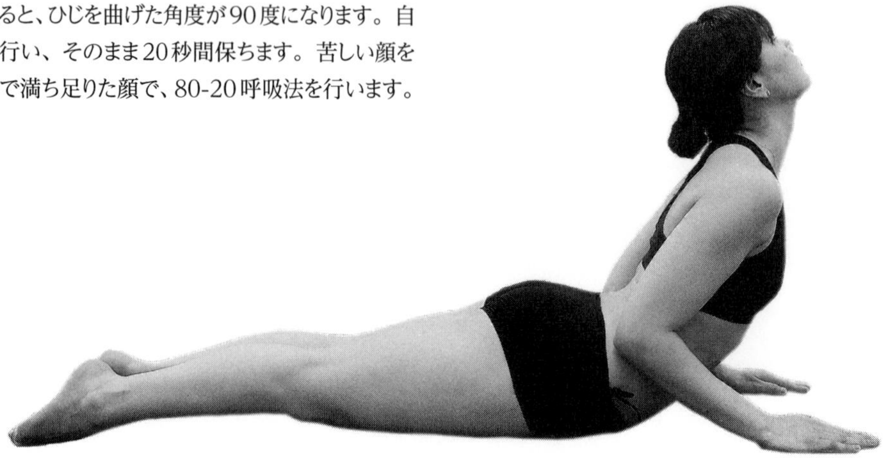

現実 コブラのポーズ

③

モードは上手にコブラのポーズを行っていますが、ひじが90度ではなく75度になっています。もう少しがんばれば、もっとよいポーズになるでしょう。

ここで大切なのは、できるだけおへそを床に押しつけながら背骨、首、頭を後ろに反らせ、背中のごく一部緩めることです。そして、気持ちよく伸ばしましょう。ウエストラインに効いているのを感じましょう。腰の痛みの恐怖と二重あごが解決されます。あなたの友人、コブラが助けてくれるのです。

④

ゆっくりと上半身を下ろして、顔を左右どちらかに向けたうつ伏せで20秒間力を抜いてくつろぎます。目は開けたまま、両腕はそれぞれ体側につけます。両手の手のひらを上に向け、かかとは外側に向けて力を抜いてくつろぎます。

⑤

もう1度ポーズを行って20秒間保ち、その後20秒間力を抜いてくつろぎます。

④

タオルに倒れるようにして体を下ろすことのないよう、気をつけましょう。背骨の力と両腕を使って、なめらかに上半身を下ろします。

⑤

これは、多大な力や普通と異なるねじりを必要とする難しいポーズではありません。体を痛めることも、筋を違えることもなく、怖がることは何もありません。コブラに必要なのは意志です。実はこれは普通、力よりもずっと人に備わっていないものです。医学的問題が何もないのなら、コブラのポーズで進歩があまり見られない理由はただ1つ、怠惰だからです。

効果

コブラのポーズは、体の調子を完ぺきな状態に保つために最適なポーズの1つです。脊椎の力、柔軟性が増し、腰痛を防ぎ、リウマチ、脊柱関節炎の治癒に役立ちます。また月経の問題、たとえば生理不順、生理痛、背中の痛みなどを和らげ、食欲不振を治し、姿勢を改善し、肝臓や脾臓の機能を改善します。そして、三角筋、僧帽筋、三頭筋を強化します。

ペギーからのレッスンメモ

私のおなかが大きくなりすぎて、このポーズがとれなくなったら、本当にがっかりすると思います。このポーズは背骨に大変よく効き、リウマチや関節炎が治り、妊娠中には驚くことに、脊柱の関節炎がどこにあるのかを感じられました。

月経の問題にも、大変効果的です。たとえば、生理不順や生理痛、おなかや背中の痛みなど、妊娠中にも悩まされるこれら多くの問題改善にもよいのです。

ビクラムのクラスで受けたヨガのおかげで様々なとまどいから解放されるということ以外にも、筋肉や内臓器官を強化し、骨盤や股関節を開き柔軟にするのは、妊娠期間中の私には本当に素晴らしい恩恵です。また、ビクラムの方法では、精神的肉体的スタミナについても教えてもらうことができます。

妊娠中にビクラムのクラスに通っていた女性は皆、同じことを言います。出産はまったく大変ではなく、大変幸せだったと。実際、皆出産後すぐにレッスンに戻ってきて、数週間もすれば元通りの体型に戻っています。赤ちゃんは驚くばかりに健康です。おそらく、ヨガのおかげでお母さんの血液に素晴らしい栄養が含まれていたからでしょう。

母となる人が、これ以上に臨むことなど他にありますか。

シャラバアーサナ
バッタのポーズ

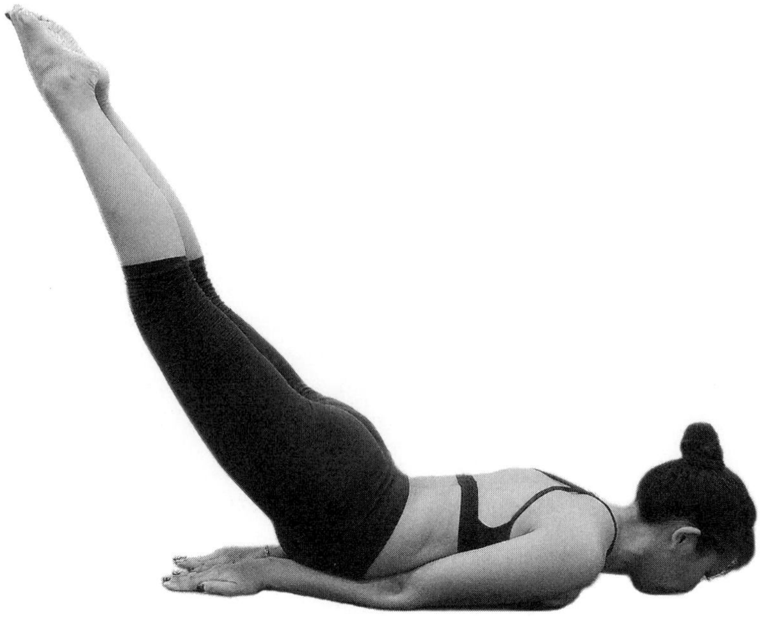

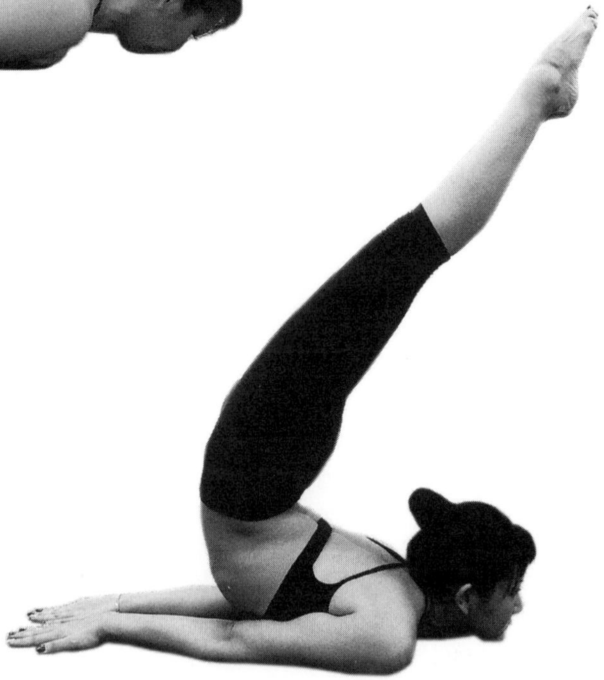

17

「横になって、目を閉じている人がいるようです。何万回も、目を開けているようにと言っていますよ。この部屋に、そして自分の体に意識を集中するためには、目を開けた状態でいることが大変重要です。目を閉じると心はさまよいます。レッスン後は髪が乱れているだろうとか、電話をするのを忘れていたこととか、夕食の準備のことや支払い請求書のことなど、重要そうに見えて、実はまったく重要でないことを考えてしまいます。1週間後、今晩夕食に食べたもの、あるいは、今日髪が乱れたことが、何か問題になるでしょうか。10年後、今、し忘れている電話のことなど、覚えているでしょうか。30年後、今払わなくてはいけない請求書のことなど、どんな重要性があるでしょう。

大切なのは、この後ずっと君が動かしていく身体です。そして、健康です。あなたに備わることになるか、あるいはそうでないかはわからないですがね。

そしてもう1つ、とても大切なのが、身体の中にあるあなたの心が何をしているかということです。何を考えているのか、悲惨で緊張して不幸せなのか、それとも自分自身に対しても世界に対しても穏やかで、幸せな状態なのか。

これこそが、ヨガを行うことによってあなたが可能にすることができることです。私の言葉に従い、目を見開き、身体に集中を保つのです。そうすれば、自然と心の中に平穏が見出されます」。

「ビクラム、一体どこの耳で聞けばいいのでしょうか」とバービーが尋ねました。

「それは、すべての中央にあります。ほんの小さなところですが、同時にあなたのすべてでもあるのですよ、バービー」。

「ときどき、その部分で聞いていると思えることがあるのだけれど、でも、まったくそうでないときもあります」。

「本当にその部分で聞くためには、完全に無にならなければいけません。だからクラスには、外界の問題や思考を持ちこまないようにと言っているのです。無になるためです。神が真実という純粋な光り輝く水を入れるための、グラスと同じです。もしすでにグラスの4分の3に何かが入っていれば、神はそのグラスにほんの少ししか水を注ぐことができません。もちろん、何もないよりはいいでしょう。ですが、せっかく入れてもらったものも、すでにグラスに入っていたものに薄められてしまいます。何も入っていないきれいなグラスに、純粋な真実を受け取り、その耳で真に聞いてください。

このクラスでは毎日、それを試みているのです。つまり、少しずつグラスを空にして、あなたがよりものごとを聞けるようにしているのです。グラスが完全に空になったあかつきには、自分の姿が映るくらいにきれいに食器用洗剤で洗いましょう。そうすれば、あなたは真実で満ち、ものごとをはっきりと聞き、それを理解することができるでしょう。可能だと思わなかったような美しいものを、聞くでしょう。

さあ、始めましょう」。

理想

シャラバアーサナ

①

タオルの上にうつ伏せで横になり、あごをタオルにつけます。両腕を体の下に入れ、ひじを上に向けて腹部につけ、手のひらは平らにして床にぴったりつけて、両手の小指同士を合わせます。写真は、腕と上半身の位置を確認したものです。

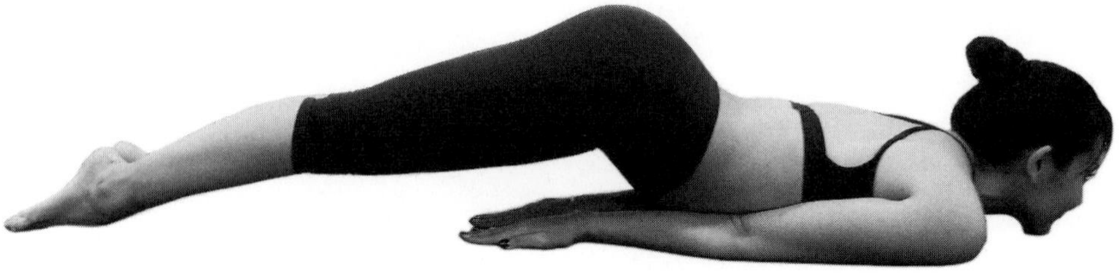

現実

バッタのポーズ

①

この腕の置き方は、通常では見られません。ですから腕をこの位置に置くために、見たり聞いたりすると不思議に感じられるほど、うねり、膨れ、回転し、うめくことでしょう。以下のように、やってみましょう。うつ伏せになって力を抜きくつろいだ状態から、右足つま先を床に押しつけ、右腰を持ち上げ、体を少し左側に回転させます。右腕を体の下にずらし、手のひらを床にぴったりつけます。右腰を右手、右腕の上に乗せます。次に左足つま先を床に押しつけ、体を右腕側に回転させて左腰を持ち上げ、左腕を体の下にすべらせて手のひらを下に向けます。両手の小指同士をつけ、両ひじをできるだけ寄せます。それから左腰を左腕に下ろしましょう。

こうすれば、両腕をうまく位置に収めることができます。急に、まるで手足を縛られたガチョウのような気分になることでしょう。自然に見えるようにと思っても頭がひょこひょこ動き、ひじがその場で収まったままにはならないかもしれません。あごをしっかりと床につけ、次の動きに備えます。

②

あごは床の上に置き、両足をそろえます。右脚を床とちょうど45度の角度になるようまっすぐ上げます。上げた脚を回したりねじったりしないように注意し、右腰は右前腕につけたままにします。右足つま先は伸ばし、膝を固め、筋肉を引き締めます。

そのままの姿勢で10秒間保ち、80-20呼吸法を行います。

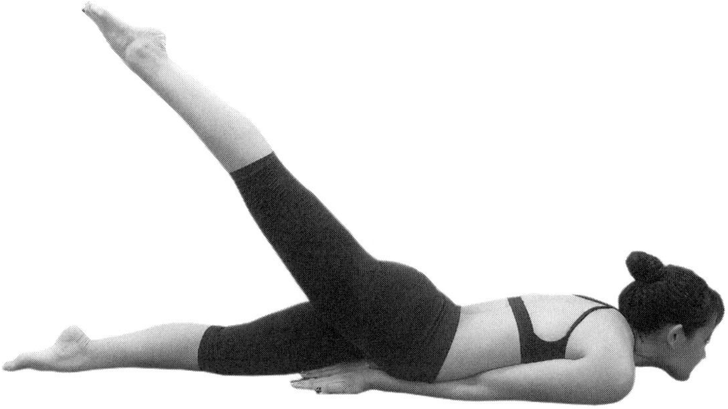

続く

②

立位で弓を引くポーズと天秤のポーズで経験したことと同様のことが、ここでも大きな落とし穴となります。解決法を考えましょう。初心者は、脚を上げるとたいてい腰もそれに伴って一緒に持ち上げてしまいます。なぜでしょうか。それは、腰を上げるほうが、脚を持ち上げやすくなるからです。しかし、ヨガではやりやすいかどうかは問題にはなりません。両寛骨を前腕につけたまま、保ちましょう。

立位で弓を引くポーズや天秤のポーズ同様、これはまっすぐ上下、前後に動くポーズであり、バレエのような回転の動きはありません。上げた足の裏と脚、膝の裏は、天井に向かってまっすぐに動き、その間床にある脚は完全に力を抜いておきます。

同時に、足の親指が荒れ馬につながれ、後ろの壁に向かって引っ張られていると考えてください。つまり、高さではなく、きちんと脚が伸びていることが重要です。

最初は、けいれんを起こしそうになるかもしれません。そのときは、足を曲げたり振ったりしましょう。

続く

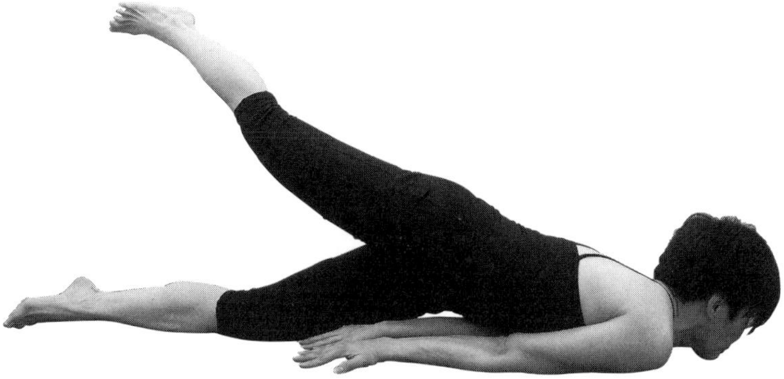

理想 シャラバアーサナ

③

ゆっくりと右脚を床に下ろします。両腕は体の下に置いたまま保ち、左脚をまっすぐに持ち上げます。そのときに、左腰をねじったり持ち上げたりしないようにしましょう。そのままの姿勢で10秒間保ち、80-20呼吸法を行います。つま先は伸ばし、脚はまっすぐ膝は固めます。

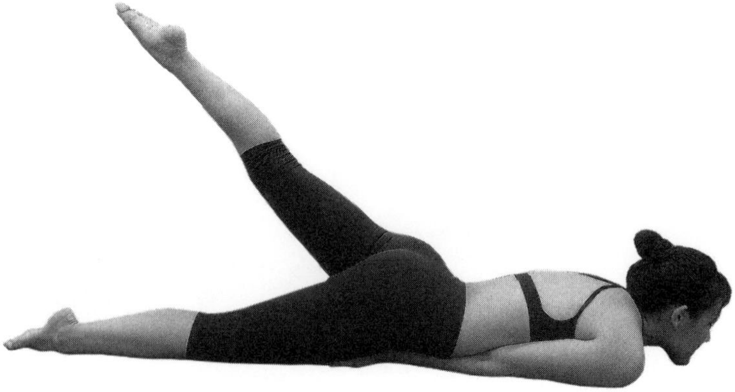

現実 バッタのポーズ

③

少し内また気味にすると、脚をまっすぐにしたまま上げ下げできます。内また気味にしていると、左右の腰を腕の上に乗せるのも、うまくできるでしょう。

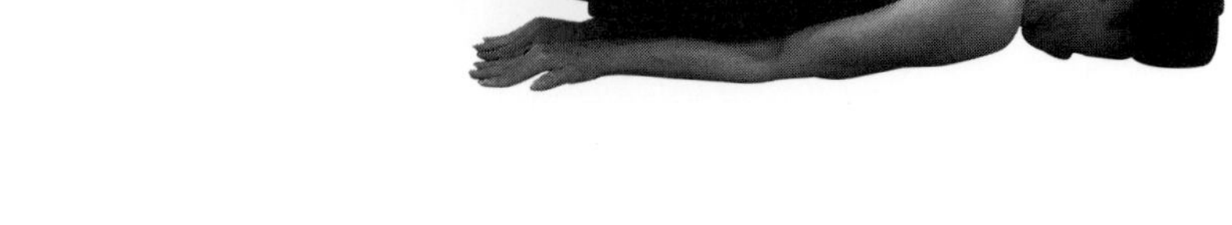

④

ゆっくりと左脚を下ろします。頭を下に傾け、唇をタオルにつけます。両腕は同じく体の下に入れたまま、腕はまっすぐ、膝を固め、両脚をつま先までまっすぐに伸ばし、太ももと臀部の筋肉すべてを岩のようにしっかりと引き締めます。

大きく呼吸をし、おへそから腰、両脚までを、床から持ち上げます。80-20呼吸法を行い、そのままの姿勢で10秒間しっかりと保ちます。

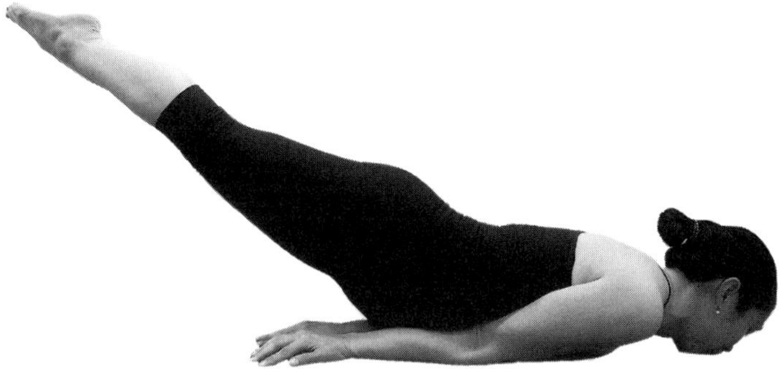

続く

④

バッタのポーズのこの部分は、「一番嫌いな部分」に挙げられることが多いポーズです。これに対して私は単に、そのうちに丸太から落ちるのと同じくらい簡単になると言っています。それまでは痛むひじにやきもきしていたとしても、両脚、腰を床から持ち上げることが新たな不平の種となることでしょう。

もちろん、両脚を床から上げるということがまったく不可能な場合もあります。一体どうやって持ち上げればいいのか、それすらわからないこともあるでしょう。脳から筋肉への神経のメッセージ系統がまったく使用されていなかったため、脳はその地図を捨ててしまい、そのため自分の体の中でどの方向に行ったらよいのか、あなたにもわからないのです。コブラのポーズの第2段階も、参照してください。

望みを捨ててはいけません。これは、忍耐力の問題です。麻痺や病気の後、手足の動きを回復させるのと同じように、脳から筋肉への道筋が再び構築されて、正しい筋肉へと意のままにメッセージを送ることができるようになるまで、あきらめずに続けなくてはなりません。脚を上げるのに理想的な方法は、背中の下の筋肉と腹筋を使うことです。腹部と背骨、背中の下に働きかけましょう。

とはいえ最初の数日、あるいは数週間は、脚を上げる方法についてあまり細かく考えないようにしましょう。手のひらと腕で床をしっかり押しつけ、顔をしかめようが、うなり声を上げようが、とにかく何とかして脚を持ち上げましょう。息を吸い込むのではなく、吐き出しながら持ち上げるようにしてください。とにかく、何とかして両脚を床から完全に上げ、その姿勢で10秒間保つことが重要です。

続く

理想

シャラバアーサナ

⑤

急に下ろさないように力を自分で加減しながら、両脚をゆっくりと下ろします。両方の腕を体の下から引き出し、手のひらを上に向け、体の脇で力を抜きます。顔を左右どちらかに向け、目を開けたままうつ伏せの状態で20秒間力を抜いてくつろぎます。

⑥

ポーズを繰り返し、3つの部分それぞれで姿勢を10秒間保ちます。次に腕を体の脇に、顔を左右どちらかに向けて20秒間力を抜いてくつろぎます。目は開けたままにしましょう。

現実

バッタのポーズ

⑤

10秒姿勢を保てなかったとしたら、それは自分自身を欺いていることに他なりません。また、ポーズを慌てて解くことのないよう気をつけるのは、背筋の力をつける上で大変重要です。脚を床にどすんと下ろさないように、気をつけましょう。このポーズを急に解くと、床に穴を開けてしまうことになるかもしれません。

⑥

このポーズのよいところとして、まず、1週間もすれば、ひじの痛みがなくなります。テニスひじのある人も、痛みが消えるでしょう。また、脚は思っているよりずっと高く上がっているはずです。数週間練習した後、鏡を横目でこっそり眺めてみてください。おそらく、嬉しい驚きが待っているはずです。そして、さらにポーズを完成形へと近づけたいと駆り立てられることでしょう。

効果

バッタのポーズにはコブラのポーズ同様の効果があり、痛風、椎間板ヘルニア、坐骨神経痛など背骨や脊椎骨の問題の治癒には一層の効果が期待されます。テニスひじにも効き、臀部、腰の引き締めに大変有効です。

ヒルダからのレッスンメモ

のんびりと過ごすある日曜日、私はヨガで「もがく」ことにしました。立位で額を膝につけるポーズの1セット目が終わったところで、それは急にやってきたのです。立位で額を膝につけるポーズを、私は、完ぺきに行っていました。完全に体は曲がり、足の指先は完ぺきに自分の方へ向って内側に曲がり、額はいとも簡単に上がった脚の膝につきました。そして、1日中でもバランスをとることができました。バランスをとっている、ということを忘れてしまうほどでした。しかも、立位で額を膝につけるポーズで、です。

そして、2セット目を始めてなお、この奇跡は消えませんでした。痛みもなく、一生懸命がんばっている感じもなく、いとも簡単に、同じような躁状態に入っていきました。まるで、そばで自分自身を眺めているような気分でした。知らないうちに、ビクラムの言う通り、心と体を「無」にしていたのです。そしてこの無の状態は、すぐに精神力とみなぎる活力で満たされました。レオタードをはぎとられたら、その下にはワンダーウーマンのスーツがあったことでしょう。

ばかげた話に聞こえるでしょうが、ポーズを行うごとに、どんどん強くなっていくようでした。そして、すべてを終えてすぐ、私は電話に向かい、何か月もの間手間取っていた問題を落ち着いて解決したのです。というのも今まで、何をしたいのか、何を言いたいのかがわからなかったのですが、突然何をどうしたらいいのか、完全に自信を持って確認することができたのです。

その日まで、そんな状態には到達できませんでした。ですが、予兆はあったのです。少なくとも、コントロールする感覚がわかり、またその感覚が自分に起きることも知っていました。ただ時間が必要だったのです。結局のところ、ビクラムの語る古代のヨギに比べ、75歳などまだ、未熟者であったということです。

プルナ・シャラバアーサナ
完全なバッタのポーズ

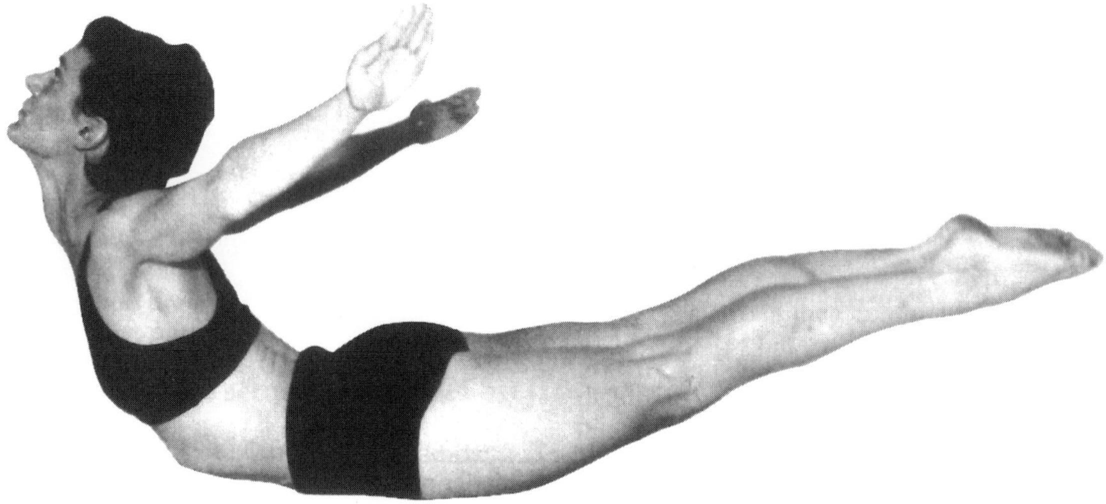

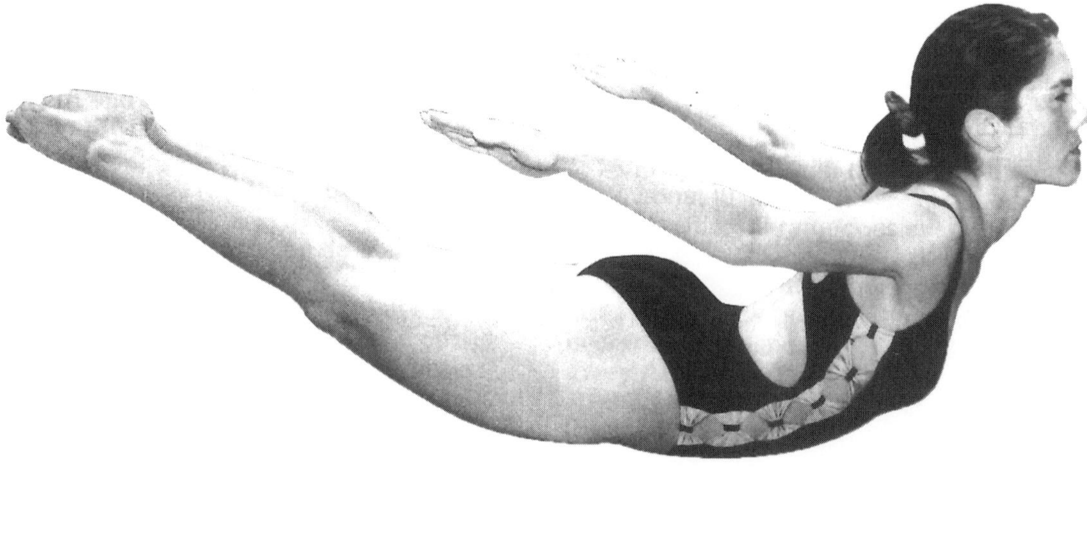

18

「アーチー、あなたはいつも、バッタのポーズで私が『10』と数える前にポーズの最後でとる姿勢を解いていますよ」。

「ぼくはあなたが『1』という前に、もう2秒は上げていますから」。

「そうです、それに、あなたは英語がよくおわかりにはなっていないのです。『9』になったら、また、数が元に戻っていっていますよ」と、シルヴィアが言いました。

「私の英語は100%、完ぺきです。それに、何度も言っている通り、あなたが体を上げようと、あなたがそこにいる間に私がゲティスバーグ演説を唱えていようと、そんなことは関係ありません。私が『10』と言うまで、10にはならないのです。もし、クラスの全員が、私が『体を上げて』と言ったときに体を上げるのであれば、私だってもっと優しくなれるでしょう。ですが、『体を上げて』と言っても、半数は体をくねくねと動かしているだけだし、ひじがどうのこうのと嘆いたり、うめいたり、不満の声を上げたりしています。ダンスグループのロケッツのように全員が完全にそろって同じポーズを同じタイミングで行うクラスにならないものでしょうか。数を数えている間も待たずに、ごまかしてもよいのは、何か医学的問題があるときだけです。そういうときは、楽にすればいいでしょう。ですが、そういうときだけです」。

「ビクラム、足がひどくつってしまいました。そういう場合は、どうすればいいのでしょう」と、ゲイルが尋ねます。

「それは、どうしようもありません。こむら返りは、なったかと思うと消えていくものです。私も、こむら返りを経験することはあります。足を振るとか、床に足のつま先を強く押しつけるとか、いろいろ試してみて、それからまた始めてください。

大切なのは、怖がらないことです。けいれんやこむら返りを起こしても、怖がってはいけません。これは自然なことで、幸せなことです。身体を興奮させ、刺激を与えて目覚めさせているということですからね。身体は目を覚ますのを腹立たしく思っているのかもしれませんが、それは無視していいのです。

残念なことに、人はけいれんを怖がります。やめる理由を探している人もいます。少しでも痛みがあると、タオルを持って白旗を掲げ、身体に『よし、君の勝ちだ』と言うのです。もっと残念なのは、それは身体の勝ちにはなっていないということです。誰も勝ってはいない、勝ったのはおそらく、年老いた医者だけです」。

「ビクラム、ヨガに対して抵抗を示す人がいるのは、驚きです」と、シャーロットが言いました。「私の友人は、私がヨガをしていて、とても役に立っていると話すと、怒り出すのです。どうしてヒッピーのようになってしまったのかと嘆いて、ヨガは危険で、家族にも申し訳ないだろうと言うんです。話しても無駄なんです。どうしてこんなにも素晴らしい効果のあるものが、悪く言われるのでしょうか」。

「しかも、ヨガについてまったく知らない人に言われるのです」と、アーチーが続けます。「ビクラム、インドではどうなんでしょう。皆、ヨガについて知っているんですか」。

「たとえば、靴屋の子供はいつも穴のあいた靴をはいていますか。違うでしょう。インドで皆がヨガをしているかと聞かれれば、それはアメリカで人々がジルバを踊っているのと同様です。

ですが、西洋でのヨガへの態度に悲しんでいるのではありません。ここ10年、20年で世界が大きく変わってきたことを、理解しなくてはいけません。いろいろなことが理解されるようになり、15年ほど前には単純にばかげたことだと思われていたことも、今では受け入れられるようになりました。たとえば25年前、ジョギングがこんなに人気が出ると思いましたか。人々は少しずつ、このクラスの皆がすでに知っていることを理解するようになるでしょう。そしてまもなく、毎日ビタミン剤を飲むのと同じように、ヨガをするようになるでしょう。

　さあ、これで話は十分です。始めましょう」。

理想 プルナ・シャラバアーサナ

①

タオルの上で、うつ伏せになります。両腕を横に伸ばし、手のひらを下に向けます。あごはタオルにつけ、両膝、両脚、両足をそろえます。つま先を伸ばします。ふくらはぎ、太もも、臀部の筋肉を、岩のようにしっかりと引き締めます。

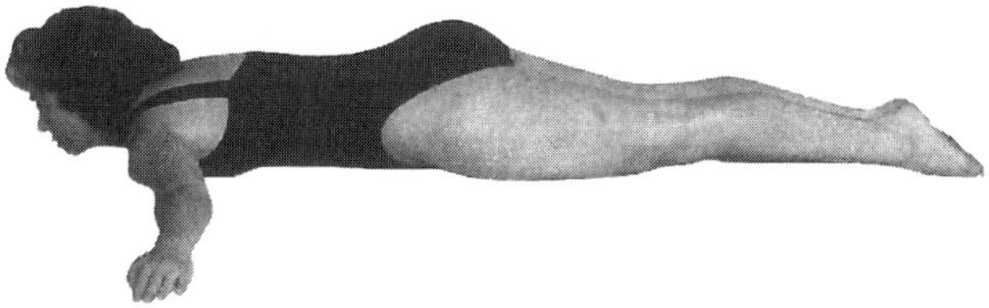

現実 完全なバッタのポーズ

①

このポーズの次の段階で体を持ち上げるときに、膝や足が離れてしまう生徒がいます。ですが、最初からずっと全身のすべての筋肉をしっかりと引き締め、つま先をきっちりと伸ばしていれば、離れてしまうことはありません。

理想

プルナ・シャラバアーサナ

②

大きく息を吸い込みながら、天井を見上げて両腕、頭、胸、上半身、両脚をすべて１つの動きで床から持ち上げます。腕はしっかりと引き締め、飛行機の翼のように後ろに向かって広げます。

手のひらは床に向け、両手の５本の指をそろえ、両腕と両手は肩と同じ高さにします。背中の筋肉、背骨の下の方の力をできる限り使いましょう。

体を床から持ち上げ、美しく飛ぶ鳥のように上に向かって反らせます。腹部の真ん中だけを床につけ、バランスをとります。両足、両膝をそろえ、つま先を伸ばしたまま、80-20呼吸法を行います。銅像のように、しっかり10秒間その姿勢を保ちます。

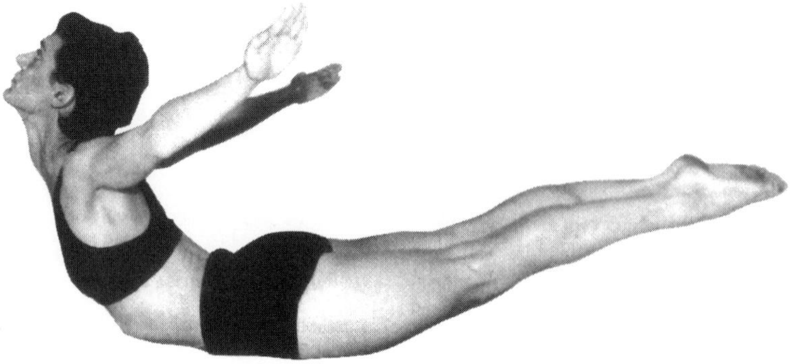

現実

完全なバッタのポーズ

②

爆撃機のB-29ではなく、ボーイング747型機に見えるように、腕は後ろに高く上げ、手は常に肩と同じ高さに保ちましょう。つまり、体を上げるにつれ、同じだけ手も上げる必要があります。

完全なバッタのポーズは、捉えにくいポーズです。コブラのポーズで、手や腕で支えることなしに上半身を上げると説明したことを覚えていますか。

両脚を床から持ち上げて、おへそでバランスをとるというのは、どういうことでしょうか。これはバッタのポーズでもやりましたが、バッタのポーズでは手と腕を利用して体を上げた状態を保ち、バランスをとりました。今度は同じことを、腕の力の助けなく行わなくてはなりません。

このポーズを完全なものにするために、近道も簡単な方法もありません。マスターするためには、汗と試練と決意が必要です。どこかに妥協する点が必要であれば、脚を上げる高さを下げてでも上半身と腕をできるだけ高く後ろに持ち上げましょう。初心者の場合は、いろいろな点を妥協しなくてはいけないかもしれません。究極の目標は、脚と上半身が同じくらい上に上がることですが、最初は脚が上半身ほど上に上がっていなくても仕方ありません。日々、少しずつでも脚が床から高く上がるように、努力しましょう。

あとは、飛行を楽しんでください。

③

ゆっくりと体を下に下ろして、初めのうつ伏せの状態に戻ります。顔を左右どちらか一方に向け、両腕は体の横で力を抜き、手のひらを上にして20秒間静かに休みます。それからポーズを繰り返し、10秒間姿勢を保ったら、再びゆっくりと体を下ろして20秒間休みます。

③

完全なバッタのポーズは難しく、10秒間姿勢を保つといいながら、それ以上に長く保つようなことはめったにありません。このポーズは、きちんと正しく一生懸命行えば、10秒間保つのが精一杯のはずです。体にとっては、大変よいものです。

効果

完全なバッタのポーズにはコブラのポーズと同様の治癒効果があり、上半身には、立位で弓を引くポーズと同様の効果があります。また腹筋、上腕、腰、太ももを引き締めます。

バーサからのレッスンメモ

10年前に高血圧であることがわかったとき、家族は善意から懸命に私の病に取り組みました。私を健康にしなくてはと思ったのです。そしてその方法として、私には何もさせないことにしました。ですから10年の間、私は病弱な人間のようにただすわって、身の回りの世話をしてもらっていました。あるところまでは、それもよかったのです。ですが当然、私は太り、コレステロール値が高くなって、血圧は家の屋根を突き破らんばかりに高くなりました。

ある日私は、10年に及ぶこの甘やかされた牢屋生活はこれでもう十分だと思いました。自分自身の方法で健康になろうと思ったのです。そして誰にも自分の計画を告げることなく、レオタードを買ってビクラムのところに行きました。

1週間ヨガを行った後、私は血圧をチェックしました。これまで以上とは言わなくとも、これまで同様に高いままでした。ですが、ヨガを始めたことを言うと医師は、「それはいい。続ければいいでしょう」と言いました。私は不思議に思いましたが、「医師の命令通り」2週目もヨガに行きました。

また1週間が過ぎ、血圧をチェックしに行きました。すると、まったくの正常値となっていたのです。

医師は、誰よりも驚きました。そして、「ヨガで何らかの効果があるだろうと思ってはいたけれど、こんなに早く成果が現れるとは」と言いました。

今現在、ここ2か月の間血圧は正常であり、体重も落ち、ほおはりんごのように赤く色づき、ようやく家族も私にヨガをやめるように言わなくなりました。この効果を疑うことはできませんから。

私が言いたいのは、あなたの人生は誰のものでもない、あなたのものだということです。

ダヌラアーサナ
弓のポーズ

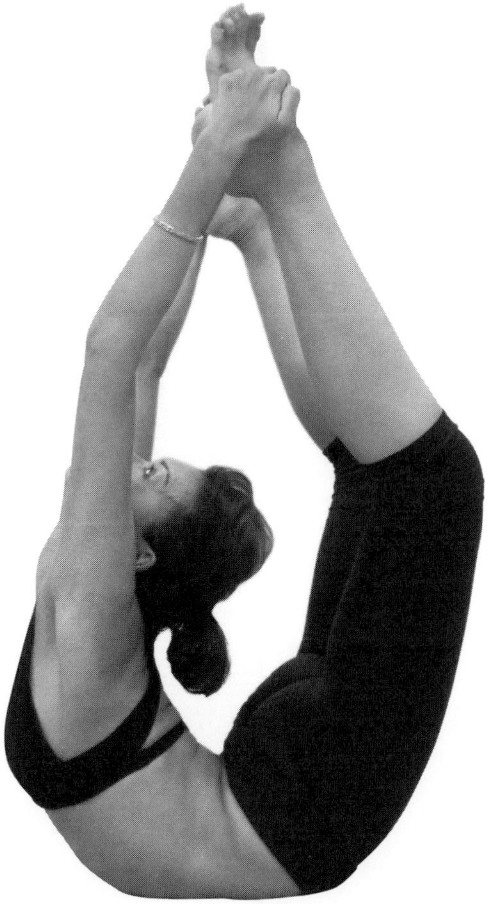

19

「ビクラム、先週、伯母さんに会いにシカゴに行ったんです」と、10歳のバービーが言いました。「747型機に乗ったんです、そうしたら、翼が上がったり下がったりしていました。嵐だったから、ずっと上下に動いていて、外を見たらまるで翼が取れそううでした。だって、ひらひらしていたんです」。

「ああ、もし飛行機の翼が鳥のようにぱたぱたしていなかったら、2つに折れていたでしょう。エンパイア・ステート・ビルは、風が吹くと揺れるようにできています。そういう内部の柔軟性がなければ、崩れ落ちてしまうでしょう。大きな橋にしても、同じことです。車も、ばねや緩衝装置がなければ、粉々になってしまいます。つまり、生きているものでなくても、バランスがあるから健全だということです。バランスとは、力と柔軟性です。

人間は、建物、橋、飛行機、車には柔軟性が必要であるとわかっているのに、どうして自分自身の体を柔軟に保つことの大切さを忘れてしまうんでしょうか。硬くなれば壊れるということが、わからないのでしょうね。しかも人の身体では、事態はなおさら重大です。人には他にはない心というものがあり、身体だけでなく心も硬くなってしまう。つまり、二重に硬くなってしまうということです。

人は皆、飛行機のようでなくてはならないんです、バービー。定期的にねじを締め、部品を交換し、結合部や蝶番に油をさし、燃料が新鮮であるかどうかチェックし、すべての電子神経をテストする。こういった確認、油をさしたり部品と交換したりということを怠って飛行機を飛ばせば、硬くなり病気になり、すぐにがらくたとなってしまいます」。

「でも、ビクラム、人間の部品は変えられません。ほとんどのものはね」と、バービーが言います。

「そんなことはありません。部品の交換は、毎日しているのですよ。脳を除き、あなたの身体の中には今、あなたが生まれたときにあったものと同じものは何もありません。生まれたときの細胞はすべて死に、新しいものに変わっています。これは、あなたが『若い』間はずっと続きます。しかし年をとってくると身体は手入れされなくなり、部品が交換されることもなく、器官がどうしようもない状態になることもあります。ですが、飛行機会社のように、あなたが自分自身できちんと対処していれば、がらくたになることはありません。

ヨガを毎日練習するのは、自分自身で自分のことをきちんと対処するということです。少し寒いとか痛みがあるからといって、うさぎのように凍えているなら、腰痛や関節炎、高血圧だからといって動いたり運動したりすることを怖れているなら、ぜんそくや肺気腫があるからといって呼吸を怖がっているのなら、妊娠中だからと足を上にしてずっとすわっているのなら、顔色が悪いからといって顔にごみのようなものをつけているのなら、あなたは自分自身の身体に脅かされているも同然です。墓の考古学者が扉を開けたたら、もっと苦しむことになるという呪いがかかっているなどといって、脅かされているようなものなのです」。

「ビクラム、どうして、たとえばジョギングが、ヨガほど完全な運動ではないのかが、まだわかりません。ジョギングをした後は、いつも、とても気分がいいのですが」。

「それなら、ジョギングを続ければいいのです。ジョギングは、もちろんいいものです。決して、反対しているわけではありません。他のスポーツにしてもそうです。多くは循環系にとって大変いいものですからね。ですが、人間の健康というのは循環系だけが問題になっているわけではありません。腹部、脊柱、骨格、呼吸器系、神経系も重要です。こういったところには、運動することによって循環系から与えられる以上のものが必要なのです。つまり、少々の酸素とほどよい震え以上のものがね。その部分を特に、動かす必要があるんです。

たとえばジョギングは、すべての関節を動かすものではありません。しかし関節には、関節炎の原因となるカルシウムが隠されています。また、内臓器官、腺、筋肉、腱を縮めたり伸ばしたりはしませんが、そういうところに胃酸過多、慢性的な消化の問題、ヘルニア、腎臓結石、痛風、甲状腺や扁桃腺の問題、虫垂炎、女性生殖器の問題、潰瘍などが隠されているんです。それにジョギングでは、肺のごく一部のとても浅い部分を使っているだけです。つまり、肺を本当に強化して伸縮させているわけではなく、肺気腫やぜんそく、気管支や静脈洞の問題など呼吸に関わる問題の根底にまで行きついているわけではありません。それに、腰痛、坐骨神経痛、椎間板ヘルニア、リウマチ、関節炎などを隠し持つ背骨には、何の効果ももたらさないのです。そして、緩んだねじや、その他名前をつけることもできない多くの恐怖を抱えた神経系にとっても、何らいいことはありません。

すべてのスポーツ、運動、バレエですら、同じことです。健康に関わるすべてのシステムを維持することができるのは、ヨガだけです。簡単なことです。世界で一番健康なのは誰でしょうか。それは、ヨガを行う私の生徒たちです。

さあ、始めましょう」。

理想
ダヌラアーサナ

①

タオルの上にうつ伏せになります。両膝を曲げ、両足を臀部に近づけます。両腕を後ろに回して、両足をそれぞれ外側から握ります。つま先を伸ばし、伸ばした足先から5cmほど下で足の甲をしっかり握ります。手、手首は足の外側に、足を握っている手の5本の指はそろえます。ポーズを行っている間中、両足両膝はそれぞれ、15cmくらい離しておきます。息を吐き出しましょう。

注：初心者で高血圧症の人がこのポーズを行う場合は、必ず指導者の指導のもとに行いましょう。症状別適応と医学的注意のページ（201ページ）を参照してください。

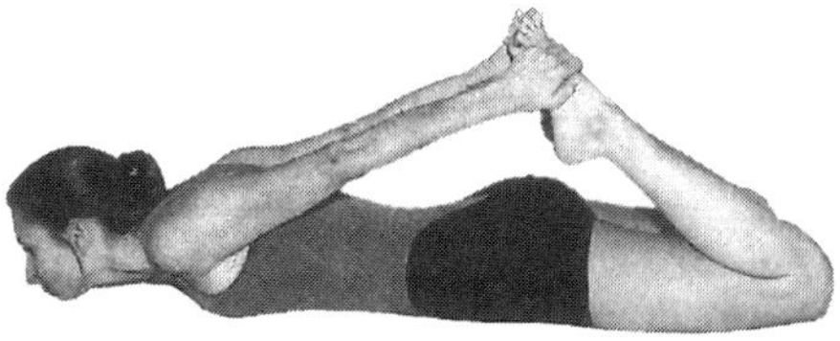

現実
弓のポーズ

①

このポジションに入ると、誰かがやってきてあなたの口にりんごを押し入れ、悪意に満ちた顔であなたをにらみつけるんじゃないかという嫌な気持ちがするかもしれません。実際最初の数日は、20秒の間ただそこに横になることしかできず、足はつかめても、どうにもならない人もいるかもしれません。特に何も問題のない人でもときに、足に手が届かない人もいるくらいですから、手が届かないよりは何とか足をつかめるほうがよいでしょう。

がっかりすることはありません。仲間は大勢います。これまでの経験から考えると、これは多くの人にとってもっとも大変なポーズです。柔軟性がないと難しく、脳から筋肉へのメッセージが大変届きにくいポーズです。

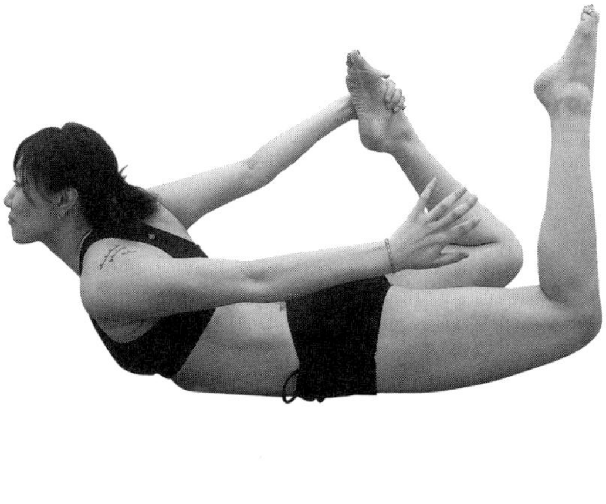

理想

ダヌラアーサナ

②

深く息を吸い込み、天井を見上げ、同時に太ももと上半身を床から持ち上げます。握っている手に逆らうように足を後ろの方へ向って蹴り、さらに高く脚を上げます。

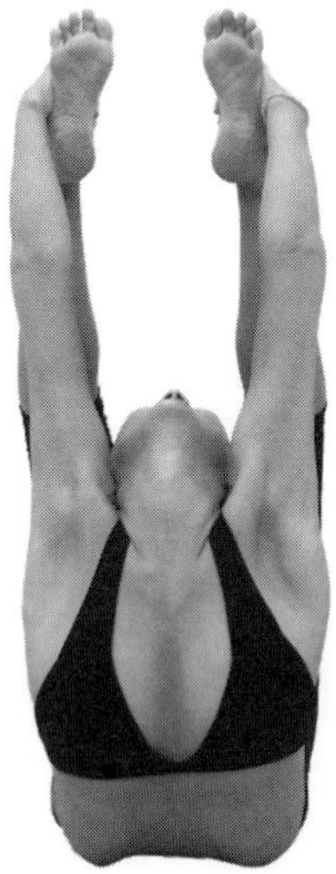

体重を前の方へ向って移動して、さらに脚を高く蹴り上げます。腹部中央でバランスがとれるようになりましょう。限界まで脚を持ち上げたら、そのまま銅像のように姿勢を20秒間保ちます。80-20呼吸法を行います。

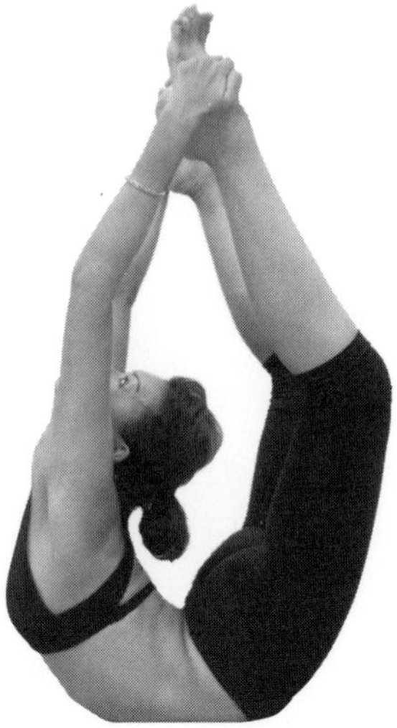

現実

弓のポーズ

②

上半身を持ち上げるのは、比較的簡単なはずです。実際、この手足を縛ったようなポーズでは、どうしたって胴は上がった状態になるでしょう。いくら後ろに蹴って持ち上げようとしても、床から持ち上げるのが難しいのは脚のほうです。

これを克服するには、まず足をしっかりと握り、背中と臀部という体のごく一部に意識を集中させます。上半身や脚を持ち上げなくてはいけないということは、忘れます。そして、腹部、臀部、背中の下を床へ向って下に押しつけます。これには、筋肉を岩のように硬く引き締める必要があります。そして、さらに、下に押しつけましょう。同時に、手で足先をできるだけ強く上へ向って押し上げます。

これで、上半身はうまく持ち上がるでしょう。そして太ももが持ち上がっていく感覚があり、どの筋肉を使って持ち上げればいいのかがわかるはずです。使う筋肉は、脚ではなく臀部、背中の下、そして腹部にあります。

さらにヒントを挙げるなら、両脚をタオルから持ち上げることができたなら、肩がしっかりと持ち上がっているかどうかを意識してみてください。腕を使って、肩甲骨を後ろに引き上げましょう。肩甲骨が後ろに引かれていることを感じるためには、最初の数回は肩も一緒に後ろに引くつもりでやってみましょう。ですが、肩の力を緩め、体重を腹部の方へ向って移動することで、胴も脚も、すべてもっと遠くへ高く持ち上げることができ、それによって体をさらに伸ばすことができ、一層の効果が得られます。

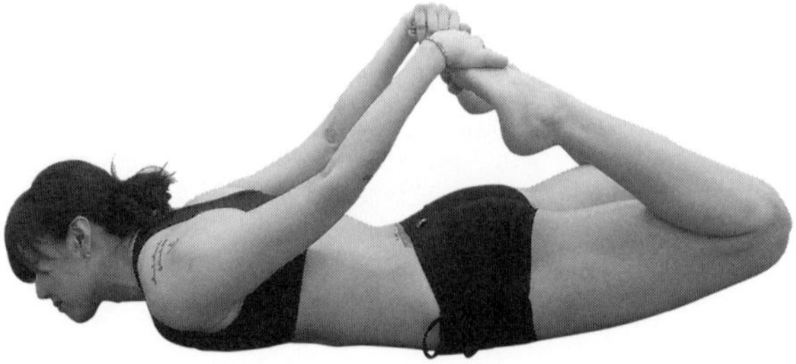

③

上半身と両脚をゆっくりと下ろして元の姿勢に戻り、顔を左右どちらかに向け、体の横で腕の力を抜いて、両手のひらを上に向けます。20秒間、休みましょう。

④

もう1度ポーズを繰り返して20秒間保ち、その後ゆっくりと上半身と両脚を下ろします。20秒間、休みましょう。

③

弓のポーズはコブラのポーズ、バッタのポーズ、完全なバッタのポーズ、立位で弓を引くポーズ、そして天秤のポーズそれぞれの難しい点を組み合わせたようなポーズです。これらすべてのポーズの効果を合わせたポーズでもあるので、休んでいる間は、大変気持ちがよいはずです。

④

最初の数日は20秒間ポーズを保つのが無理なら、まず10秒から始めましょう。そして、毎日2秒ずつ、長くしていきます。ですが未熟な初心者ががんばりきれないとか、筋のけいれん、こむら返り、高血圧、膝が痛いなどというくだらない不平を訴えても、それは20秒間しっかり数えられないことへの都合のいい言い訳でしかありません。その上、弓のポーズは1度できるようになりさえすれば、大変気持ちのいいポーズです。少し、気が楽になりましたか。

効果

弓のポーズは大腸と小腸、肝臓、腎臓、脾臓の機能を改善します。丸くなった背骨をまっすぐにし、腰痛を和らげ、胸骨を広げることではと胸を改善し、肺を最大限に拡張して酸素の吸入量を増やします。また、背骨への血液循環を高めることですべての脊髄神経を活性化します。消化をよくし、腹筋、上腕、太もも、腰を強化します。特にダンサーにとっては、股関節の柔軟性が増すという効果があります。また、肩甲骨、広背筋、三角筋、僧帽筋の柔軟性を高めます。

フランシスからのレッスンメモ

私は、膝の手術を受けたことがあります。1年前には、私が口を開いてレッスンメモを告げるだなんて、思いもしませんでした。ですが今なら、話すことがあります。それこそが、ヨガから与えてもらったものです。つまり、ヨガは内に秘めた自信を私にくれました。膝はよくなり、そのおかげで毎日の生活がずっと快適なものとなりました。ですが、本当に私にとって大きいのは自信です。

私はよく病気をし、仕事の時間の多くを奪われました。ですが今では大変快調で、ストレスを感じることもありません。職場で周りを見渡せば、体格的に恵まれているように見えても病気をする人がいて、なぜだろうかと思います。というのも私は、ウッディ・アレンのような体つきなのです。彼らは緊張とストレスのため、体は弓の弦のようにピンと張られ、毎日の生活に悩み、その答えを見つけるために酒を飲んでいるのでしょう。

私は、まったくその逆です。健康、柔軟、バランスに向かい、完全な休息とものごとに対処できる力、内なる真の幸福へと向かっています。給料は上がり、昇進も考えてもらっています。その上、ガールフレンドまでいます。

何よりいいのは、何人かの同僚を一緒にこのレッスンに連れてきて、そのうちの何人かは続けてレッスンに来ていることです。自分が発見したことを誰かと分かち合い、私がヨガから得たものを彼らも得られるというのは、何ともいい気もちです。

ビクラムは、一体どんな気持ちなんでしょうか。何といっても、ビクラムは何万人もの人を助けているのですから。

スプタ・ヴァジュラアーサナ
正座から仰向けに寝るポーズ

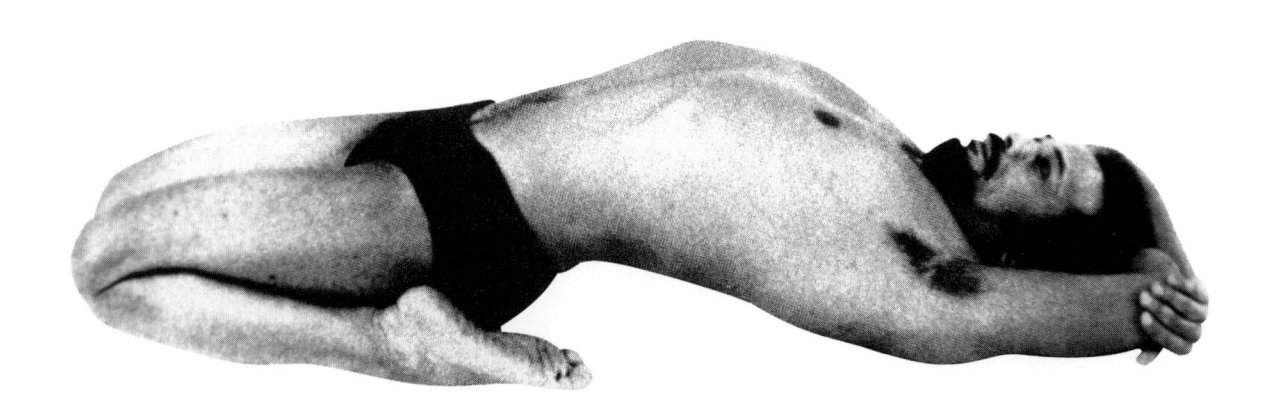

20

「今の弓のポーズは大変よかったですよ、アーチー。両方の太ももが、完全に床から離れていました」。

「いや、もう1度同じようにできるなんて到底思えません」。

「できますよ、私が指導しているんだから。自由の女神にだって、弓のポーズを教えることができます。なぜいつも、そんなに笑うんですか。すぐに、75%は正確にできるようになります。そしてその次の日には、新聞にマンハッタンが港に崩れ落ちたと記事が載るでしょう。皆があわててマンハッタンの先まで、彼女が建っている島で弓のポーズを行う自由の女神を見に行ったためにね」。

「たいまつを口にでもくわえるのでしょうか」。

「たいまつをどこに持っていようが、そんなことはどうでもいいんです。20数える間、しっかりポーズを保ってくれさえすればね。

バービー、テリー・ツーに完全な弓のポーズを見せてやってくれますか」。

バービーは両足をつかみ、体の前後を持ち上げ、何ということもなく両方の足を肩に乗せました。

「あなた、あれが、信じられるかしら」と、フローレットが言いました。

「信じられますよ。私の言う通りに毎日ヨガを続けていれば、そのうちあなたにもできるようになります。

フローレット、あなたはどうしていつもそんなに悲観的なんでしょうか。アーチーは、弓のポーズを完全にできることはないだろうと言い、あなたは10歳の女の子に嫉妬しています。2人とも、すでに自分の行ってきたヨガの中でいくつもの奇跡を見てきたでしょう。椎間板ヘルニアだったアーチーは、いまや椎間板が飛び出ることもなく、素晴らしい体つきになりました。自分のできることに信念を持てるようになるのに、一体どれほどの奇跡が必要なんでしょうか。

何度も何度も、成功するために必要なものが何なのか、話してきたはずです。ヨガにおいてだけではない、人生においてもね。あなたはヨガで少しの奇跡を起こし、自己鍛錬、意志力、集中力も手に入れました。そうでなければ、今もレッスンを始めたときと同じ状態であるはずですからね。ですが、信念と忍耐力についてはどうでしょう。どうしてそこにいて、バービーのように完全な弓のポーズを行うことのできる日は来ない、と言うのでしょう。これまですでに達成してきたことが、わかっていないのですか。

私がずっと言い続けている成功への鍵は、古びてほこりをかぶったような哲学ではありません。ダイヤとルビーのちりばめられた24金です。刺激的で魅惑的なものです。しかも、すべてあなたの持っているものです。あなたに必要なのは、自分を信じることだけです。

自らの灰からよみがえった不死鳥のように、顔を下に向けた完全な休息のポーズから立ちあがって、さあ、始めましょう」。

理想 スプタ・ヴァジュラアーサナ

①

タオルの上で正座します。両膝をそろえ、お尻をかかとに乗せ、足の裏は上に向けます。

両膝をくっつけたまま足をお尻の幅まで開き、足と足の間にお尻を置きます。お尻は床に着き、足は臀部の横についています。ポーズの最中、両方の脚は床の上に置いたまま離しません。

両手を後ろに回して両方の足に乗せ、手のひらは足のつま先に、親指を足の内側に、残りの指は外側に置きます。

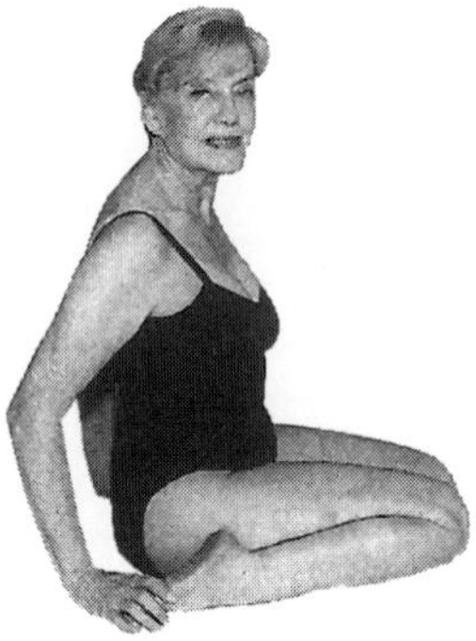

現実 正座から仰向けに寝るポーズ

①

最初は多くの人が、かかとの上にすわることすらできないでしょう。そして次に、お尻をかかととかかとの間で床につけるのに数週間を要するでしょう。ですが最終的にできるようになったときには、エベレスト登頂に成功したときのような気分になるはずです。そしてある意味、エベレスト登頂と同様のことを成し遂げたと言えます。わずか1日前には不可能に思えた何かが、できるようになるとわかれば、前をさえぎるものなど何もなくなるからです。

体を柔軟にして早く進歩するためには、そして膝や足の避けられない痛みを和らげるためには、夜、テレビを見ながらこのポーズを練習するとよいでしょう。床に正座して両足を開き、ゆっくりと、けれど持続的に体を上下して膝や足の筋肉、腱を伸ばし、この姿勢に慣れましょう。

特に男性の中には、両膝を合わせたままでこのポーズをとるのが大変難しい人もいます。その場合は、最初は少し膝を離してすわり、うまくできるようになったら、両膝をつけるようにしましょう。

お尻をかかとに置くことができない間は、足に手を置こうと思っても足の指に手が届かないでしょう。ですが、つま先を手でつかもうとしていれば、体は伸ばされます。

②

両方の足を手で握り、ゆっくりと右ひじを曲げて後ろ側で床につけ、次に左ひじも曲げて床につけます。上半身が後ろに傾き、それを両ひじで支えている状態です。

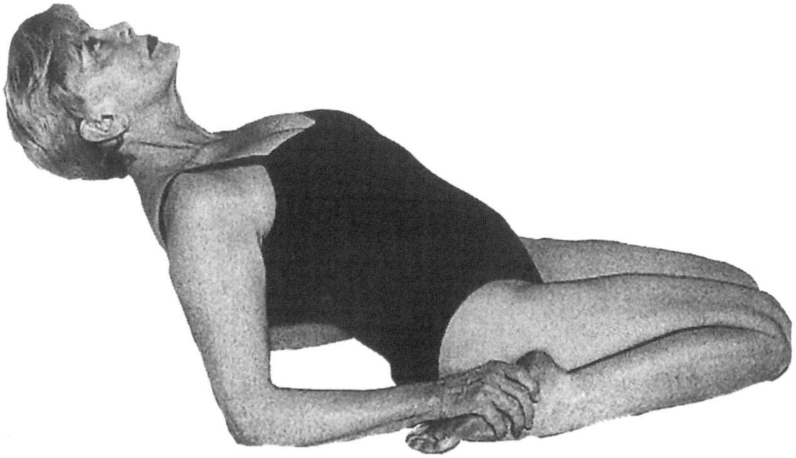

続く

②

ポーズのこの部分でまず、足から悲鳴が聞こえてくるような気がするでしょう。後ろに体を倒せば倒すほど足の悲鳴は大きくなり、その上足首、ふくらはぎ、膝、太ももも一緒になって悲鳴をあげるはずです。このポーズをすでに行った人に心から共感し、汚い言葉を使うのも許されるほどでしょう。けれど、これをやめてしまうのは法律違反、不道徳、ましてや問題外です。

ここに1つ、大切なことを確かめておきましょう。この不快感はポーズに慣れていないがために引き起こされたものであり、自分の体が痛められているためのものではありません。もしこれが体を痛める原因になるとすれば、急にポーズに入る、あるいは慌ててポーズから出てしまう場合だけです。すべてをゆっくり行いましょう。これは、何度言っても言い過ぎることのないアドバイスです。

初心者であれば、手のひらをつま先の上ではなく体の後方の床にぴったりとつけてもよいでしょう。そうすれば、ひじにしっかりと体重をかけることができ、気の毒な脚や足にかかる体重を少し軽くして、その分を腕や手にかけることができます。

続く

理想

スプタ・ヴァジュラアーサナ

③

膝をそろえ、床につけたままで、頭を後ろの床につけ、両肩も床につけて力を抜きます。両ひじを外側にずらしながら、上半身、肩を床につけていきます。

両腕を頭の上に上げ、手で反対側のひじをつかみ、両腕をゆかにぴったりとつけます。あごを胸の方向へ押し込んで、完全に力を抜いて息を吐き出し、その姿勢を20秒間保ちます。

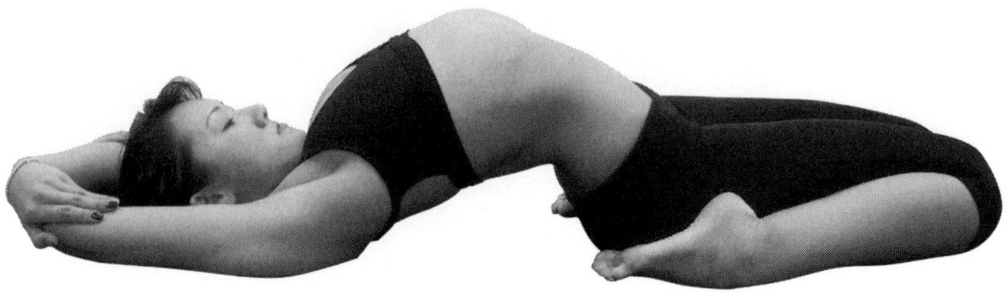

現実

正座から仰向けに寝るポーズ

③

このポーズには2か所、誰もがつまずくところがあります。まず、両ひじを床に下ろすところです。数日の間は、なかなか下にはいかないでしょう。胸から腹部、腰、太もも、ふくらはぎ、そして足、これらすべての筋肉を伸ばしているだけで、その後この状態で固まっているのはただ単純に怖れからくるものです。

ですが最後には勇気を振り絞り、頭を床に下ろしましょう。その状態ではまだ、ひじにほとんどの体重がかかっており、そこでひるんでしまいます。次に何をすればよいのかがわからず、とりあえず何かをやってみることすら躊躇してしまうことでしょう。

これらの問題に対する解決法は、力を抜いてくつろぐことです。床に肩をつけるという動きに抵抗してみても、ことを3倍難しくしているだけです。完全に身を委ねてみましょう。両ひじを外側にずらし、タオルの上で肩とその周辺の力を抜きましょう。脚と足は悲鳴をあげるかもしれませんが、できるだけそれに耐え、それからゆっくりと起き上がります。

これが最後の姿勢なのですから、両膝を完全にそろえ、床にぴったりとつけたまま保ちましょう。それから意識を臀部に向け、お尻が鉛のようになって床に沈み込むと考えましょう。力を抜いてくつろぐコツさえつかめれば、正座から仰向けに寝るポーズのまま眠りに落ちることすらできるでしょう。それほど、心地よいポーズです。

ヨガは、ヒーローや愚か者を求めているわけではありません。毎日、その日できる最大限を試み、数えている間、その姿勢を保ちましょう。

④

両ひじと両手で体を支えながら、ゆっくりと体を起こします。向きを変えて仰向けに横になり、屍のポーズを20秒間行います。

⑤

起き上がる方法で体を起こし、足の指を握って額を膝につけます。向きを変えて鏡に顔を向け、正座して、正座から仰向けに寝るポーズを繰り返し、20秒間姿勢を保ちます。

⑥

両ひじと両手を使って、ゆっくりと起き上がります。向きを変え、横になって屍のポーズで20秒間保ちます。

効果

正座から仰向けに寝るポーズは坐骨神経痛、痛風、脚のリウマチの治癒に効果があります。太ももを細くし、ふくらはぎの筋肉を引き締め、腹部を強化します。脊柱下部、膝、足首の関節を強化し、柔軟性を高めます。

④

どんなにポーズを解きたいと切望していたとしても、ゆっくりと、ポーズに入ったときとまったく逆の方法で起き上がらなくてはなりません。

⑤

最初に行ったセットで筋肉が気持ちよく伸びているので、2回目にはよりうまくできるはずです。ですから、弱気にならず、まずやってみましょう。

数日、数週間、あるいは数か月の後に、ついにポーズ中眠ってしまいそうになるくらいまでになったら、両足をお尻に近づけ、足の指を内側へ丸めてお尻の下に入れましょう。そうすると、足と脚に一層のストレッチを感じることができます。

そこまでできるようになったら、いい夢を見てください。それに値するだけのことは、してきたのですから。

⑥

このポーズを行うのは大変でしょうが、うめき嘆き、不満を言うのは最高のセラピーです。人が口に出すあれこれは、後世にまで記録されるべきです。同病相哀れむという格言はそもそも、正座から仰向けに寝るポーズを行うヨガの生徒について言われたものに違いありません。とはいえ皆、最後は泣くのではなく笑って終わります。

アルダ・クルマアーサナ
不完全なカメのポーズ

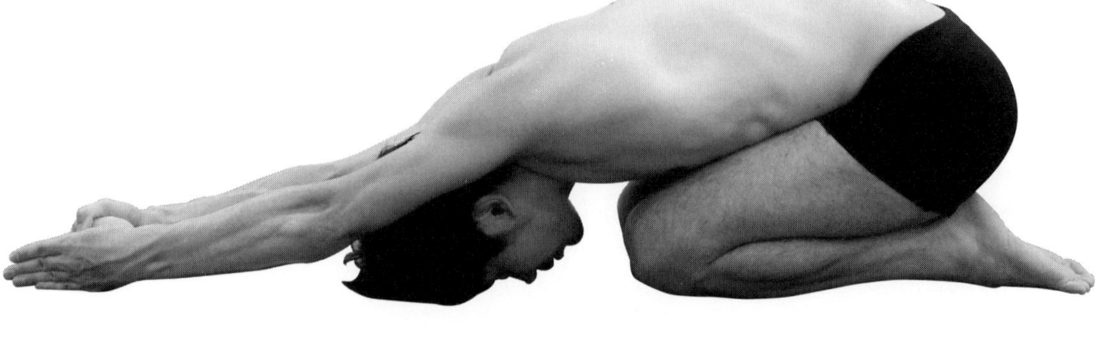

21

「ビクラム、正座から仰向けに寝るポーズでは、背骨全体がそのうちぴったり床につくようにならなくてはいけないのでしょうか」。

「いや、肩全部と臀部が床についていればそれでいいです。このポーズで背骨全部を床につけるというのは、身体上ほぼ不可能です。今まで私が見た中で唯一それができたのが、私のスクールの指導者の１人です。体全部が、ゆで上げスパゲッティのようでした。彼女のような場合は医療科学に任せなくてはね。

だが実のところ、それが彼女にとっては大きな問題でした。まず、自分の柔軟性とバランスを保つだけの力強さを手に入れるために、大変な努力が必要です。それから、柔軟性がないというのがどういうことなのかが、わかりません。ですから生徒にはただ『こうしなさい』と言うばかりで、生徒がなぜできないのかは理解できないんです。」

「ずっと美しい人が、地味であるってどういうことなのかを理解しようとするみたいなものね」とフローレットが口をはさみました。

「一体、君は自分がどっち側にいるつもりで、話しているんだい」とアーチーが尋ねました。

「そんなことは、問題ではありません。彼女は今、毎日ヨガを行っていて美しく、彼女がヨガを続ける限り、そしてヨガを続ける人は誰もが皆、この先彼女のように美しくいられることができます」。

「ビクラム、あなたは幼い頃、４歳のときにヨガを始めたでしょう」と、ヒルダが始めました。「始めた頃どんなふうだったかなんて、もう、忘れてしまったのではないかしら。それとも、もともと体が柔軟だったのでしょうか。

「いや、もともと柔軟だったわけではありません。かなり努力する必要がありました。しかし今では、時々それも忘れます。そして忘れてしまったときには、生徒のためと思って大きな犠牲を払うのです。つまり、１か月の間怠惰なふりをして、まったくヨガをしないんです。それからもう１度、ヨガを行えば、皆さんと同じように、体は硬くなっているし、痛んで大変です」。

「まあ、なんて寛大なんでしょう」と、フローレットが言いました。

「それは、泣きたくなりますね。ビクラムが怠けてふらふらしているように見えるときはいつも、私たちのために自分を犠牲にしているのですね」と、ジュリエットが言います。

「さあ、このあたりで、いいでしょう。

起き上がる方法で体を起こし、タオルの上で向きを変えて鏡に向かいましょう。始めます」。

理想

アルダ・クルマアーサナ

①

正座ですわります。かかとの上にお尻を乗せ、両膝と両足をそろえ、手を膝の上に置きます。

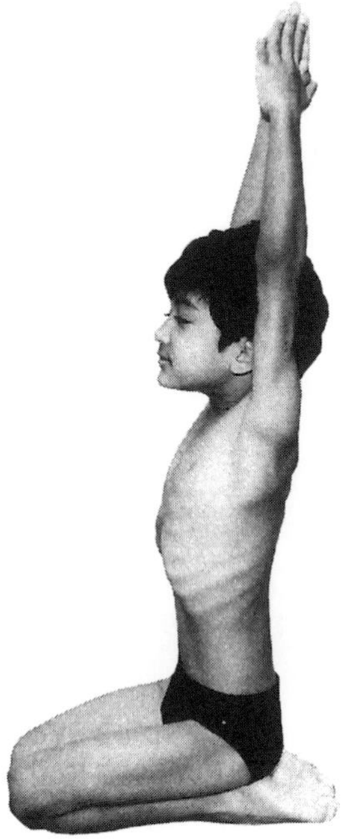

現実

不完全なカメのポーズ

①

正座から仰向けに寝るポーズで正座をするのが難しかった人は、この不完全なカメのポーズでも同様に、かかとをお尻に乗せるのを難しく感じるでしょう。前にも触れたように、普段から膝をついてゆっくりと体を上下させ、衰えている筋肉や関節、腱を伸ばすようにしましょう。けれど、とりあえず、できる段階までポーズをとります。ポーズを行っている間中、臀部を下げ続けるように意識しましょう。

②

両腕を体の横から頭の上に上げ、美しい尖塔の形を作ります。両手のひらを合わせ、親指を交差し、腕を耳につけ、背骨をまっすぐに伸ばします。腕をできるだけ高く伸ばし、深く呼吸をします。

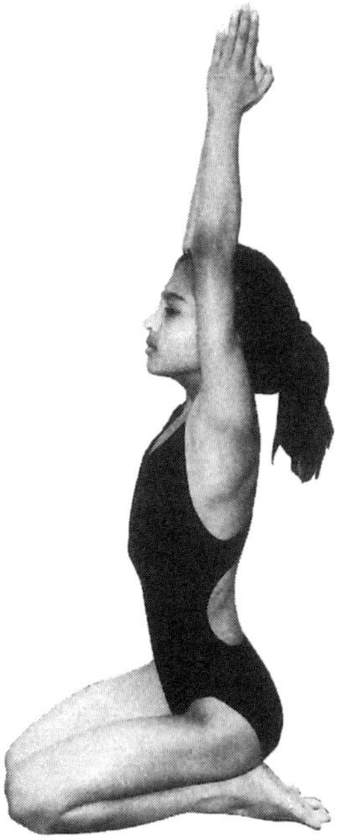

続く

②

このストレッチのポーズについては、効果の半分は次の段階で体を前に傾ける際にしっかり両腕を固めて耳につけていることから得られます。ですから、きっちりと尖塔の形を保ちましょう。

続く

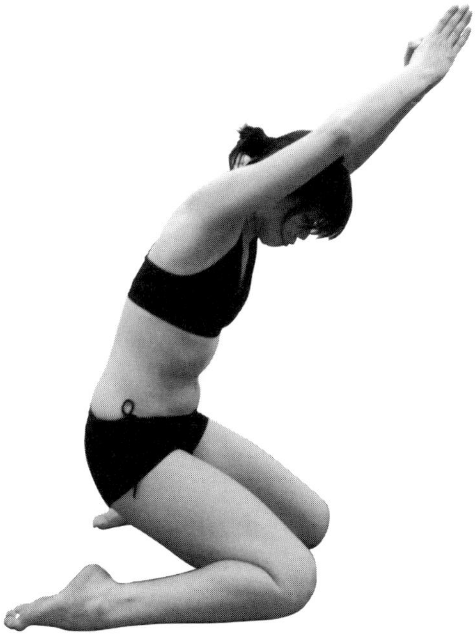

理想 アルダ・クルマアーサナ

③

お尻をかかとにつけたまま、背骨の下からゆっくりと体を前に傾けます。尾骨から指先までが1本の美しい直線になるようにし、腕で作った尖塔の形を保ったまま最大限に背骨を前に伸ばし、大きく息を吐き出します。手の外側を床につけ、ひじはしっかり固めたまま、尖塔の形を保ちます。お尻はかかとにつけ、目を開けたままにします。

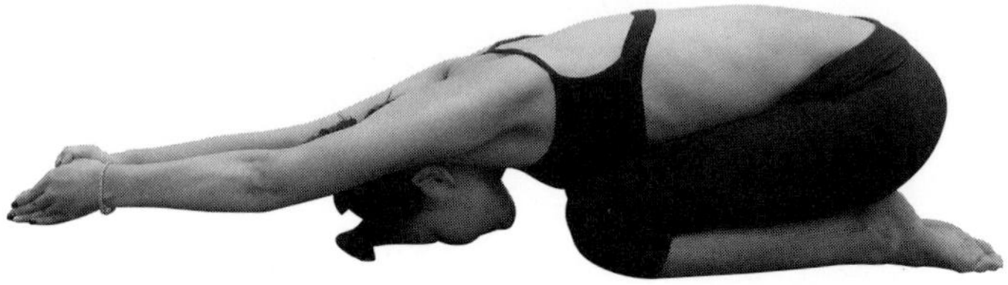

現実 不完全なカメのポーズ

③

不完全なカメのポーズは、正座から仰向けに寝るポーズという苦行のあとでは、素晴らしい天国のように感じられるでしょう。このポーズが単純だから、という理由ではありません。そもそも、体を前に傾けた段階で、このままお尻をかかとにつけたままにするのが難しいということがわかるでしょう。そしてもちろん、額を床につけた段階ではもっと離れてしまいます。ジェフですら、いまだに2、3cmは離れています。

また、背骨を完全にまっすぐにした状態で体を前に傾けるほどの力が背骨にないことにも、気づくことでしょう。もう1度、第7章の天秤のポーズのときに話したワニのことを思い出して下さい。タオルの顔と手をつける場所には、あのワニがいると考えてください。つまり、体を前方に下ろすときは大変ゆっくりと行い、タオルにつける瞬間まで顔と手をタオルから離しておかなくてはなりません。

こうすれば体を伸ばしてしまうということを避けられる上、背中の筋肉が強化され、背骨をぎりぎりまで、できるだけまっすぐに伸ばしておくことができます。また、お尻をできるだけ長く、かかとにつけた状態にしておくこともできるのです。お尻がどこの段階で離れるのかがわかるようになり、日々、進歩が感じられるようになります。

④

腕で作った尖塔を、さらにできるだけ前に伸ばします。額をタオルにつけ、あごを胸から離します。肩と背中を、完全に緩めます。目は開けたまま、息を吐き出し、20数える間その姿勢を保ちます。

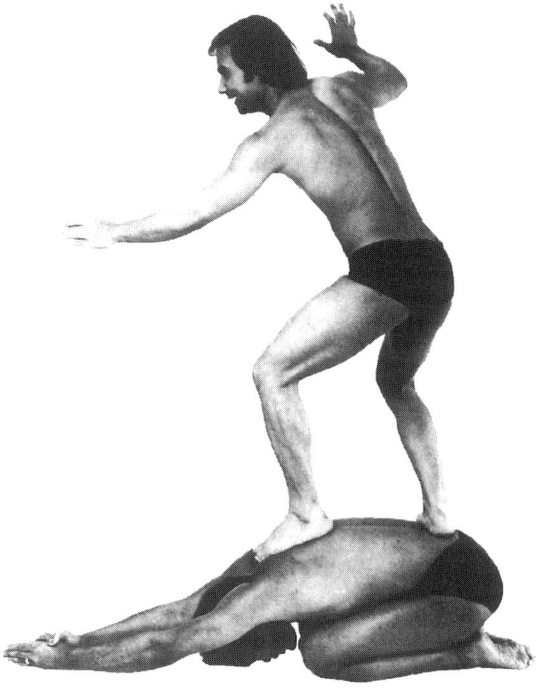

クインシー・ジョーンズとビクラム

続く

④

クインシーは、もっと体を伸ばすことができるはずです。私は時々、生徒の腰の上に立って優しく体を上下させ、生徒が体を伸ばすのを助けることがあります。これによって背骨、それからお尻とかかとをつけておくために必要な筋肉を伸ばすのを助けます。しかも、痛みはありません。それどころか、気持ちよいはずです。

腕で作った尖塔をもっともよい形で伸ばすことができるようにするには、両手のひらを合わせて親指を交差した状態で両手の小指側をタオルにつけ、それを前に滑らせます。これ以上前に行かないというところまできたら、ゆらゆらと両腕を横に揺らしながら這って行くような動きで少しずつ前に動かし、限界だと思えるところまで腕と肩を伸ばします。そして額をタオルにつけ、力を抜きます。

この姿勢の目的は完全な休息であり、首や肩の凝りに驚くほど効果があります。休息の効果を実感し、しつこい凝りを追い払いましょう。うまく伸ばすことができるようになれば、体を伸ばすこと自体と体の重みだけでよい運動になります。体は、日々遠くまで伸ばすことできるようになるはずです。

続く

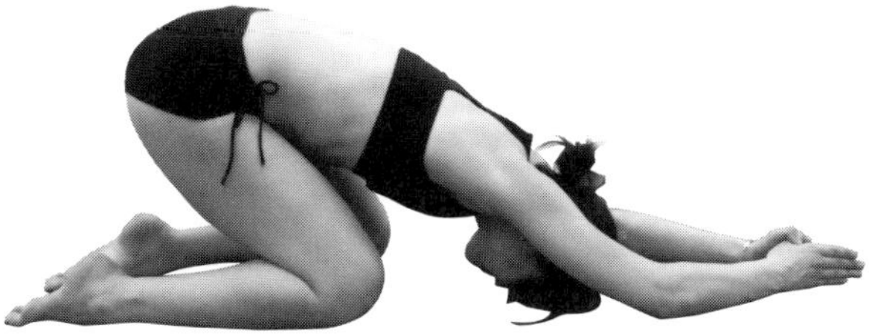

理想　アルダ・クルマアーサナ

⑤

体を前に下ろしたときと同様に、ゆっくりと1つの塊のようにして体を起こします。お尻をかかとにつけたままにし、尖塔の形を美しく保ち、背中はまっすぐにしておきます。両腕を体の横から下ろします。

向きを変えて仰向けに横になり、屍のポーズで20秒間力をぬいてくつろぎます。

⑥

起き上がる方法で体を起こし、足のつま先を握って額を膝につけます。前を向き、タオルの上に正座して、もう1度ポーズを繰り返し、20秒間保ちます。

体を下ろしたときと同じようにして体を起こし、両腕を体の横から下ろして向きを変え、屍のポーズで20秒間休みます。

現実　不完全なカメのポーズ

⑤

体を起こすときに途中で体を曲げると、お尻とかかとはつけやすくなります。両手の指先から尾骨までを硬い鉄の塊のようにまっすぐにしたままで起き上がると、お尻とかかとをつけているのが難しくなりますが、これが正しい方法です。これを行うには、妊娠したへびのようなつもりで、できるだけゆっくり動くことです。

両手、両腕、背中の筋肉を持ち上げるためには大きな力が必要で、その力をずっと保持しなければ、腕が下がって体が曲がってしまいます。きちんと行えば、上から下まで背骨全体が動き、強化されます。すべての段階でそれを感じることができ、これによって満足感が得られるでしょう。

⑥

休むことができて、よかったです。次は、ラクダのポーズです。

効果

不完全なカメのポーズには、素晴らしい完全な休息の効果があります。消化不良に効果があり、肺の下部を伸ばし、脳への血液の循環を高めます。腹部と太ももを引き締め、股関節、肩甲骨、三角筋、三頭筋、広背筋の柔軟性を高めます。

バービーからのレッスンメモ

私は多分、このクラスの中で一番誤解を受けていると思います。大人は私のことを、体が柔らかくて、大人ほど努力していないと思っているでしょう。子どもにはヨガは必要ないし、私がここで一体何をしているのか不思議に思っているのではないでしょうか。

でも、子どもだって人間です。友だちの中には私のように体が柔らかい人もいますが、皆ができるわけではありません。他の人たちは、大人と同じように苦労しています。それに皆、私だって最初はできなかったということを、忘れているんです。

チャーリーとシャーロットの子どもも、ヨガをしています。彼がヨガを始めたとき、まるで板のように体が硬かったんです。トミーは13歳でほとんど大人に近く、だから体が硬いんだと言い、振り返って私には、子どもにはヨガは必要ない、と言うのです。それならそもそも、どうしてヨガを行い、硬くならないようにするというのがいけないのでしょう。

私は、母のことを本当に誇らしく思っています。もう55歳という年齢です。私はどうも、のんびりこの世にやってきたみたいです。私には、30歳の姉がいます。母がヨガを始めるまで、私には母と一緒に楽しいときを過ごした思い出がありません。母はひどい滑液包炎で、いつも疲れて怒りっぽかったのです。でも今ではとても若々しく楽しそうで、年とって見えるのは私の姉のほうです。昨日母と通りを歩いていた姉のマージは、母と姉妹に間違われたそうです。おそらく、マージもヨガを始めることでしょう。

とにかく、ヨガは子どもには必要ない、なんて思わないでください。今から始めるように、勧めてください。そうすれば、ずっとヨガとともに人生を送れるんですから。

ウシュトラアーサナ
ラクダのポーズ

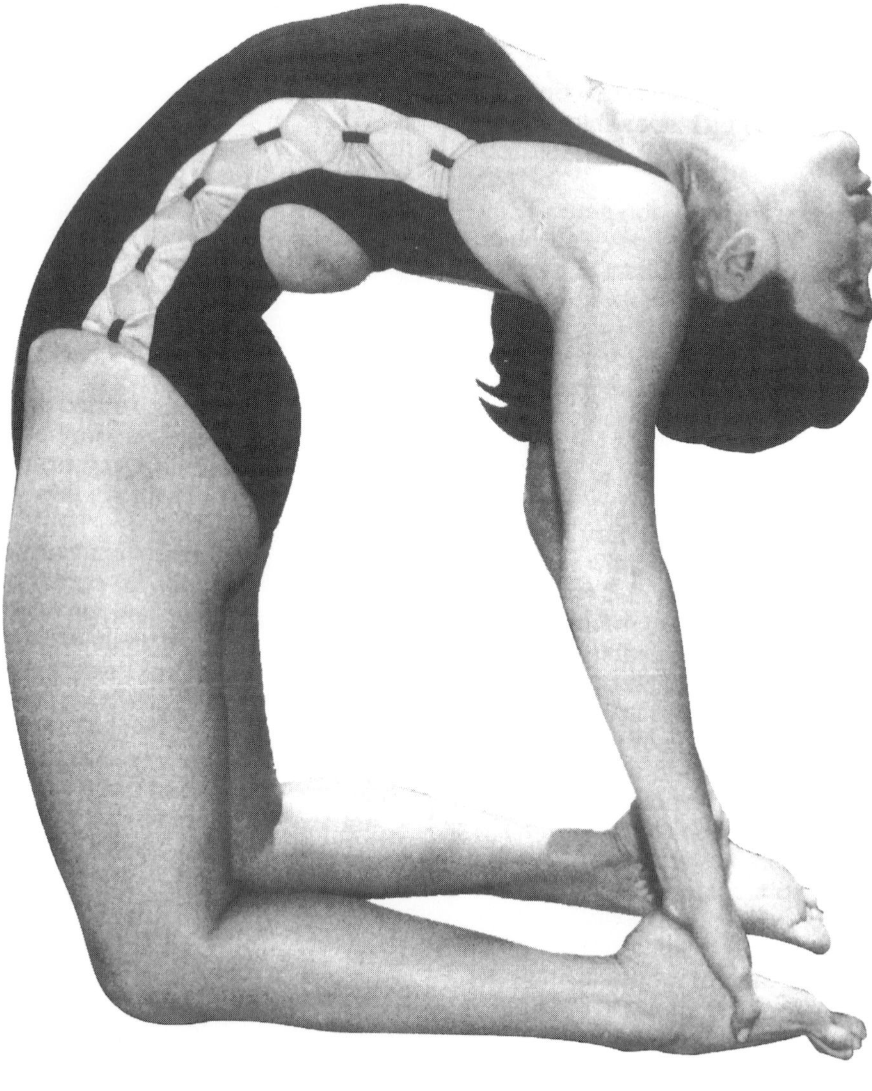

22

「ビクラム、完全なカメのポーズというのは、どういうものなのでしょうか」と、アーチーが尋ねます。

「砂漠を歩く本物のカメのようですよ。ラヴィーナ、不完全なカメのポーズでは、腕で作った尖塔の部分を今よりずっと前に伸ばしてください。素晴らしい完全な休息の効果があるのと同時に、このポーズは肺の下部を伸ばす効果があり、脳への血液循環がよくなります。65歳でぼけたくはないでしょう」。

「わかりました」。

「明日もやってきて、どんなにうまくできるか、見せてもらえますね」。

「ビクラム、それは無理です。家でガールスカウトのクッキーを作らなくてはいけません」。

「ラヴィーナ、クッキーと言いましたね。あなたの目がきらりと光りましたよ。クッキーは今晩作ればいい。そうすれば明日は、レッスンにクッキーを持ってやって来ることができます。

さあ、バービー、テリー・ツーに完全なラクダのポーズを見せてあげてください」。

バービーはほっと息をつき、それから両膝を立て、後ろの床に向かって上半身を反らせ、頭、肩、両腕を上半身の向こう側に伸ばして、両ひざの向こうで顔がその先前方を向いているようなポーズをとりました。小さな体が、きれいな円を描いています。

「素晴らしいですよ。そのままポーズを保ってください。私はあなたの胸骨の上で、カラスのポーズをとります。いいですね。

1、2、3、4。バービー、どんな気分ですか。7、8、9、10。よし、いいでしょう、十分です。彼女を見てごらんなさい。まるで、ひと吹きの風にでも吹き飛ばされてしまいそうです。ですが今は、あの、ピンク色の顔です。私の体重を感じましたか、バービー」。

「いいえ」。

「そうでしょう、他の皆さんは、まだあそこまではいっていませんが、あれが、完全なラクダのポーズです。そして今私とバービーでやって見せたのが、柔軟性の中に力があるということ、柔軟性と力が組み合わさってバランスが保たれるということです。私がどんなに言葉で言うよりも、よくわかったでしょう。バランスがとれれば、世界全部を肩に乗せて運ぶことだってできます。しかも、世界が乗っているなんて気づきもせずにね。これが、ハタヨガから得られることだ。人生には、支えることのできないような負荷も圧力も緊張もありません。

『ハタ』というのが何を意味しているか、知っていますか。サンスクリット語でハは太陽を、タは月を意味しています。太陽と月は2つの面、我々の知っている宇宙の右と左です。古代のヨギは人間の体のすべての部分にも右と左があるとわかっていました。つまり、強いところと弱いところです。そして、体の右を太陽を意味するハ、体の左を月を意味するタと呼びました。

私たちには、太陽がいかに大切かわかっています。太陽から、多くの活力と栄養を得ていますからね。とはいえ月も、恋人たちの歩く小道の上で空に飾られているだけのものではありません。月は地球上のすべて、たとえば大洋に大きな影響を与えています。そして心にもね。満月のときに気が狂うというのは、よく知られた話です。つまり、太陽と月の両方の力について知り、うまくバランスをとるのは、私たちにとってとても重要なことなんです。

それがまさしく、ハタヨガで行うことです。ヨガは融合を意味していると言ったでしょう。ハタヨガでは、肉体的には体の左右の力のバランスを整えます。たとえば湾曲したところがなく、腰の左右どちらかが高い、どちらかの膝が弱い、あるいは片側のほうが柔軟である、首や肩の片側に慢性的な痛みがある、などということが起こらないようにするのです。融合が起こりバランスが達成されれば、すべての機能は完全に同時に、そして健全な状態で働くようになります。夜と日中、太陽と月と同じように、自然の中で一緒に働き合います。

そして精神的にもバランスがとれて、月が満ちても毛や牙が生えて狼男のように月夜に走り出ることもありません。

さあ、始めましょう」。

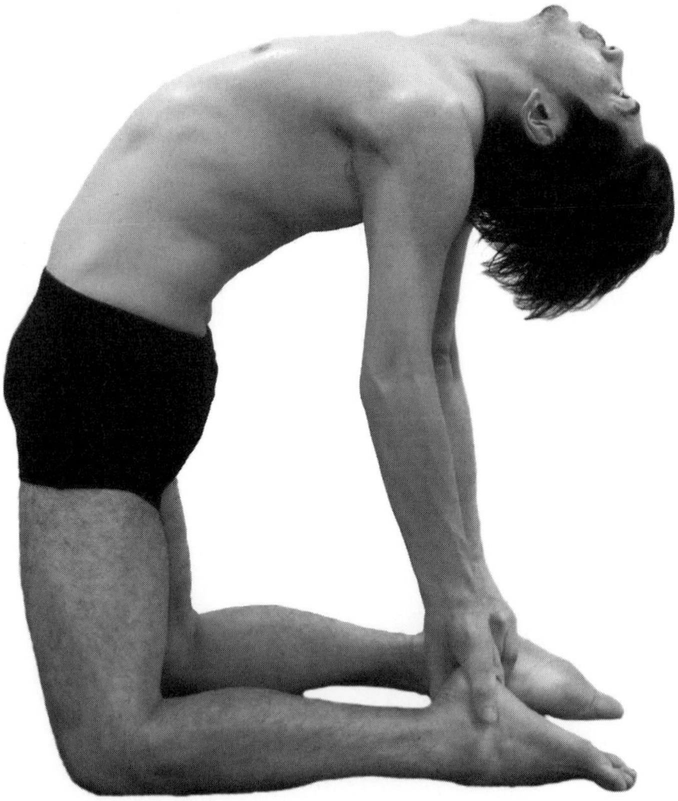

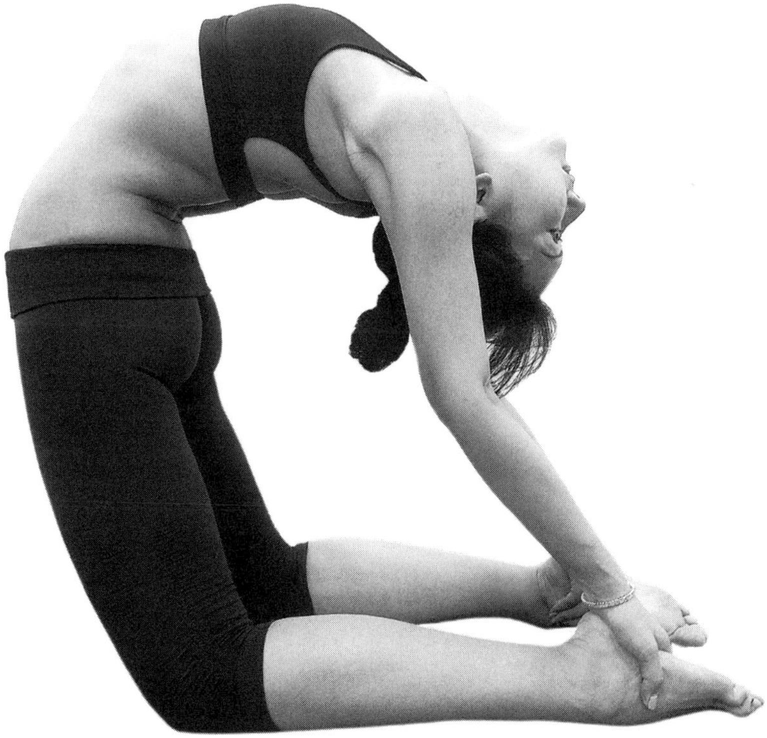

理想

ウシュトラアーサナ

①

タオルの上に両膝で立ちます。両膝、両足はそれぞれ、15cmほど離します。両手をお尻にあて、両手の10本の指を床に向けます。息を吸い込みます。

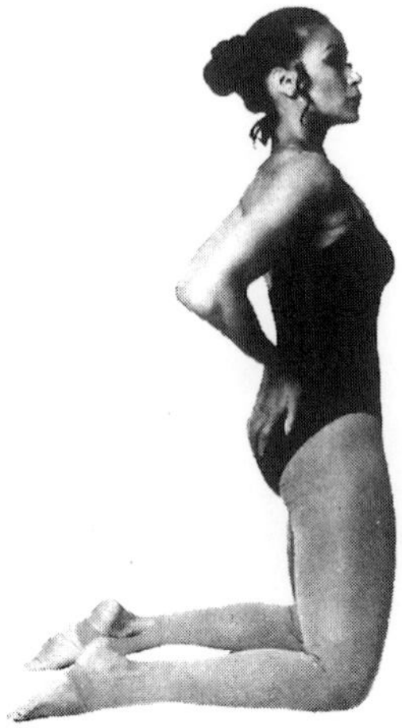

フリーダ・ペイン　1977年

現実

ラクダのポーズ

①

両膝をもう少し広げたほうが、楽かもしれません。ですが、足については15cm離すというのを守りましょう。

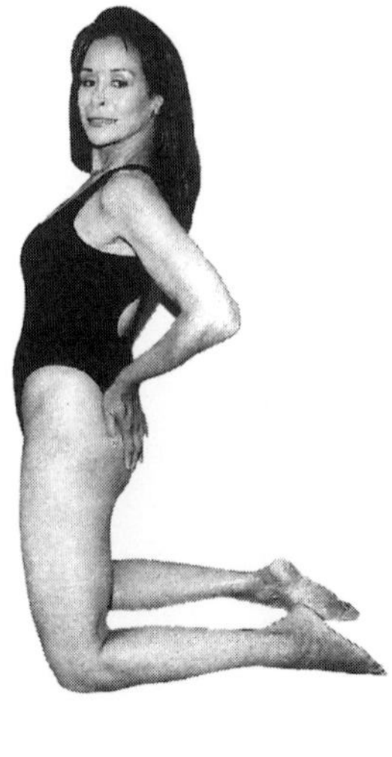

フリーダ・ペイン　2000年

②

両手をお尻にあてたまま、頭を完全に後ろに下ろします。次に上半身をゆっくりと15cmほど後ろに曲げ、その状態で止まります。

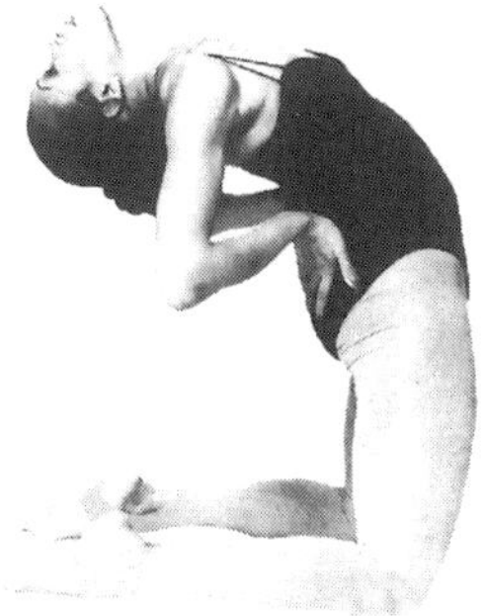

フリーダ・ペイン　1977年

続く

②

続く

この程度後ろに曲げるだけでも、初心者にとっては大変なことでしょう。両手をお尻にあてているのは支えとするためですので、これを利用しましょう。そして、頭を完全に後ろに下ろします。

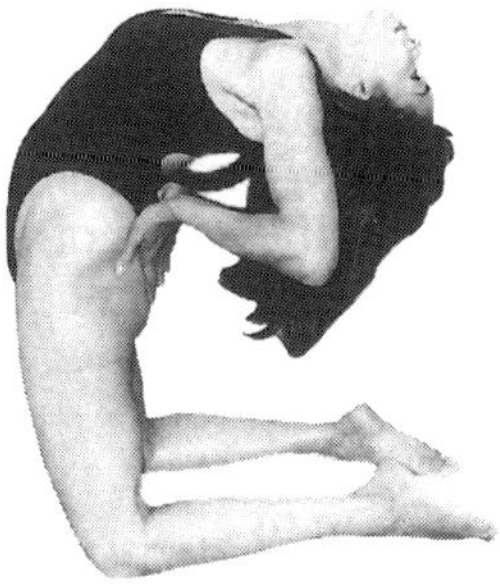

フリーダ・ペイン　2000年

理想

ウシュトラアーサナ

①

右手を下ろし右足かかとをしっかりと握ります。親指を外側にし、他の指は足の内側でまっすぐ伸ばします。次に左手を下ろして左足かかとを握り、同じく手の親指は外側に、他の指は内側で伸ばします。

深く息を吸い込み、それから息を吐き出しながら太もも、お尻、おなかをできるだけ前へ押し出します。背骨の力をすべて使いましょう。同時に、上半身を後ろに最大限に反らせます。背中の一部に集中しましょう。息を吐き出すことを強調し、20秒間姿勢を保ちます。

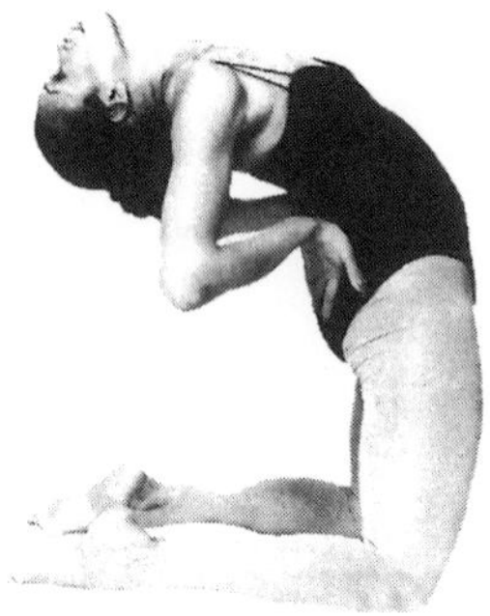

フリーダ・ペイン　1977年

現実

ラクダのポーズ

①

最初の日はおそらく、両方のかかとを握るだけで精一杯でしょう。ですが、正しくさえできていれば十分です。忍耐強く努力しましょう。

自分のことを鉄の三角形のように感じられたとしても、いいところはあります。これ以上は悪くならない、という点です。

太ももの付け根からウエストまでに意識を集中しましょう。その部分を力のすべてで上に、前に押し出します。息を吐き出し、さらに押し出します。そのうちこの中心部がアコーディオンのようになって、息を吐き出すごとに伸びるようになります。

その日できる最大限まで前に押し出すことができたら、意識を背中の一部に移し、緊張した筋肉を緩めるように努めます。「努める」と言ったのは、誰も皆自分が壊れるのではないかと思っているため、上半身を完全に後ろに反らせるために緩む必要のある部分の力を抜くことに対しても、すべての筋肉が奮闘しているからです。

ようやく神経を集中して背中を緩めることができた日には、体が美しく後ろに反ったことに高揚して、どんなに大変であったかも忘れてしまうことでしょう。

うまく前に押し出すことができるようになったら、「ごまかして」両手をかかとから離し、手を上に持ってくるということがなくなるように注意しましょう。手の指を足の甲までしっかり回し、かかとをしっかり硬く握ります。

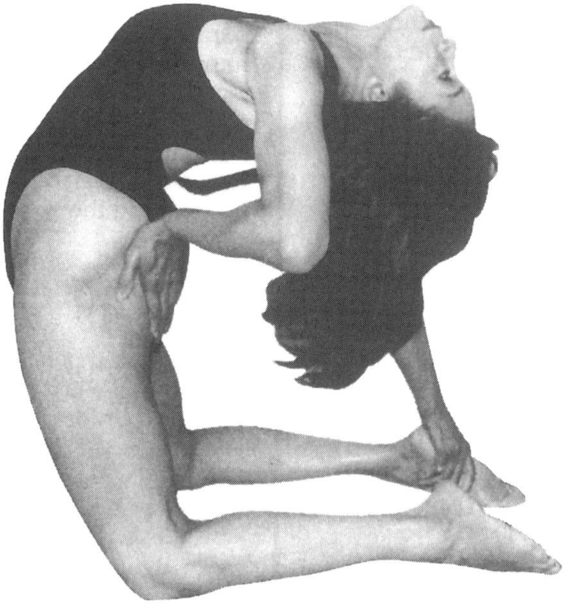

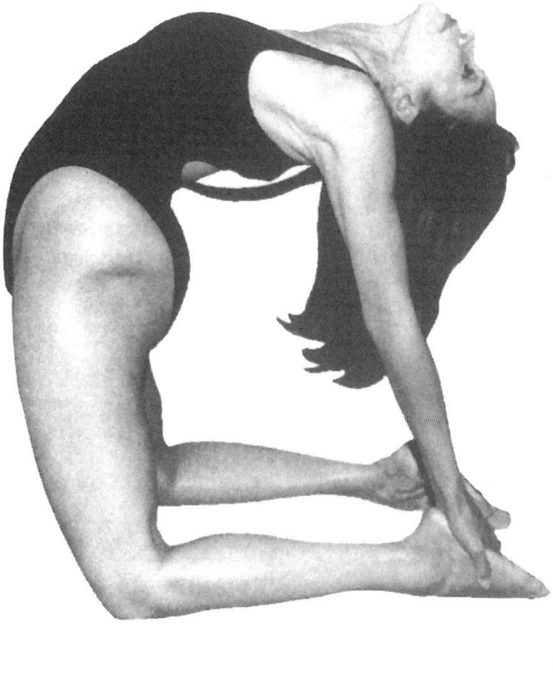

フリーダ・ペイン　2000年

理想
ウシュトラアーサナ

④

上半身を後ろに反らしたときと同じようにして、ゆっくりと起き上がります。右手を右お尻、左手を左お尻に置いて、体をまっすぐに起こしましょう。向きを変え、仰向けに横になり、屍のポーズで20秒間リラックスします。

⑤

大きく息を吸い込みながら起き上がる方法で体を起こし、息を吐き出しながら足の親指をつかみ、額を膝に置いて両ひじを床につけようと試みます。

向きを変え、ラクダのポーズをもう1度繰り返し、姿勢を20秒間保ちます。ゆっくりと起き上がり、向きを変えて横になり、屍のポーズで20秒間力を抜いてくつろぎます。

現実
ラクダのポーズ

④

いつの日か、クラス全員がまるでゾンビのようにラクダのポーズから起き上がってくる写真を撮りたいものです。一瞬でクラスの生徒が全員いなくなり、皆遠くの世界に行ってしまうことでしょう。

⑤

レッスン中、ラクダのポーズをとっている間に私があなたの腰の上に乗れば、あなたはよいポーズがとれているということです。十分に前に押し出すことができていれば、腰はジブラルタルの岩のように頑強になっています。おそらく、私が腰に乗っていることにも気づかないでしょう。ですが、あなたもわかっている通り、完全に2つ折りになるまでは常に「もっと前に」、そして「もっと後ろに」体を押し出すことができます。

効果

ラクダのポーズは腹部器官を最大限に伸ばし、便秘を解消します。のど、甲状腺、副甲状腺も伸ばします。弓のポーズ同様、狭い胸郭を開いて肺の空間を広げます。そして背骨を最大限に圧迫するため、首と背骨の柔軟性を高めて腰痛を和らげます。また、腹部とウエストラインを硬く引き締めます。

レスリーからのレッスンメモ

このポーズはラクダの最後の藁まで砕いてしまうポーズだと思うかもしれませんが、そんなことはありません。そんなふうに、感じてしまうだけです。残念なことに、いくら上達しても、そう感じてしまうことでしょう。

告白すると実は私はこのポーズについては、最初の頃に抱いた、このまま体を起こすことができなくなるんじゃないかという恐怖心を、今でもどうしても打ち破ることができません。おそらく、感じやすい年頃に見たホラー映画の影響でしょう。ジェーン・パウエルがリカルド・モンタルバンとともにステージに上がってダンスをしたという映画『Two Weeks with Love（愛ある2週間）』です。ジェーン・パウエルが医療用コルセットのようなものをつけ、帯のようなもので固定されていました。衝撃的な映画で、あんな恐ろしいものを、若者、特に将来のヨガの生徒に見せるべきではありません。

もちろん、完全なラクダのポーズを行うことができる人はいます。どこにだって、バービーのような人はいるのです。ですが、私のような普通の人間には、あんなことをやってみせるなんて無理です。実際、ビクラムが見ていないときには、こっそりやめてしまいます。

ラクダのポーズについて、厳しいことを言いすぎているでしょうか。でも、その通りなのです。とはいえ、ラクダのポーズについて何かいいことを言うようにと言われているので、こう言っておきましょう。ラクダのポーズがたった今終わったというのは、本当に素晴らしいことです。

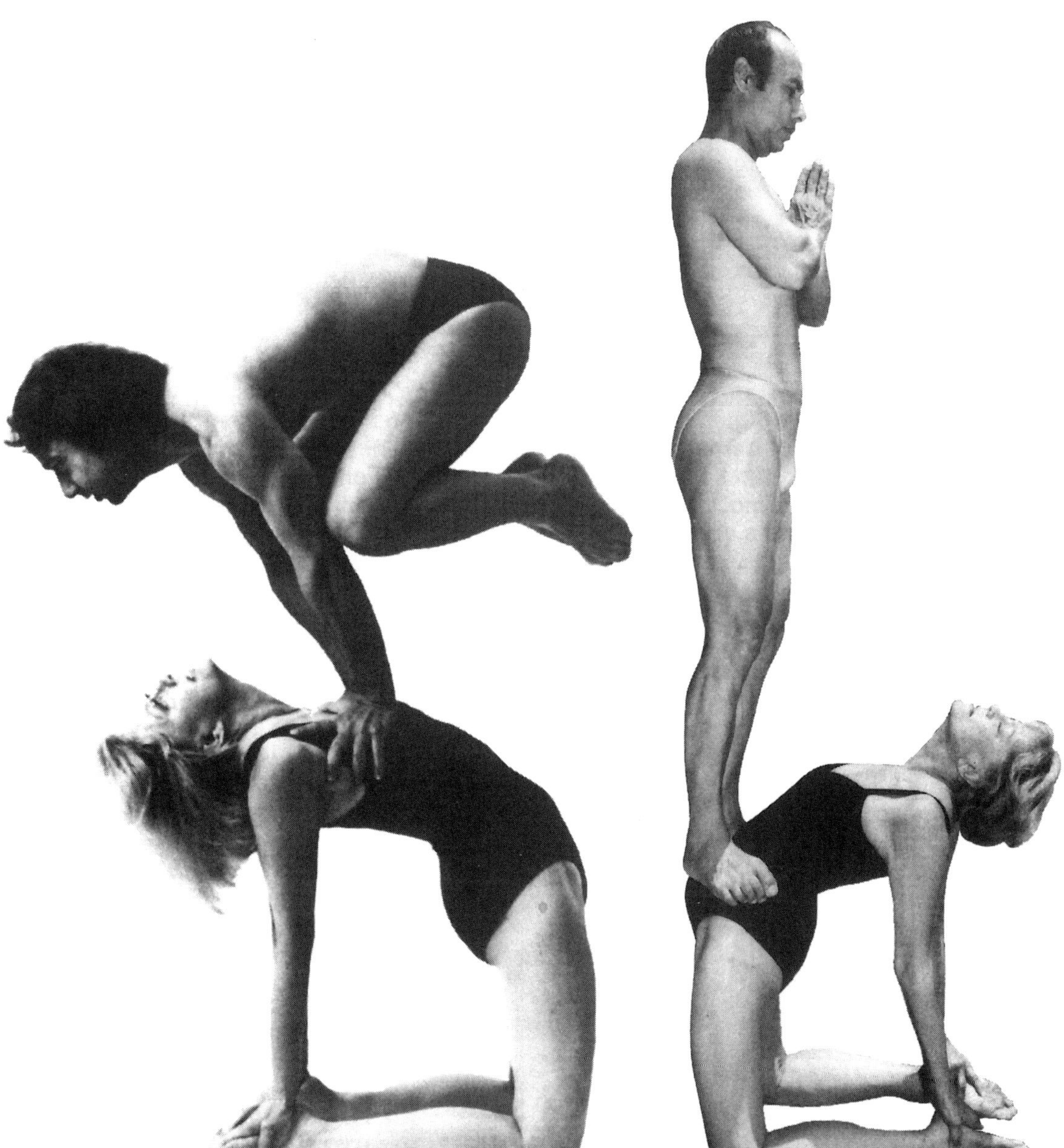

1977年　　エミー・クリーブスとビクラム　　2000年

サザンガアーサナ
ウサギのポーズ

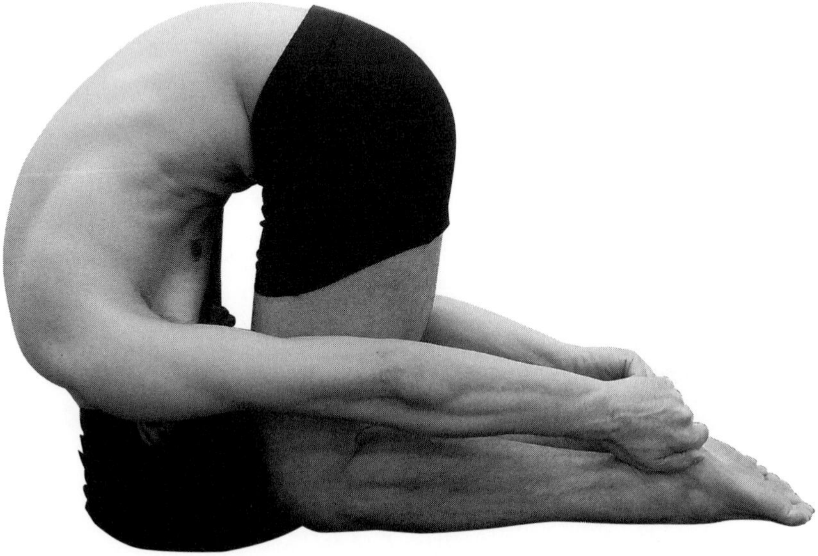

23

「ビクラム、あのポーズをどうして、ラクダと呼ぶのですか」。

「アーチー、どうして急に、ポーズの名前に興味を持つのです。ヨガは、何千年も前にできたものです。どこかでヨギが、このポーズがラクダのこぶのように思え、ラクダのポーズと名づけたのでしょう」。

「ですが、まったくラクダのようには見えません」。

「だからどうしたと言うんです。ヨギの目が悪かったからといって、それに責任は持てませんよ。さあ、一生懸命やった後は、屍のポーズで力を抜いてくつろいでください。研究の時間ではありません。両腕を体の横に、両手のひらを上に向けて、完全な休息です。床に身を任せて。心を身体に集中し、血液がどんなふうにしてどこに流れていくのか、感じてください。それぞれの脊椎骨が別々に独立しているのを感じ、これまで押し込んでいたシェフィールド産の鉄から解放され自由になった喜びを感じるのです。骨盤、腹部、胸部、首の筋肉それぞれを感じ、伸ばされた後でそれぞれの筋肉がどんなに生き生きしているかを感じてください。

あなたたちは、限られた方向に決まったパターンで動くことしかない大きくて不可思議な塊、そして、すぐに年老い、使い古されてしまう塊なんかではありません。身体は若さと活力を、人生のある限り無期限で保つことができるのです。そして、種々様々組み合わせた組み合わせ玩具のように動くことができるのです。各部品が独立していて、同時に他方向に動かすことができます。驚くほどの逆方向、位置にも置くことができます。骨の構造や方向も、何歳になっても変えることができます。上がったり下がったり、内側に行ったり外側に行ったりね。靭帯、腱、筋肉も、マンガのラバーマン同様、伸びることができるのです。

身体とは、驚くべき器具です。できることに限界はありません。心も同じです。人はいつもこれを忘れて、まるで身体は悪者であるかのごとくないがしろにし、隠し、恥ずかしがり、乱用し、誤用してしまいます。これは、神に対する唯一最大限の罪です。私たちに与えられたこんなにも素晴らしいものを、おそまつなものであるかのように扱うなんて。

多くの人は、身体をないがしろにして隠すことで、心や精神をよくすることができると思っているんです。愚かな人間です。よい酸素と栄養がなければ、脳は働き続けることはできません。そして、体が痛みや苦痛、病に満ちているときに、心や精神に集中することなどできはしません。

私の生徒は、ヨガの中に美しいものを見つけます。そして、そのおかげで、美しくなります。周りの人から、どうしてそんなに光り輝いているのかと尋ねられることでしょう。自分が見つけたものについて、話せばよいのです。そうすればその人たちも、新たな人生を見つけることができるでしょう。

これこそが、ヨギのすることです。自分の知識を分け与える。あなたたちの中には、すでにヨギと呼べる人がいます。他の人たちも、いずれヨギになります。ですが、悲しいことだが今から１年過ぎて、ここで学んだことを続けているのは、ここに今いる人のわずか25％くらいのものでしょう。５年後には、わずか10％でしょう。ですが続けている10％の人たちが、彼らが出会う人々のためになることをしているであろうことは、いいことです。いつも、健康で光り輝く身体と平穏できらきらとした心を持つ人の見本となっていることでね。

ヨギになるのは、簡単な道のりではありません。あなたのカルマ、この人生におけるあなたの働きは、よい見本となって周りの人間を助け、教えることにあります。ときには、疲れることもあるでしょう。ヨギはときに、死にたくなります。マットを広げて、そこで眠りにつきたくなるのです。ですが、それは許されません。ヨギは、死んではいけません。死には、値しません。神が助けるはずだったすべての人を助けるという善行を、成し遂げるまではね。そうして初めて、感謝の意に満ちたヨギはマットの上に横になり、目を閉じるのです。

さあ、これまでよりうまく、起き上がる方法で体を起こしてください。そして向きを変えて、始めましょう」。

理想　サザンガアーサナ

①

タオルの上に正座し、両膝と両足をそろえ、お尻をかかとの上に乗せます。両手をくるりと伸ばしてかかとを握ります。手の親指は外側にきて、手のひらでかかとを包み込みます。すべての指で、しっかりと握りましょう。

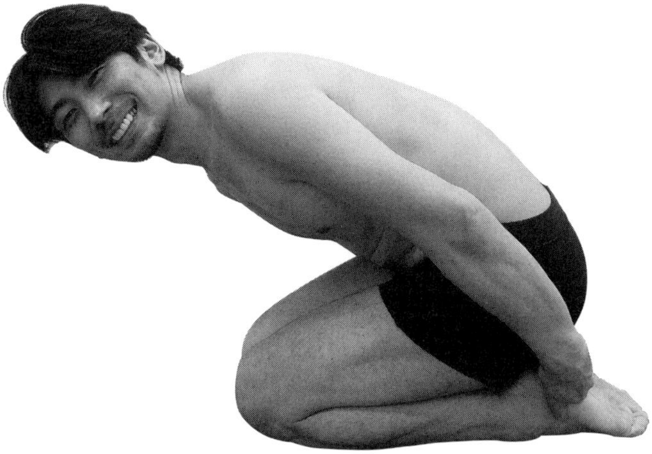

現実　ウサギのポーズ

①

後で説明しますが、このポーズでは、しっかりと握っていることが大変重要です。滑りやすいので、かかとをしっかりと握るためには、タオルの端を曲げてかかとに乗せ、かかととタオルを一緒に握るとよいでしょう。

理想
サザンガアーサナ

②

　あごを胸の方へ下げ、息を吐き出すことを強調して上半身をゆっくりしっかりと前に丸め、額をひざにつけて頭頂部を床につけます。額とひざの間に隙間がある場合は、額を膝に向かって届かせようとするのではなく、膝で歩くようにして左右少しずつ前に出していき額につけます。

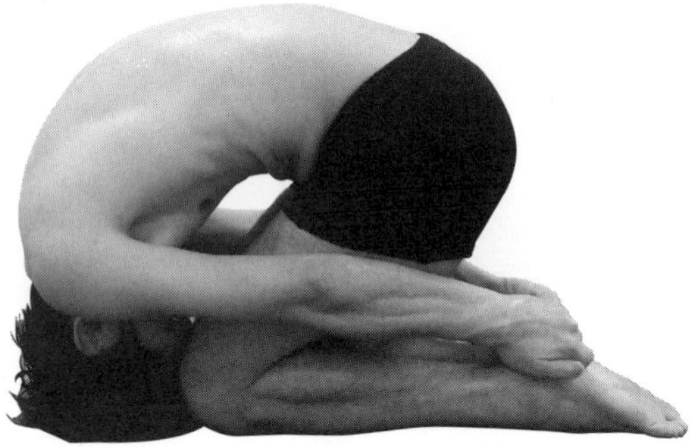

現実
ウサギのポーズ

②

　多くの人にとってこれは難しい姿勢ですが、背骨をまっすぐにしてすわるよりも、かかとを握るときに体を前に曲げるようにすれば、すでに半分まではできていることになります。そしてあごを胸に引き下げ、オウムガイの中に頭を入れるようなつもりで、熱心に体を内側に丸めましょう

③

体を丸めると同時にお尻を上に上げ、車輪のように体を前に転がして、力一杯かかとを引っ張り、腕を完全にまっすぐにして太ももが床と直角になるようにします。足は床につけたままです。体重は両腕とかかとの間を引っ張り合うことで支えます。頭で支えているのではありません。頭には、全体の25%の体重だけをかけます。

首が少し痛み、のどが詰まるように感じるかもしれません。頭には、ほとんど体重がかからないようにしてください。自然な呼吸をして、目は開け、息を吐き出しながら、銅像のようにこの姿勢を20秒間保ちましょう。

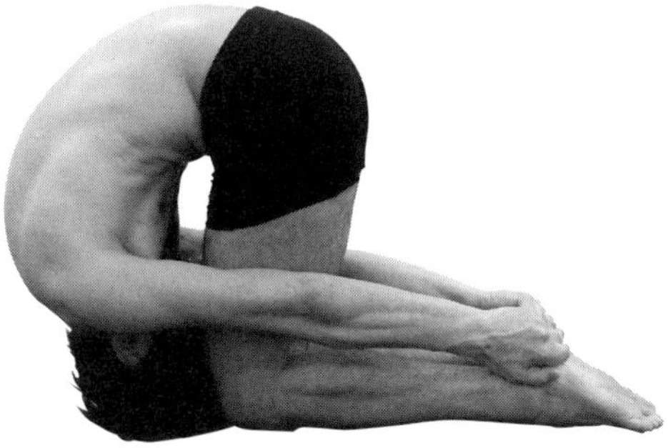

続く

③

お尻を上げて両腕でしっかりとかかとを引っ張ったら、かかとから両手が滑らないように気をつけましょう。手が滑りそうになったら、すぐにお尻を下げて、引っ張るのを加減します。

このポーズ全体の鍵は、腕にあります。このポーズを完全に行い、体重をかけるべきところで保つためには、両方のかかとを力一杯引っ張らなくてはいけません。ですが、握っている手がはずれれば、予想外に前に転がってしまって、首を痛めることにもなりかねません。ですから、何としても、両手でしっかりかかとを握りましょう。

額とひざをつけるために、ひざで歩くようにして少しずつ前に移動させる必要がある場合は、しっかりと伸ばせるほど背中が柔軟ではないということです。額とかかとがどうしてもつかない場合は、時間と忍耐力、粘り強さ、友が必要です。頭を下にするこのポーズで1日目にふらふらする場合は、最初は10秒間だけ姿勢を保ち、それから徐々に20秒まで増やしていきましょう。のどが詰まったような感じがするからといって、途中でやめる必要はありません。実は、詰まった感じがするほうが、いいくらいなのです。

続く

理想

サザンガアーサナ

④

かかとを握ったまま、丸めた体を大変ゆっくり伸ばして起こし、膝をついた状態に戻ります。ポーズに入ったときと完全に同じようにして、戻りましょう。向きを変えて仰向けになり、屍のポーズで20秒間力を抜いてくつろぎます。

⑤

起き上がる方法で体を起こし、向きを変え、ポーズを繰り返して姿勢を20秒間保ちます。再度向きを変え、仰向けになって再び20秒間力を抜いてくつろぎます。

効果

ウサギのポーズにはラクダのポーズと逆の効果があり、背骨を最大限に縦に伸ばします。その結果、背骨を伸ばして神経系に適切な栄養を行きわたらせることができます。また、背骨、背中の筋肉の可動性、弾力性を維持します。ウサギのポーズによって消化が改善され、風邪、鼻炎、慢性的な扁桃腺炎の治療に効果があります。また、甲状腺、副甲状腺にも素晴らしい効果があります。肩甲骨、僧帽筋の柔軟性を高め、子供の成長にも最大限の効果があります。

現実

ウサギのポーズ

④

ウサギのポーズは、疲労するポーズでも痛みを伴うポーズでもありません。また、多大なる体力や能力を必要とするポーズでもありません。ですから、体を丸めて正しくポーズを行うことが無理である、という言い訳はあまりないと考えてください。このポーズの目的は、脊椎骨がゴムにつながれたビーズであるかのごとく、ゆっくりと背骨を伸ばして、背骨にあるすべてのものに栄養を与え、並び方を調整し、ゆっくりと緊張を解放し、最後にもう1度すべてを元に戻すことです。完全なウサギのポーズで体を伸ばせば、いつもより背骨が35cmくらい長くなっても不思議ではありません。

ラクダのポーズで背骨が圧縮されていたことを思い出してください。このウサギのポーズには、逆の効果があります。ですから、2つのポーズを組み合わせることで、腰痛のある人にも魔法のような効果が現れます。毎日ラクダのポーズとウサギのポーズを行えば、カイロプラクティックに通う必要はありません。

⑤

この時点で、100万ドルのような気分でしょう。それもそのはずです。何も、このビクラムの初級クラスで、ウサギのポーズが最後の方に位置するポーズであるからというのが理由ではありません。ここまでの段階でしっかりと準備運動が行われ、ウサギのポーズでは可能な限り、最大限の体を伸ばすことができたはずです。

同じ理由で、しっかりと体が暖まって準備運動ができていなければポーズを行わない、というのが大切です。背中に今までにない痛み、怪我がある場合には、限界近くまで試みてはいけません。意識を集中してゆっくりと少しずつ伸ばしていき、頭に体重をかけすぎないように注意します。かかとから手がはずれないように気をつけていれば、ウサギはすぐに、あなたにとって大好きなペットになることでしょう。

ジャヌシルアーサナとパスチモッタナアーサナ

額を膝につけるポーズと身体の背側を伸ばすポーズ

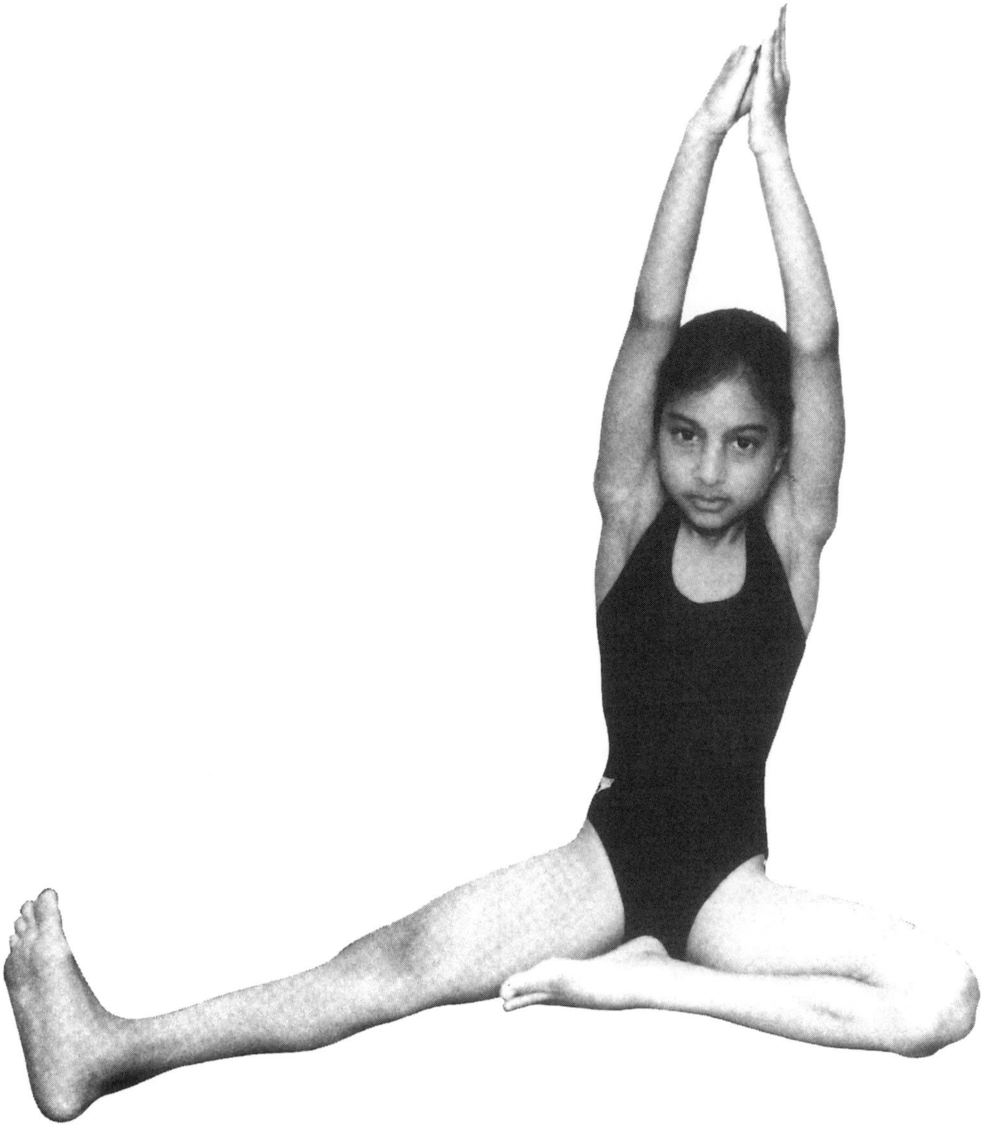

24

「さあ、ここまでずっと起き上がる方法で体を起こすのを一生懸命試みた人には、ここでご褒美があります。始める前に、ヒントを言いましょう。半月のポーズの一部、パダハスタアーサナで体を前に傾けたのを覚えていますか。お尻を揺らして筋肉と腱を緩め、下に向かって体を伸ばすようにと言ったはずです。ここからは、起き上がる方法で体を起こすときにも、同じようにお尻を揺らします。

大きく息を吸い込んで直立にすわるのと、大きく息を吐き出して前に飛び込み足の指をつかんで額を膝につける、その間の瞬間に行うんです。その間に、上半身をわずかに前に倒し、下半身を激しく揺らして体の後ろにある臀部の肉がすべて、自分の体の前側や下側ではなく後ろ側に行くようにするんです。そうすれば、2つのことが起こります。まず、揺らすことで筋肉は緩み力が抜けます。それから、前に伸ばすための貴重な余裕ができます。ヨガではそれによって、ポーズがわずか8%ほどの正確さでできるか、それとも100%の正確さでできるかの大きな違いが出るのです」。

「舞台女優が堂々と、ドレスの長く引きずる部分を動かしていくようなものですね」と、アーチーが言います。「女性が堂々と、お尻を後ろに揺らしていくとは」。

「女性だって。私は、女性と言った覚えはありませんよ。あなたがすわっている、そのクッションは何ですか、アーチー。

「筋肉です。しっかりとしたね」。

「そうですか、まあ、いいでしょう、それを後ろに揺らしていくんです。皆さん、いいですか。このポーズの各3つの部分では、すべてそのようにします。私が『揺らして』と言ったら、この床があなたたちのお尻の下でゼリーのようにゆらゆらと揺れているのを感じられるくらいに揺らしてください。

さあ、屍のポーズから美しく、起き上がる方法で体を起こしてください。私が言った通りにね。そしてタオルの上で向きを変えて、鏡を向いてください。ルース、初心者でもこのポーズの最初の部分を美しく行えるということを、皆に見せてください。ダラス、あなたはパスチモッタナアーサナで頭からつま先まで大きく身体を伸ばし、上級者らしい伸びをするのです。さあ、始めましょう」。

理想

ジャヌシルアーサナとパスチモッタナアーサナ

①

床にすわり、右脚を右に45度の角度で伸ばします。左膝を曲げ、左足を手前に持ってきて左足かかとを股にぴったりとつけ、左足親指付け根は右脚太ももの内側につけて動かないようにします。右脚は完全にまっすぐに伸ばしたまま保って右膝を硬く固め、右足首を曲げて足を自分のほうに向けます。腰を揺らし、「すべて後ろ側に持っていきましょう」。

両腕を体の横から頭の上に持ち上げます。

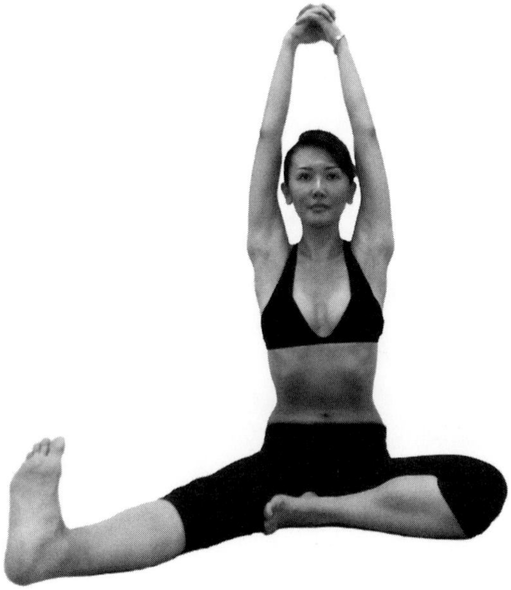

現実

額を膝につけるポーズと身体の背側を伸ばすポーズ

①

最初は、脚を曲げてこの位置に持ってくるのが難しい場合もあるでしょう。最善を尽くしましょう。すぐに、「柔軟性のないこと」とはどういうことなのか、本当にわかることになります。

②

両腕と頭を一緒に、まっすぐに伸ばした右脚の上で下に向けて伸ばします。腰をさらに揺らしましょう。両手で右足を握り、足の指の下あたりで両手の10本の指をしっかり組みます。組んだ手の親指が、つま先に来るようにします。

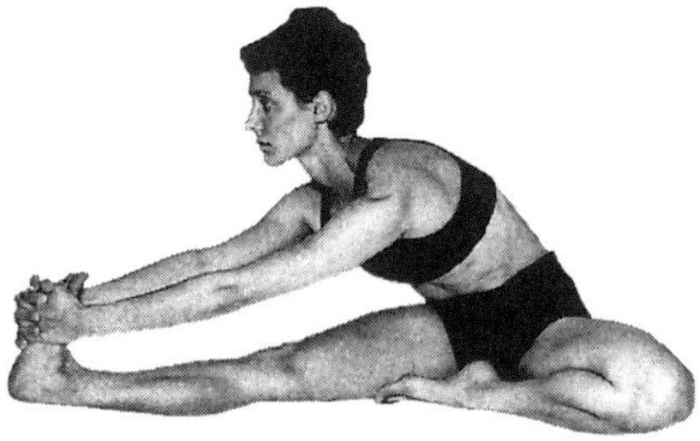

続く

②

腕が短すぎるのか、あるいは脚が長すぎるのか、いずれにしろ、腰を揺らそうが揺らすまいが、手が足の指に届かないという事実に、最初は驚くかもしれません。脚を曲げずに足の指に手が届くと考えるだなんて、私のことをおかしいと思うかもしれません。ルースにはできているように見えますが、あなたには、そんなことは関係ないのでしょう。

いずれにしろ、どんなに頭のしっかりした人でもするのですから、必要であれば伸ばした右脚の膝を上に曲げて、足の指をつかみましょう。私が、許可します。

続く

理想

ジャヌシルアーサナとパスチモッタナアーサナ

③

足の指をすべて、自分の方へできるだけ引っ張ります。これは引っ張る運動です。両ひじをゆっくり、床のほうに曲げます。あごを胸に押し込み、右膝を曲げずにゆっくり上半身を下ろして額を膝につけます。膝を曲げている場合は、額で膝を下に押しつけましょう。

伸ばしている脚の左側に向かって体をわずかに回し、左ひじを床に近づけるように下ろします。さらに足の指を自分の方へ引っ張ります。右足かかとが床から持ち上がるようになるのが、最終的な目標です。目を開けたまま息を吐き出し、そのまま10秒間姿勢を保ちます。

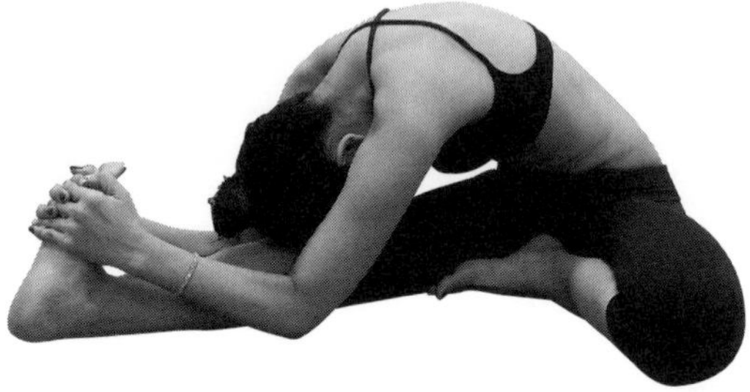

現実

額を膝につけるポーズと身体の背側を伸ばすポーズ

③

立位で額を膝につけるポーズで私が言ったことを覚えていますか。あのポーズでは、足の指を自分の方へ引っ張りながら、かかとを前に蹴り出すように言いました。そうすれば脚が反ると言ったのです。ここでも同じようにします。立位で額を膝につけるポーズの通りと考え、脚を上げて伸ばしている代わりに、脚が床の上にある状態であるとすれば、足の指を自分の方へ引っ張って脚が反るようにすることで、かかとは床から持ち上がることになります。

立位で額を膝につけるポーズをすわって行うことによって、片脚でバランスをとる必要がなくなるというよい点があります。こう言えば、笑みが浮かぶでしょう。

いずれにしろ、かかとはそのうち床から上がるのだということを、自分で自分に証明してみるには、たとえ足の指をつかむために脚が鼻の近くまでくるほど膝を曲げるとしても、とにかく、足の指をつかんで力一杯後ろに引っ張り、かかとを上に持ち上げましょう。坐骨神経から叫び声が聞こえてきそうでしょうが、これで、最終的なポーズがどのようなものか、感じがつかめると思います。ボーナスとして、思っているより脚はまっすぐ伸びるのだということに気づくのではないでしょうか。

さらに、忘れず額をうまく利用して、膝を少しずつ下に押しつけましょう。曲げた両ひじは必ず床の方へ向けてください。すぐに、足をまっすぐに伸ばした状態でこのポーズを行うことができるようになるはずです。

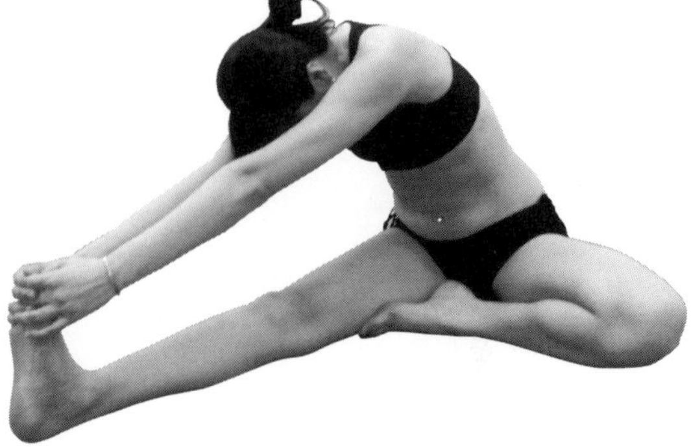

④

ゆっくりと体を起こし、左側でも同じようにポーズを行います。左脚を伸ばし、右膝を曲げて右足のかかとを股につけ、足は太もも内側で固定させます。両腕を体の横から頭の上に上げて、上半身をお尻から前に曲げ、左足の指を両手でつかみます。

額を膝につけ、ひじを床に向かって曲げて10秒間姿勢を保ちます。目は開けたままで、息を吐き出します。

続く

④

ここでは、左右による違いが顕著であると思います。左側のほうがずっと難しいか、あるいはずっと簡単かのどちらかでしょう。

続く

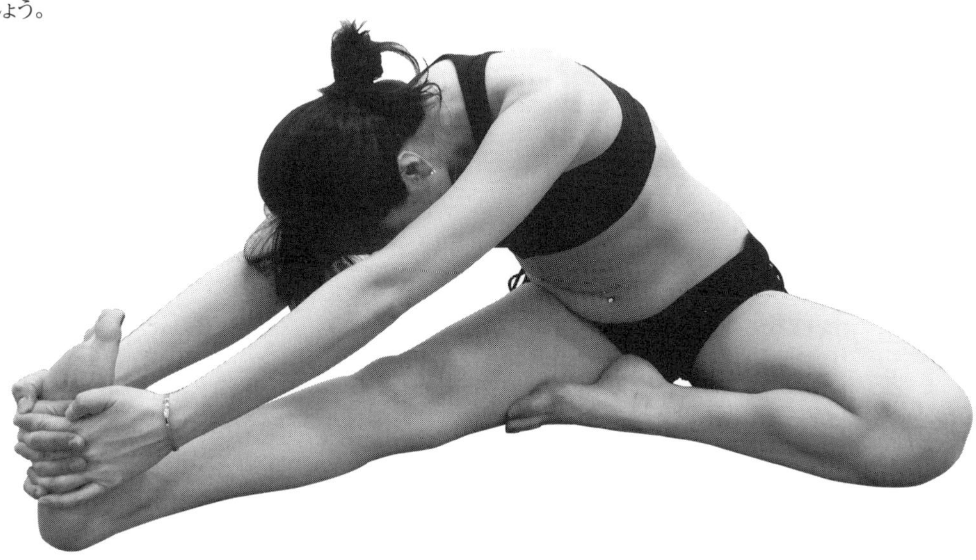

理想

ジャヌシルアーサナとパスチモッタナアーサナ

⑤

ゆっくりと体を起こします。両脚をまっすぐ前に伸ばします。ここから、身体の背側を伸ばすポーズ、パスチモッタナアーサナに入ります。

1つの流れるような動きで、勢いを利用して体を伸ばします。仰向けに横になり、両腕を頭の上に上げ、すぐに大きく息を吸い込みながら起き上がる方法で体を起こします。お尻をしっかりと揺らしながら息を吐き出し始め、まっすぐに伸ばし脚に向かって体を伸ばします。足の親指をそれぞれの手の親指と人差し指で握ります。

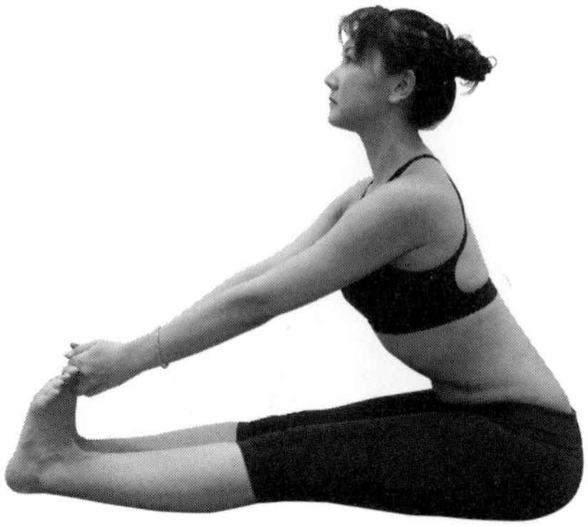

現実

額を膝につけるポーズと身体の背側を伸ばすポーズ

⑤

起き上がる方法で体を起こすことがいかに大切であるか、わかりましたか。正確に行うことができれば、戦いに半ば勝ったも同然です。子取り鬼のブギーマンを、ポーズから追い出さねばなりません。

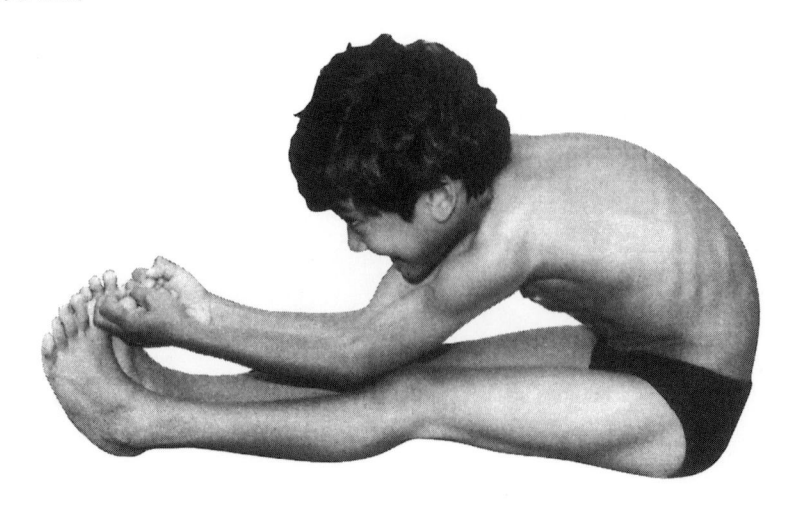

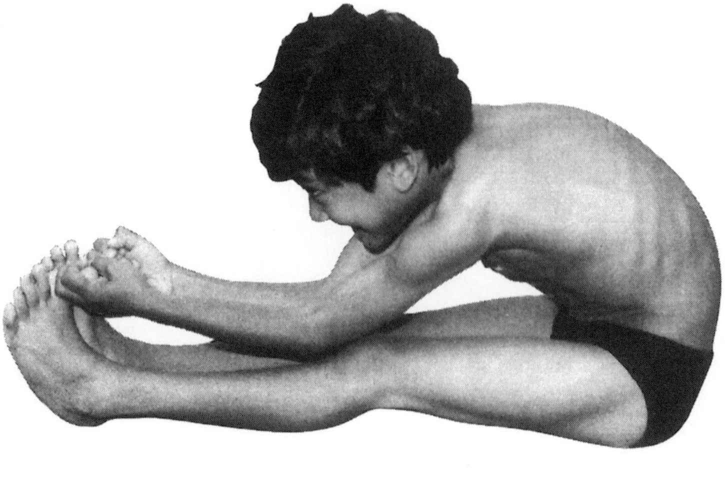

⑥

できるだけ強く、足の指を自分の方へ引っ張ります。お尻を左右に数回、揺らしましょう。ここで息を吐き出すことを強調し、両方の膝を曲げずに両ひじを床につけ、おなか、胸、顔を脚につけます。もう1度、お尻を揺らします。かかとが床から離れるまで引っ張り、額を足の指につけることが最終的な目標です。

息を吐き出しながら、そのままの姿勢で20秒間保ちます。

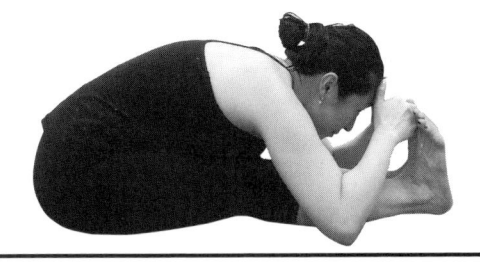

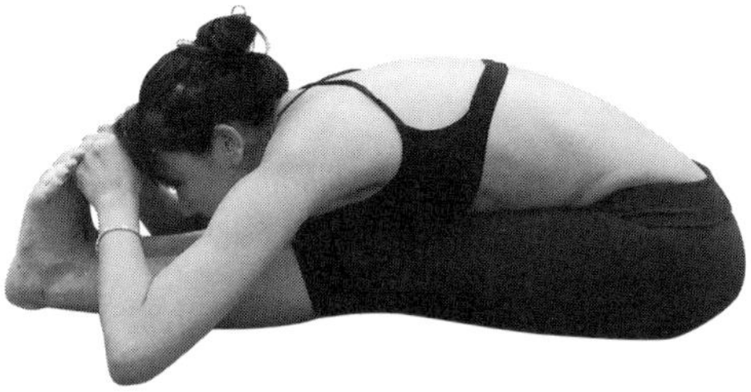

続く

⑥

もちろんあなたは、これは実は、通常の起き上がる方法で体を起こすよりも少し難しいということに気づくでしょう。起き上がる方法で体を起こすときには、体を素早く下げて脚につけ数秒間保つだけでしたが、この身体の背側を伸ばすポーズでは20秒間姿勢を保たなくてはいけません。

初心者にはおそらく、両ひじを床につけ伸ばした脚にぴったりと上半身をつけることは不可能でしょう。額を足の指につけるなどとは、言うまでもないでしょう。現実的には、両脚を曲げることで少しやりやすくなります。それから足の指の力を抜き、自分の方へ足の指をしっかり引っ張り、かかとを鏡に向かって押し出します。額を曲げた膝につけ、膝を下に伸ばすよう試みましょう。膝の後ろが引っ張られているのを感じてください。坐骨神経を伸ばす必要があるのです。

加えて、額を膝につけるポーズを習得するために私がこれまで言ってきたことすべてが、このポーズに当てはまります。どちらかのポーズに進歩が見られれば、もう1つのポーズもうまくできるようになるということです。

続く

理想

ジャヌシルアーサナとパスチモッタナアーサナ

⑦

ゆっくりと起き上がり、向きを変え、仰向けになって屍のポーズで20秒間力を抜いてくつろぎます。

⑧

起き上がる方法で完全に体を起こし、向きを変え、もう1度額を膝につけるポーズを両側で行い、それぞれ10秒間姿勢を保ち、それから身体の背側を伸ばすポーズを20秒間行います。ゆっくりと体をまっすぐに起こし、向きを変え、仰向けになって再び屍のポーズで20秒間力を抜いてくつろぎます。

現実

額を膝につけるポーズと身体の背側を伸ばすポーズ

⑦

これは、坐骨神経が再び叫び声をあげることになる前の、休憩の時間です。

⑧

これらのポーズ両方を攻略するために体を柔らかくして柔軟性を高めるために、いろいろな方法を利用することができます。怖れることなく、それらを利用しましょう。怪我をすることはありません。時間があるときに、準備運動をしてから体を揺らして足の指に向かって飛び込みます。かかとを上に持ち上げ、額をつけるように試みましょう。忘れず腰を揺らし、体重を前にかけます。一生懸命やっていれば、驚くような進歩が見られるはずです。

効果

額を膝につけるポーズには、血糖値のバランスを保つ効果があります。坐骨神経、足首、膝、股関節の柔軟性を高め、消化を改善し、腎臓の機能を適切にして太陽神経叢を拡張します。

身体の背側を伸ばすポーズは、腸への血液循環を改善して慢性的下痢の症状を緩和します。また肝臓、脾臓への血液循環を高め、消化を改善します。僧帽筋、三角筋、大腿直筋、二頭筋、坐骨神経、腱、股関節、脊椎の最後の5脊椎骨の柔軟性を高めます。

チャーリーからのレッスンメモ

このポーズの最初の部分、額を膝につけるポーズもまた、「テレビのスペシャル番組」用のポーズです。床にすわって、伸ばした脚をまっすぐに保ったまま足の指に向かってひたすら何度も体を揺らすことを練習するのです。カサブランカを再放送している途中に突然、足の指をつかむことができるでしょう。そして、最終的なポーズはどういうものなのかが、わかるはずです。

最終的なポーズがどのようなものかわかる、そして、自分でもできるんだと体の内側から感じるというのが、何よりとても大事なことなのです。そこにたどりつけばポーズに対する恐怖心が消え、体系的、論理的に進めていくことができるようになります。

身体の背側を伸ばすポーズについては、これも何度も言われてきた通り、体の力を抜くことで突如できるようになります。私が最初に身体の背側を伸ばすポーズが本当にできたのも、体の力が抜けたときでした。私はクラスを「練り歩いて」いました。だらだらとして、まったく一生懸命に試みる気持ちがありませんでした。このポーズの最後の部分になったとき、これでレッスンも終わりに近づいたと喜び、私は前に倒れ込むように体を傾けました。そして、自分のひじが痛むこともなく床の上にあり、完全に伸びた脚の上に上半身がぴったりとついていることに気づいたのです。

不幸にも、ビクラムが同じ瞬間にそれに気づきました。慌ててこちらにやってきて、私の背中に飛び乗り、体重をかけて私の筋肉や腱をさらに伸ばしました。

「どうですか。気持ちいいでしょう」と、嬉しそうに言ったのです。

「素晴らしいです」。

「もっと引っ張るんです。額を足の指につけて」。

残念ですが、ビクラムの優しい助けにもかかわらず、私はその日、額を足の指につけることができませんでした。今もまだ、つけることができません。ですがおそらく、できるようになるでしょう。

「この世の中の一体他のどこで、こんなふうに不可能なことができる人を見ることができるでしょうか。私の生徒たちだけです。私の生徒は最高です」と、ビクラムは言います。

その点については、誰も反論しないでしょう。

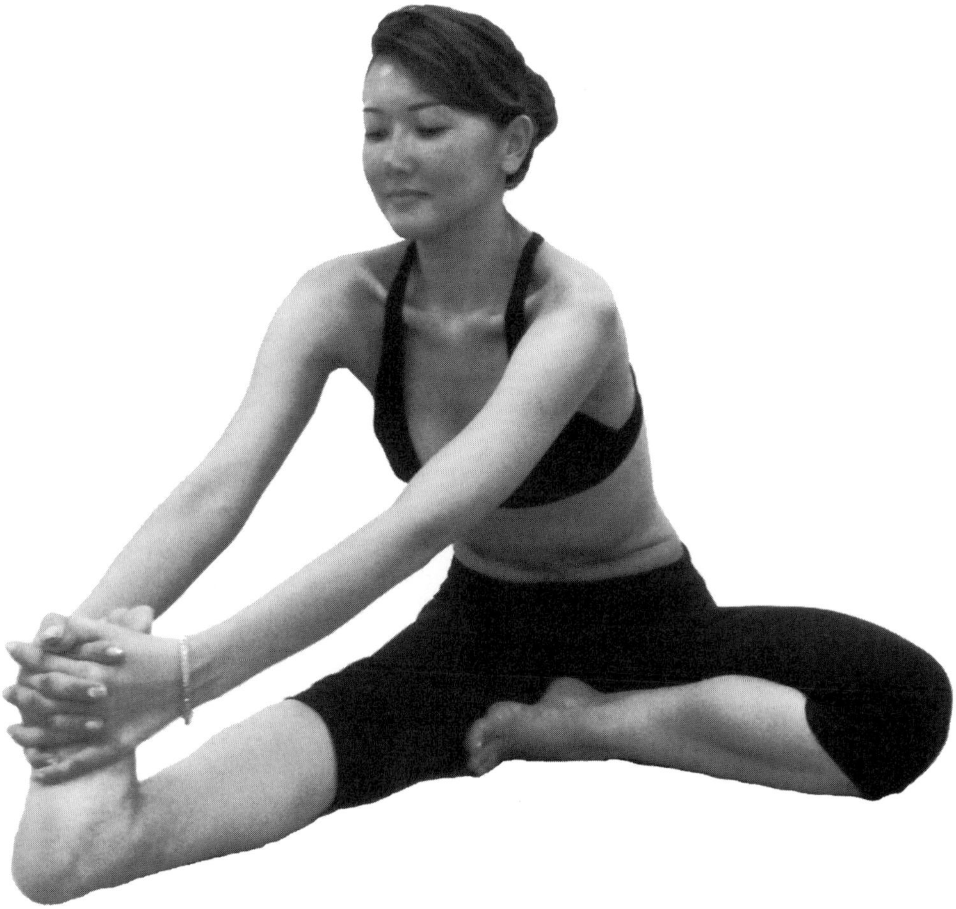

アルダ・マツィエンドラアーサナ
ねじりのポーズ

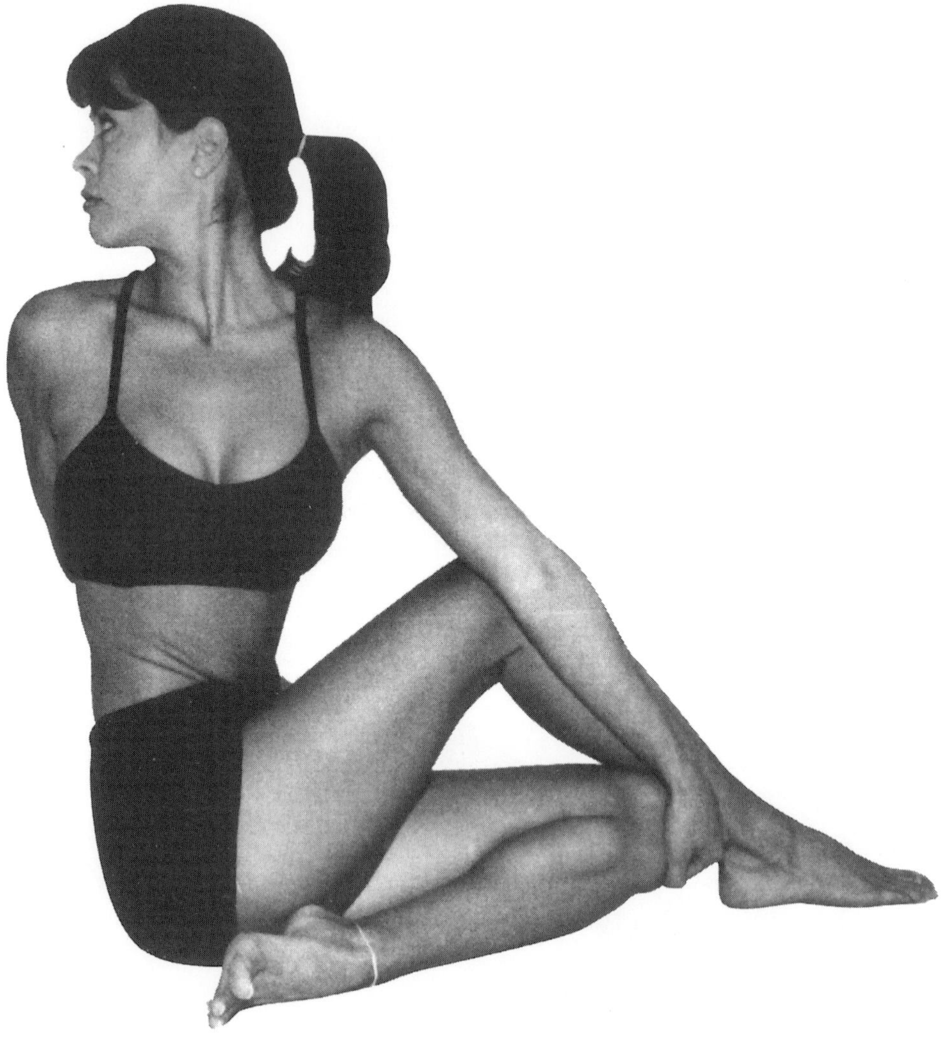

25

「アーチー、どうして、ウサギのポーズをウサギのポーズと呼ぶのか、それは聞かないのですか」。
「ああ、それについては、自分でわかりました。足が耳だ、そして体は…」と、アーチーが言います。
「いや違います。あなたのように、怖がってかかとを力一杯引っ張ったり腕を完全にまっすぐ伸ばしたりができない人に敬意を表して、こう呼んでいるんです」。
「それは嬉しいですね」と、アーチーが言いました。
「同じ理由で、さっきやったばかりの額を膝につけるポーズと身体の背側を伸ばすポーズの組み合わせは、チキンと意気地なしネコと呼ぶべきですね。おや、これまでの人生で、これほどの舌うち、悲痛の声を聞いたことはないですよ。自分の限界の半分ほどまで坐骨神経を伸ばすことができている人すら、いないんですよ。それなのに、大げさにうなり声をあげ、顔をしかめ、それで私をだませたと思っているのです。私をだましたわけではない、自分自身をだましているだけのことです。ポーズを100％正直にやっていないというのは、そういうことです。
たった１人、本当に一生懸命やっているのが、テリー・ツーです。そしてそんなあなたには、よい知らせがあります、テリー・ツー。これが、最後のポーズです。その後には、ちょっとした呼吸の練習があります。嬉しそうに、笑っていますね。朝、ベッドから起きるときにも、そんなふうに幸せそうに笑っていてもらいたいものです。ですが、どんな感じがしようとも、あなたは明日もレッスンに来なくてはなりません。ラヴィニアが明日も、ガールスカウトのクッキーを持ってレッスンに来るのと同様にね。ラヴィニア、いいですね」。
「わかっています」。
「何と言いましたか。耳がおかしくなったのかな。本当ですか、ラヴィニア。声を枯らして大声を出したのも、無駄でなかったということですね」。
「あなたを飢え死にさせるわけにはいきません」とラヴィニアが言いました。
「ああ。それなら君には何かをあげなくてはいけませんね。プレゼントには、何がいいでしょうか。クッション、それともキャンディはどうでしょう。いや、キャンディはあなたにはよくありませんね。キャンディを入れる箱にしましょう」。
「それは素晴らしいですね。ブロンズ仕上げにして、マントの上につければいいですよ」と、フローレットが言います。
「それもいいかもしれないですね」と、ラヴィニアが返しました。
「では、大きく息を吸い込んで、起き上がる方法で体を起こしましょう。腰を揺らし、息を吐き出し、足の指をつかみに体を投げ出します。向きを変えて、さあ、始めましょう」。

理想

アルダ・マツィエンドラアーサナ

①

両脚を前に出して床にすわります。お尻の両側を床につけたまま離さず、左脚を曲げて左膝を床につけ、左足かかとを右のお尻の脇につけます。

次に右膝を曲げ、右脚を左脚の向こうに持っていって右足かかとを左膝の左側に下ろします。息を吐き出しましょう。

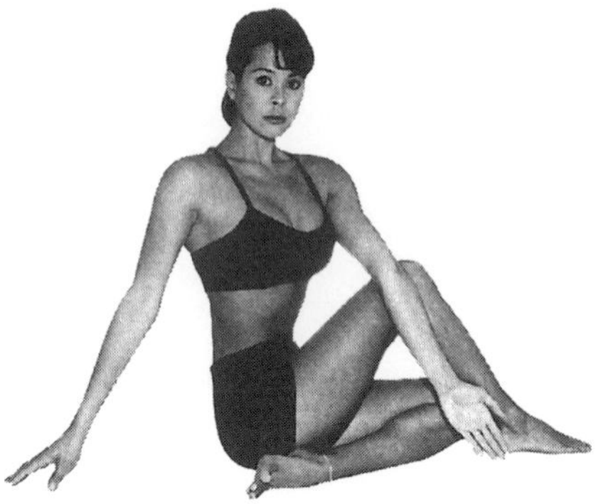

現実

ねじりのポーズ

①

下におもりのある、空気の入ったおもちゃのピエロがわかりますか。このピエロは、打ち倒してもすぐに立ち上がるでしょう。このポーズでは、多くの人が、頭におもりの入ったピエロになったような気分になるのではないでしょうか。つまり、すぐに後ろに倒れてしまうのです。

まず、上に説明したように脚を理想の形にとりつつ、奇妙な腕と格闘しているようで難しいでしょう。この姿勢がとれても、床にある膝はゆっくりと確実に上に持ち上がり、その膝の上に投げかけられた足は動き、後ろにひっくり返るおもちゃのようになってしまうことでしょう。

このポーズを正確に行うには、お尻をぴったり床につけておくことが大事です。こうしておかなければ、体重は前にかかりません。ですがすでに、右のお尻のそばに置いた足が丸まって、お尻の下に入っているかもしれません。そうすると、体は少し、後ろに傾いてしまいます。ですから最初から、足は自分が思うよりもお尻から離し気味に置きましょう。かかとと右のお尻の端との間に7、8cmは隙間があるようにしましょう。それから、かかとをお尻に近づけるのではなく、お尻を床に押しつけるようにして、それによってお尻をかかとにつけます。

これでもまだ難しければ、前や横に体を揺らして、繰り返して揺らすたびに右のお尻を左のかかとに近づけていきましょう。必要な筋肉が伸び、無理なくかかとがお尻につくようになるでしょう。

もう1つ、適切に分配して体重をかけたまま保つには、膝を床につけたままにしておくことが重要です。膝が上がらないようにしなくてはいけません。左右のお尻をぴったりと床につけていれば、膝を床につけたまま保つのはずっと簡単になるはずです。

②

左腕を右に持ってきて、右膝の上にかぶせます。左腕のひじを右膝に押しつけ、左手を左膝と右足首の間にすべらせて手のひらで左膝をしっかりと握ります。

右腕を背中の後ろに回し、体の周りをぐるりと伸ばして、左脚太ももに触れる、あるいは左脚太ももをつかみます。

頭を右に回し、顔、肩、上半身全体をできるだけ右にねじります。左右両方のお尻、左膝はぴったりと床につけたまま保ち、背骨は完全にまっすぐに伸ばします。

息を吐き出し、その姿勢を20秒間保ちます。

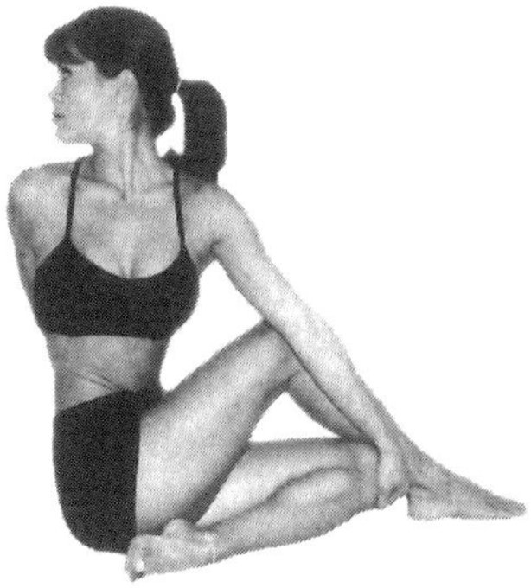

続く

②

左手を左膝と右足首の間に入れることができずに直立状態のままの場合は、どこでもいいので左脚のつかめるところを握りましょう。膝下でも、すねでも、あるいは必要ならすわっているタオルでもよいでしょう。

また、体を支えるのに右手を利用してもよいでしょう。十分にバランスがとれてから、右手を持ち上げて左脚太ももの方に向かって後ろから回していきます。

この時点では、さらに後ろにひっくり返るおもちゃの気分になっているかもしれません。ですが基礎工事を適切に行っていれば、何とかなるはずです。そして、驚くほどあっという間に筋肉は強くなり、問題なくバランスをとれるようになるはずです。そうなったら、思う存分体をねじりましょう。

自然な呼吸をすることで、体をうまくねじることができます。息を吐き出すたびに、少しずつ、より体をねじります。大きく息を吐き出しと、やりやすくなります。その一方でねじる際には、まっすぐに伸ばした左腕を利用して、体を右にねじればねじるほど右膝をさらに後ろに押しつけていきます。完全にねじって左脚の太ももをつかむことができるところまでいったら、しっかりと太ももを握って、体を引っ張りましょう。

続く

理想 アルダ・マツィエンドラアーサナ

③

ねじっている体を元に戻し、脚、腕を変えて左側でポーズを行い、20秒間姿勢を保ちます。顔、肩、上半身をできるだけ左にねじりましょう。

④

体を元に戻し、横になって、屍のポーズを20秒間行います。

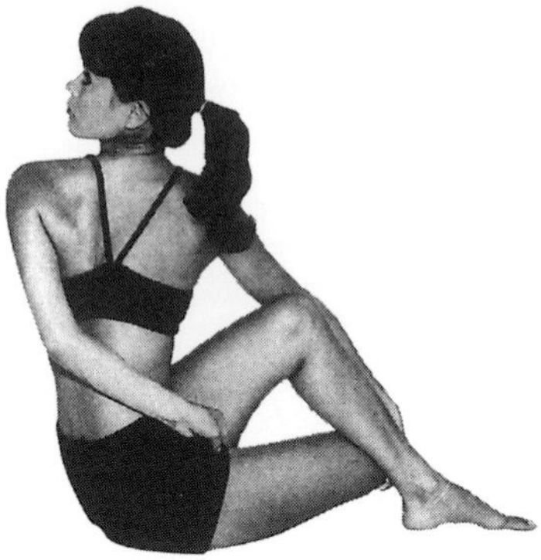

現実 ねじりのポーズ

③

しばらくの間は、上半身のウエストより上の部分をねじることになると思います。ですが背骨が柔軟でまっすぐになり、頭から上半身全体をすべて後ろに回すことができるようになれば、腹部もしっかりねじるように気をつけましょう。このためには、上半身を天井に向けて伸ばし、腹部を骨盤から持ち上げる必要があります。

ヨガでは、わずか数cmが違いを生み出し、それが完全な形と単に80%正確な形との違いとなって現れることがあります。

④

このポーズは、2セット目を行いません。明日まで待ちましょう。

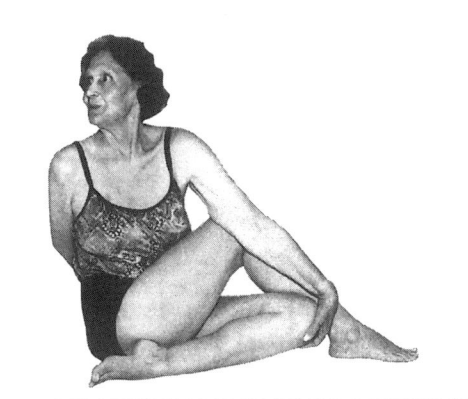

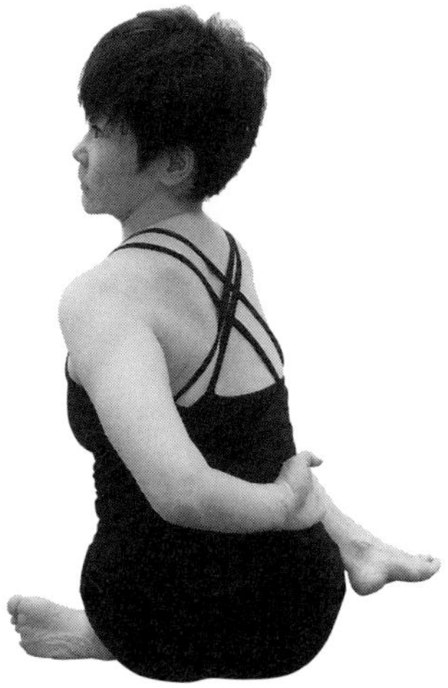

効果

ねじりのポーズは、背骨を上から下まで同時にねじる唯一の練習です。その結果、脊髄神経、静脈、細胞組織への血液循環と栄養摂取を高め、背骨の弾力性と柔軟性、股関節の柔軟性を高めます。腰痛や背骨のリウマチの治癒に効果的であり、消化を改善し、腸にたまるガスを取り除き、腹部、太もも、臀部を引き締めます。

レジーからのレッスンメモ

このポーズで、腰がよくなります。私は慢性的な腰痛に悩まされていましたが、このポーズが期待通りであったことをここに保証します。ですがやがてあなたにも、それが何か１つのポーズ、あるいはいくつかのポーズだけのおかげではない、ということがわかるでしょう。すべてが適切に調整されるのは、これまで行ってきた練習を完全なセットで行うからこそです。たとえ半分のセット、つまり各ポーズを１回ずつ行うだけであっても、毎日きちんと行えば、背骨、首、肩は痛みや問題知らずとなるでしょう。ビクラムが言うように、それぞれのポーズが科学的に組み立てられており、それによって完全な体のバランスと幸福がもたらされるのです。

私はいまだに、この療法を一生懸命に行っている人で、同じことを言っているわけではない人とは話をしたことがありません。コメントには、「奇跡だ」とか「これまでの人生で、こんなふうに感じたことも、こんなふうになったこともない」とかいうものがあります。

ですが、ここまできたなら、そしてこれからも私たちと一緒なら、まず間違いなくあなたも同じように感じ、人に話すべき自分自身の成功物語を持っていることでしょう。テリー・ツー、あなたは幸運なことに、狙われた１人です。おめでとう。

ヴァジュラアーサナでのカパラパティ
正座で行う強い呼気のポーズ

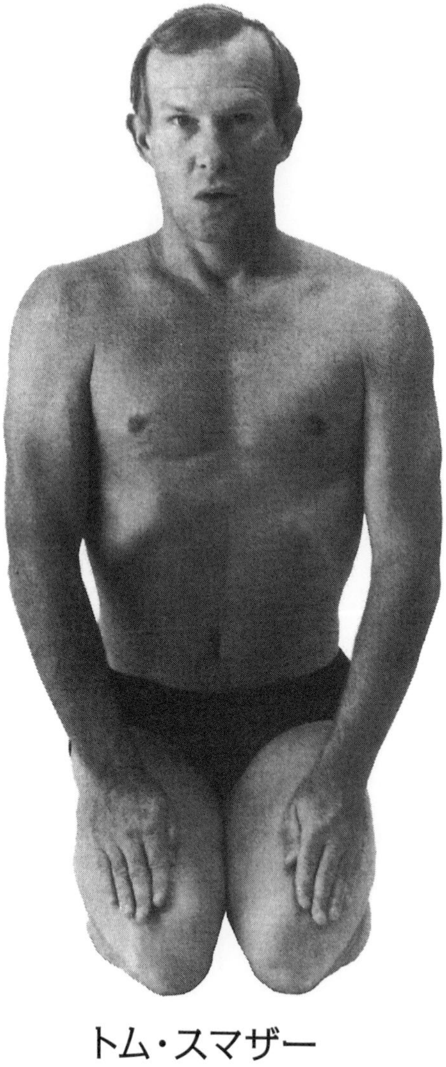

トム・スマザー

26

「このねじりのポーズは、教えるのに大変お気に入りのポーズです。クラスがライスクリスピーの入った1つの大きな茶わんのようになるのです。あちこちで、かちかち、ぱちぱち、はじける音がします」。

「ビクラムがミルクや砂糖を私たちに注ぎ始めたら、気をつけなくてはいけませんね」と、フローレットが言いました。

「ミルクも砂糖も、もう注いでいますよ。ミルクと砂糖がないライスクリスピーなんて、どんなものだかわかるでしょう」。

「確かに、ひどいものです」。

「あなたと同じですよ、初めてレッスンに来たときには硬くてぼそぼそしていて、少し押すだけで崩れそうでした。それが今や、まったく変わりました。乾燥した米から、甘くて水分たっぷりの食べ物へとね。

このヨガを行えば、体全体が変わります。内臓器官、骨、皮膚、頭からつま先まで、内側も外側もです。つまり体全体が適切に機能するようになります。そしてあなたは力、柔軟性、バランスを得て、心理的な力も肉体的な力も、両方を同時に完全な形で持つことになるのです。これらがすべて起これば、何であろうとあなたの心の向いたものに、簡単に心地よくあなたは成功するようになります。そして人生で初めて、幸せとは何たるかを知ることになるのです。

さあ、私の蝶たちよ、息を吸い込んで起き上がる方法で体を起こし、足の指を握り、そして向きを変えてください。そんなに心配そうな顔をすることはありませんよ、テリー・ツー。呼吸の練習で初まって、呼吸の練習で終わるのです。さあ、始めましょう」。

理想

ヴァジュラアーサナでのカパラパティ

①

正座ですわり、背骨を完全にまっすぐに伸ばして両手を膝に休めます。

ろうそくを吹き消すようにして、唇から強く息を吹きます。息を吐き出すことに集中します。息を吸い込むことは、気にする必要はありません。息を吸うのは自然に行われます。

息を吐き出すたびに同時に、しっかりとおなかを中に引き入れます。すぐにおなかを緩め、次にまた息を強く吐き出しながら、おなかを引き締めます。

これをゆっくりリズミカルに60回繰り返します。メトロノームに合わせているつもりで、1回数えるのに合わせて1回息を吐き出します。早くならないように気をつけましょう。すわった姿勢で数秒休み、それから再び60回呼吸を行います。

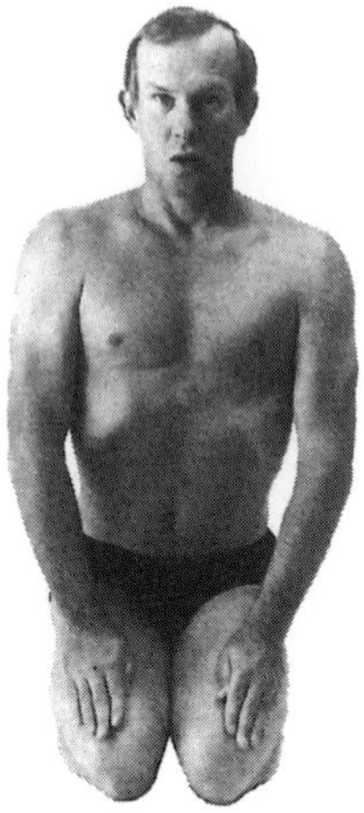

トム・スマザー

現実

正座で行う強い呼気のポーズ

①

この練習でいつも問題となるのが、協調して行われているかどうかです。これも、おなかをさすりながら、頭を軽くたたくのと同じようなものです。おなかを中に引き入れながら息を吐き出すのは、最初は自然に反したことのように思われるでしょう。

前方30cmくらいのところに、ろうそくが置いてあると考えてください。片手をおなかのウエストの上あたりに置き、そのろうそくを強く吹き消しましょう。おなかの真ん中が体の中心に向かって動いたのが、わかりましたか。ろうそくを消すために肺から空気を十分強く押し出すには、おなかの筋肉を圧縮させるしか方法はありません。このようにおなかを体の内側に動かしながら息を吐き出すことが、求められているのです。

ですが、正しいタイミングで正しい方向に動かそうとすると、おなかがおかしな旋回を始めるかもしれません。これを助けるには、おなかの力を完全に抜いてくつろぐことから始めましょう。これは、ビューティーコンテストではありません。すべての筋肉を解放しましょう。これまでの人生でずっと、おなかを引き入れてばかりであったなら、たるませるためには、おなかを外側に押し出すようにしなくてはならないかもしれません。

体の中央を覗き込んで、うまく協調的に動けているかどうかを確かめます。ろうそくを吹き消しながら、おなかが縮んでいるかどうか確認しましょう。元通り伸びた状態になってから、別のろうそくを吹きます。1秒につき1度息を吐き出すようなリズムで行いましょう。あるいは、あなたの「蛇腹」を体の内側に動かし、それから力を抜くのにかかるだけの時間で行ってください。

呼吸の練習でもう1つだけ気をつけることは、おなかの筋肉だけを動かすようにするという点です。肩、腕、背中の下の方がおなかと一緒に動かないように気をつけましょう。

コツは、すぐにつかめると思います。最後の二酸化炭素までしっかりと吐き切り、新鮮な酸素のための隙間を作って、肺の弾力性を高めましょう。あなたの体は、こんなに素晴らしい施術に慣れていないのではないでしょうか。

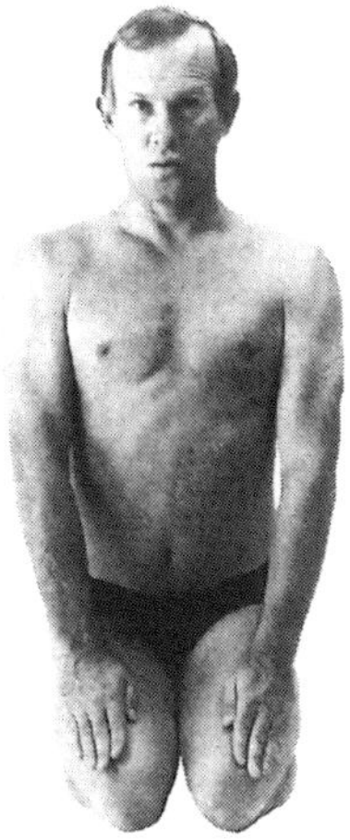

②

向きを変え、横になり、屍のポーズで好きなだけ休みます。

効果

この最後の呼吸の練習は腹部器官すべてを強化し、血液循環をよくします。また、腹壁を強化して、ウエストを細くします。

②

ここでは、目を閉じてもいいでしょう。いい夢を見てください。ですが、明日のレッスンを忘れてはいけません。

全員からのレッスンメモ

ヨガを始めたのなら、これまでの思いや考えはすべて捨て去りましょう。そして前に向かって突き進み、克服しましょう。上がったり下がったりの弾みがよすぎることに備えて手すりをしっかりつかみ、地面についていることを足が拒むようなら近くにある街灯を握ります。

体の内側で何かが起こったなら、誰かと話をして臆せずそれを人と分かち合いましょう。他の人に新しい人生を与えるという喜びを味わうばかりか、一緒にヨガを行う頼りになるクラスメートを採用することができるかもしれません。この、頼りになるというのが鍵となる言葉です。

ですが実は、頼りになるのは自分自身だけです。自分自身に自己鍛錬を課し、ビクラムのヨガから与えられる光を浴びましょう。

テリー・ツー、新しい人生に、ようこそ。

適切なヨガの組み合わせと練習

本書を読み終わったなら、あなたにはおわかりでしょう。1週間に15分行う急速冷凍、粉末、インスタント、でたらめな「完全フィットネス」のレシピを私から受け取ることは不可能です。1日15分のフィットネスですら、無理なことです。なぜなら、そんなものはないからです。あなたが私から受け取るのは、100%肉体的にも精神的にも幸福を得られる100%のプログラムです。初めてのビクラムヨガは、機械全部を健康にし、慢性疾患を完全に治癒します。慢性的に弱いところがある、あるいはわずか1つの器官、関節、脊椎骨がうまく機能していないだけでも、人間というつやつやした車ががらくた置き場へ追いやられる可能性があるのです。

腰痛や他の問題に対していくら特別な方法を推奨したところで、慢性疾患を治癒し、その兆候を緩和して、完全な健康を手に入れるための安全でしかも永続的な唯一の方法は、私がここであなたに説明した26のポーズをきっちり説明した通りの方法で、正確に順序通りに、定期的に行う、それしかありません。これは、どんなに強調しても、しすぎることはありません。

この忠告を頭に入れた上で、以下を読んでください。あなたがヨガで進歩をしていく中で、試みてもいいと思われる特別なセットについてのガイドラインです。また、子どもや病人、老人のヨガについてのアドバイスもあります。

フルセット

第1段階

立位で弓を引くポーズや身体の背側を伸ばすポーズなどの大変難しいポーズを除いて、すべてのポーズを80%正確に行えるようになるまで、最初の2か月は毎日きっちりとフルセット行いましょう。何か医学的理由で、あるいは慢性疾患があるために行動の制限を受けている人は、その状態が解決されるまで毎日行いましょう。

第2段階

10秒間片脚でバランスをとることができるようになったというような大ざっぱな段階ではなく、すでにある程度うまくできるようになり、その上で数cmずつの進歩が目に見え、上達していくというような状況までできたとしましょう。それでもまだ、ヨガの練習は毎日行います。

第3段階

90%のポーズを90%正確に行うことができるようになりました。それでもまだ、ヨガを行うことについて満足してはいけません。ハタヨガの練習を毎日行うのは、自分の生活を維持するために役立つことを毎日行うというのと同じことです。あなたは死を迎える日まで、毎日歯を磨きます。それが健康につながり、口を快適に保つことになるとわかっているからです。自分のためによいとわかっているから、毎日行うのです。こういうことは、毎日恩恵を受けたからといって、やめてしまおうなどとは思わないでしょう。

このヨガの練習は、あなたにとっていいものです。これについては、心ではなく体のほうが、さらにうまくあなたに訴えてくるはずです。ですから体の声を聴き、体の望むヨガの練習を毎日行いましょう。自分とつながったものには、つながっているのです。ヨガは、よい習慣です。

ヨガがどれほどよい習慣か、それには、ラクダのポーズのフリーダ・ペインとエミー・クリーブス、そして立位で額を膝につけるポーズのアイリーン・ツの写真を見てください。初めてのビクラムヨガで毎日ヨガの練習をする成果が現れているでしょう。写真は、22年の開きのあるものを比べています。年齢は聞かないでください。見ればわかる通り、もはや、年齢知らずです。

ハーフセット

第3段階の生徒のみ

旅行に行く、あるいは例外的に忙しいスケジュールで、定期的にヨガの練習を行うことができないことがあるかもしれません。そんなときに、ヨガの練習で毎日得てきた累積的効果を失わずにすむのが、ハーフセットという方法です。

ハーフセットとは、それぞれのポーズを1セットだけにして、順番通りに練習を行うことです。本当に時間がないときにだけ、このハーフセットを行いましょう。本当に進歩が見られる2番目のセットを行わずに終わるハーフセットは、時折行うだけにします。これは、「維持」の役目しか果たしません。

組み合わせセット

第3段階の生徒のみ

第1段階と第2段階の生徒の筋肉や靭帯は、練習を省いて組み合わせて行うことができるほど強くも柔軟でもありません。第3段階にある生徒も、組み合わせセットは通常のヨガに加えて行うだけにしてください。

このセットは、何か問題があるときに効果があります。たとえば活力の低下、日中の疲労、緊張やイライラ、腰痛、肩凝り、頭痛などです。あるいは全部を行う前に、大変短い練習を必要とする場合などです。以下の説明に、しっかりと従いましょう。前屈と後屈のポーズを交互に行うことは、必ず守らなければいけません。次のように行いましょう。

1. **立位の深呼吸**
2. **半月のポーズと手と足のポーズ**
3. **立位で額を膝につけるポーズや立位開脚で身体の背側を伸ばすポーズなどの前屈ポーズ**
4. **コブラのポーズ、バッタのポーズ、完全なバッタのポーズなどの後屈ポーズ**
5. **三角形のポーズ**
6. **不完全なカメのポーズやウサギのポーズなど2番目の前屈ポーズ**
7. **弓のポーズやラクダのポーズなど2番目の後屈ポーズ**
8. **ねじれのポーズ**

注意：組み合わせセットは、冷えた部屋では決して行わないように気をつけましょう。また、フルセットで行うときのように、筋肉を力一杯動かそうとすることは避けましょう。

子どものためのセット

一般的に、子供の集中力はビクラムのヨガクラスをフルセット行うほど続きません。ですが、ハーフセットをできるだけ頻繁にゲームのようにして行うのであれば、子どもにもよい習慣として毎日の生活に組み込むことができるでしょう。

生まれつき興奮気味の子どもには特に、ヨガを勧めます。男の子にとっては、ウサギのポーズは成長を促すよいポーズです。

寝ている必要のある病人

動くことができる場合は、この本にあるポーズの多くを行うことが可能であり、それによって回復を促すことができます。たとえば、横になっていなくてはならない病人にとって消化は大きな問題となりがちですが、ガス抜きのポーズを少なくとも日に2回行えば理想的です。屍のポーズはそのまま行うことができますし、立ち木のポーズやワシのポーズは、うつ伏せに寝て行いましょう。

想像力を働かせてください。立位開脚で身体の背側を伸ばすポーズですら、ベッドにすわって行うことができます。うつ伏せに寝ることができるのなら、コブラのポーズ、バッタのポーズ、完全なバッタのポーズ、弓のポーズを試みましょう。

ですが、額を膝につけるポーズと身体の背側を伸ばすポーズには、注意が必要です。これについては、症状別適応と医学的注意の便秘と下痢の項目を参照してください。

老人、体の弱い人

老人や体の弱い人など、存在しません。あなたは年老いているのではなく、ここ200年の間、ただ怠惰であっただけです。あなたが101歳だったとしても、私は同じことを言うでしょう。さあ、レオタードを着て始めましょう。最低2か月の間は、毎日フルセットを行います。そうすれば、自分のことを老人だと思っていたのがばかげたことであったことがわかるはずです。

症状別適応と医学的注意

ヨガは、よい薬であるばかりではありません。素晴らしい予防医学でもあります。この症状別適応と医学的注意のページを読めば、どんな状況を予防することができるのか、そしてもっと重要なことに、自分自身の健康がいかに自分自身に指揮されているものであるかを理解することになるでしょう。150万人以上もの生徒に教えてきた経験から、私のハタヨガのシステムはすべての病、怪我を避け、正し、治療し、癒すものであると、あるいは少なくとも緩和できるものであると、そう自信を持って言うことができます。これを知識として知っているだけでも、安堵することでしょう。

このページではもちろん、ここに記載した健康上の問題がある場合にどうすればよいのか、怪我を避けるにはどうすればよいのかについても触れました。

以下、五十音順に解説します。

風邪とインフルエンザ

立位のポーズだけを行い、できるだけ心拍数を上げるために天秤のポーズと三角形のポーズは特に長く、精力的に集中して行いましょう。

関節炎、リウマチ、痛風

これらは、「望みのない」病気でしょうか。すべて、怠惰な病気です。ヨガなら関節炎を「治癒」することができます。つまり、症状を緩和することができるのです。これは、奇跡ではありません。常識です。

多くの人は、関節炎は体内のカルシウム過剰のために起こるものだと思っています。ですが、過剰ということはありません。問題は、カルシウムが背骨を含む関節組織にリン酸カルシウムという形で沈着されることにあります。こうしてリン酸カルシウムが関節に層のようになって沈着し、サボテンのようにとげとげとした結晶を形成して、関節が穴の中で旋回できるだけの余地がなくなってしまうのです。このとげとげとした針が周りの筋肉や神経を刺激し、関節炎の苦しみが始まります。

リウマチも関節炎に大変よく似ていますが、さらに怠け者特有の病気であると言えるでしょう。ヨガの練習を行いさえすれば、リウマチから解放されます。

痛風も、関節に関連する病気です。私は一連の練習の間に何度も、関節を特に動かすようにと話しているでしょう。もし私が、ずっと前から続くもっとも痛みの強い複雑な病は練習不足のために引き起こされると言っているように感じられれば、その通りです。結局、簡単に言えばそういうことなのです。

残念ですが理論上は、「年」をとるにつれて「ゆっくり」「気楽に」やり、精力的な運動などしないほうがいいと言われているようです。そしてたとえば関節炎になったら、さらにのんびりと構え、治療のために与えられた最新の薬を飲むために口を開ける以外動かないように言われます。このアドバイスは、早すぎるひつぎのための釘でしかありません。運動、つまり毎日のヨガこそが治療です。

筋肉や腱の張り

筋肉や腱に張りのある人は、ヨガをしましょう。ですが、怪我をしないように、気をつけましょう。少しでも痛みを感じたら、そこで伸ばすのをやめて姿勢を保ちます。筋肉や腱の張りを確実に、なおかつ素早く治すには、患部への血液循環をよくして、自然治癒を促すことです。

月経

月経に対するヨガの影響は、人によって異なります。生理痛のひどい生徒が、月経1日目に2レッスン受けて、生理痛がずいぶん早くよくなったということがありました。ですが普通は、通常通り1レッスンを行えば、ずっと気分が回復するということです。ときには、ふらふらするという生徒もいますし、まったく力が出ず、ヨガをすること自体無理であるという生徒もいます。そういう場合は少し休み、数日後にレッスンに戻りましょう。

下痢

額を膝につけるポーズは行いません。代わりに押し込み圧縮する動きのある身体の背側を伸ばすポーズを特に長く、精一杯行いましょう。

消化器疾患(鼓腸、慢性胃弱、大腸炎、潰瘍、胃酸過多)

ガスが消化管にたまる鼓腸や腹部けいれん痛は、慢性消化官疾患、疾病の多くで見られる特徴です。ガス抜きのポーズとねじれのポーズはたまったガスの緩和に大変効果的ですが、大切なのはそもそも、ガスの発生を防ぐことです。

鼓腸や胃酸は肉、でんぷん、そしてテレビの食事や脂っぽいハンバーガーがもてはやされることによる加工食品の過剰摂取が原因で起こります。こういった食の悪習慣は、まったく運動をしないという現代社会の中で一層悪化します。こうして食べ物が消化管の中で発酵し、酸やガスの原因となるのです。言うまでもなく、ヨガはそういった食べ物が発酵してしまう前に健康的な蠕動を促すことで移動させていきます。

潰瘍と大腸炎は、感情や神経的な問題が原因となることが多々あります。ですがこれも運動不足と、それから健全な消化と排泄を担うべき器官の働きが鈍いことがたたって、状況が悪化されます。加えて不健康な背骨によって神経系の働きも鈍り、胃はあたふたとして、腸が暴れ回ることになるのです。

おわかりになるように、消化器疾患を治癒するには習慣的にヨガの練習を行い、良識ある食習慣を守ることにつきます。また、サメのごとく食べ物を飲み込むのではなく、よくかむようにするのもいいでしょう。日に3食それぞれ大量に食べるよりも、10回軽いスナックをとるほうがよいでしょう。そうすれば、胃が空になることがありません。胃が空になると、強力な胃液には、胃の内壁以外に食べるものがなくなってしまうのです。

高血圧

血圧が不安定で高血圧であるという症状は、ヨガの練習をしっかり行うことで瞬く間に改善され、医師がときに、計測器が間違っているのではないかと疑ってしまうほどです。血圧について、これほど早く効果が出るのは、体のシステムを調節して同期化するというヨガの能力がもっともよく示されているものです。ヨガを初めてから1週間後に検査を受ければ、血圧がわずかに上がっているかもしれません。ですが、驚く必要はありません。2週目までには、血圧は標準に、あるは標準近くになり、ヨガの練習を行っている限り、そのまま変わりません。

医師によく相談をし、良識を守って、最初の3日はどのポーズもやりすぎないように気をつけましょう。高血圧患者にとって、血圧が標準に戻るまでは注意が必要になるポーズは、半月のポーズの後屈の部分、立位で弓を引くポーズ、天秤のポーズ、コブラのポーズ、バッタのポーズのうちの3番目のポーズ、完全なバッタのポーズ、ラクダのポーズです。

状態がどれほど深刻であるかによって、これらのポーズは、最初は5秒間以上姿勢を保たないようにしましょう。そして、2週間以上がたってから、10秒間まで伸ばしましょう。最初の数日ですでに正座から仰向けに寝るポーズをしっかり行えるほど体が柔軟である場合は、このポーズも最初は保つのを5秒間にとどめます。床の上で行う弓のポーズは、資格のある指導者がそばにいない限り、高血圧の初心者は決して行ってはいけません。

これらの後屈のポーズは胸に圧力をかけるものであり、そのため、心臓にも圧力がかかります。そのため、高血圧の患者には注意が必要なのです。ですが、弓のポーズは別として、これらのポーズを完全にやめてしまうことはありません。これらのポーズは病気のコントロールに必要で、大変効果的なものです。

呼吸器疾患(ぜんそく、肺気腫、慢性気管支炎)

呼吸困難は普通「撤回できないもの」と考えられているようです。ですが、そんなことはありません。これは、酸素を血液に送り、血液から二酸化炭素を取り出す役目を果たす何百万とある小さな肺嚢が、弾力性を失って瘢痕組織に阻止されている状態です。呼吸器疾患を患っている人は、後屈のポーズであればどれもすべて、意識をしっかりと集中させて行うことで体が大変楽になるはずです。半月のポーズ、立位で弓を引くポーズ、天秤のポーズ、コブラのポーズ、バッタのポーズ、完全なバッタのポーズ、弓のポーズ、正座から仰向けに寝るポーズ、ラクダのポーズ、不完全なカメのポーズなどは、肺への空気の分配をよりよく、均一にするものです。

文字通り息が切れて練習を全部行うことができない人も、立位の深呼吸、半月のポーズと手と足のポーズ、自分でできそうだと思う後屈のポーズ、正座で行う強い呼気のポーズについてはできる限り精一杯行いましょう。立位の深呼吸では息を吐き出すことに集中します。

あなたの肺は、望みのないものではありません。あなたが行った運動に対しては、感謝の反応を見せてくれます。今日にも、始めましょう。

骨折

ヨガを行えば確かに、組織を循環する栄養素に最終的な治癒プロセスが加わりますが、ヨガにいつ戻ることができるかは、もちろんどこを骨折したのかによって変わります。手術後の患者は、医師の了解を得て、骨が安全に元通りになっていることを確認してからヨガを始めましょう。そして、資格を持つ指導者のもとで練習を行いましょう。

坐骨神経痛

坐骨神経は背骨の下部の接点から始まり、臀部、足の外側からかかとまで下りています。下半身と上半身をつなげる大変重要な神経であり、体内にあるもっとも大きな神経の2つです。残念なことに、これらの神経につながる筋肉は、習ったはずの柔軟性を「覚えて」はいません。強いばねか輪ゴムかのように、伸ばすのをやめた瞬間、決まった位置へすぐさま戻ってしまいます。その決まった位置に長くいればいるほど、再度伸ばすのが難しくなります。柔軟で健康な坐骨神経が欲しければ、毎日坐骨神経の運動をする以外に方法はありません。アスリートとバレエダンサーはこれをよく知っており、だからこそ無条件に練習を行い、休むときにはレッグウォーマーを着けているのです。

手術後のヨガ

ヨガを行うには必ず医師、あるいは執刀医の許可を得ましょう。また、術後の回復中は、良識を持って練習を行いましょう。胸部、腹部、あるいはヘルニアの手術を受けた場合は、伸びを最小限にとどめるように気をつけます。切開部が完全に治癒してから、十分な伸びを行うようにしましょう。再建手術、置換手術の場合は、気をつけなくてはいけない点がいろいろとあります。

背骨の手術を行った場合、健全な背骨を手に入れるためにはヨガが大変有用です。ですがヨガを行うためには医師の了解が必要であり、また、私のティーチャートレーニングプログラムを終了した資格ある指導者のもとで練習を行わなくてはなりません。

静脈瘤

静脈瘤は、弁がうまく機能せず脚にうっ血が起こるために生じるもので、血管を伸ばし拡大します。太りすぎ、長時間立っていること、デスクワーク、妊娠、運動不足などによって、症状は悪化します。

私は何度も、ヨガの運動で血管が健康な状態に戻るのを見てきました。多くのポーズは患部、つまり多くの場合これは脚なのですが、ここに直接働きかけます。ですが、患部に直接働きかけるようには思われないポーズであっても、26ポーズすべてを行うことが必要です。ほとんどのポーズで、脚は何らかの方法で使われていることに気づくでしょう。つまり、確実に回復するためには、それぞれのポーズを同様に熱心に行わなくてはならないのです。驚くほど短期間で、改善が見られることでしょう。

腎臓および内部器官疾患

全ポーズをしっかり行います。特に、ポーズの説明中に腎臓機能や内部器官に効果があると挙げられていたポーズは、特に一生懸命長く行いましょう。体は自然に、回復するはずです。

心臓病患者

私の行うヨガのティーチャートレーニングプログラムを終了した資格ある指導者のもと、医師の了解が得られれば、ヨガのポーズすべてを行うことができます。ただし、姿勢を保つのは5秒間にとどめましょう。そしてその代わり、通常よりポーズを多く繰り返して行います。たとえば姿勢を5秒間保ち、それを3セット行う、あるいは3秒間保ち4セット行うなどとし、各セットの間で必ずしっかりと休みます。また、心臓病患者はポーズを行う間必ず自然な呼吸をします。

高血圧の患者にとって注意が必要なポーズというのは、心臓病患者にとっても同じく注意が必要です。最初はあまりしっかりと行わず、たとえば5秒間保つのを2セット行うなどとしましょう。良識を持って、忍耐強く行うことが大切です。

腺機能異常と慢性疾患

腺機能異常は、忙しくして背骨と神経系を元の状態に戻すことが求められています。正しく呼吸をし、正しく食べ、血液が適切な栄養素を運び、必要なホルモンと体液を適切量生産できるようにしてほしいと言っているのです。

ヨガを行うことで、多くの慢性疾患を取り除くことができます。体は恒常性、完全なバランスを求めています。慢性的な症状は、体のバランスが取れていないことを示しています。ヨガの練習を行えば心臓疾患、糖尿病、高血圧症などの慢性疾患を治すことができます。パーキンソン病などの神経病や様々な硬化症にも、ヨガの練習は効果があります。病気の症状が何であれ、ヨガをすれば毎日、体に備わる病と闘う力が高められていくのです。腺機能異常になったらただ、腺がきちんと機能するようにすればよいだけです。忙しくすればよいのです。

痔

痔を引き起こす原因となるようなことは、ここで記した一連のヨガの練習を行っていれば徐々に取り除かれていきます。また、つま先で身体を支えるポーズは大変効果があります。

テニスひじ

なぜか、私が教えてきた生徒の中で中国人と日本人だけは、ひじ関節が生まれつき柔軟で健康なようです。ですが残りは、ひじに緊張を強いるスポーツや行動を常にしていると、問題が生じる場合があります。解決策は、力と柔軟性をつけることです。このためには、「不自然」であると思われる位置に腕とひじを動かそうとするポーズを意識的に行いましょう。テニスひじにとても効果的なポーズは半月のポーズ、ワシのポーズ、弓のポーズ、立位で弓を引くポーズ、天秤のポーズ、バッタのポーズ、そしてねじりのポーズです。ですが、これらのポーズだけをすればよいのだと受け止められては困ります。問題があれば、その問題を完全に解決するためには26ポーズすべてを行わなくてはなりません。

妊娠中と出産後

妊娠するまでずっと習慣的にヨガの練習をしていた場合は、本書にあるヨガの練習を妊娠3か月まで、あるいはうつぶせで寝ることができなくなるまで、行うことができます。それ以降は、「ラジャシュリーの妊娠中のヨガ」のDVDを使って、練習しましょう。

ヨガをしたことがない、あるいは妊娠直前までヨガを行っていたわけではないという場合は、妊娠3か月まで待って、それから始めましょう。そして、「ラジャシュリーの妊娠中のヨガ」を使います。

健康で異常のない出産であったなら、ベッドから出られるようになればヨガを始めましょう。出産後3日目からすべてのポーズを練習しても、何の問題もありません。

*監修注：日本の産科医師は安定期に入るまでの運動は推奨しておりませんので、自己責任の範囲で選択なさってください。

貧血

貧血の人は、特に肺を拡張し伸ばす運動すべてに精力的に取り組む必要があります。フルセットに加え、立位の深呼吸、正座で行う強い呼気のポーズ、後屈のポーズすべて、そして不完全なカメのポーズを集中的に行いましょう。呼吸の問題の項も参照してください。

不眠症

不眠症は認識されようとされまいと、精神的、あるいは肉体的問題とバランス欠如によって引き起こされています。ヨガという療法を行えばバランスが元に戻り、体はいつ、どれくらい睡眠が必要なのか、大変よく把握できるようになります。

ヘルニア

ヘルニアのある人は正座から仰向けに寝るポーズ、立ち木のポーズ、ラクダのポーズ、不完全なカメのポーズを特にしっかり行いましょう。これらのポーズは、ヘルニア悪化に関わる筋肉を強化します。ヘルニアのない人も同様に、これらのポーズをしっかりと行うことで、そもそもヘルニアになることがありません。

偏頭痛と頭痛

多くの通常の頭痛は背骨、背中、肩の緊張によって引き起こされる首や頭皮の筋肉けいれんが原因です。腰痛の項を見て、本書の26ポーズを習慣的に行えば、頭痛に悩まされることはなくなるでしょう。

偏頭痛は脳内の動脈の異常な膨張、けいれんによって引き起こされます。ポーズをすべて行うことで、偏頭痛の症状が緩和されることがしばしばあります。

便秘

ひどい便秘のときには身体の背側を伸ばすポーズ、そして起き上がる方法で完全に体を起こすことは行いません。代わりに、額を膝につけるポーズを集中して行いましょう。効果があります。

腰痛(肩凝り、むち打ち、四十肩、頭痛)

自分の背骨は、ボールベアリング(脊椎骨)が上下に1つずつつながったものであり、それぞれクッション(軟骨円板)で区切られていると考えてください。背骨が輝くほど新しいときには、すべてのボールベアリングは丸くなめらかで、すべての方向に自由に動き、また、クッションも厚く頑丈です。次に、日々の行動について考えてみましょう。いろいろな姿勢で、1日の95%は背骨が前に傾いているはずです。

つまり、背中の脊椎骨が前向きにそのクッションを圧縮しているという事態が起こっています。これが何年も続けば、ついにはクッション前方には何の弾力性もなくなり、両側と後ろは使われていないために弱くたるんだ状態となってしまいます。その上、動かすことがなければベアリングはさび、船底に付着するごとくフジツボが発生してしまうでしょう。その結果、腰痛、肩凝り、頭痛など無数の不調が起こるのです。

その治療法は、運動です。背骨を動かし、弾力性と力をそれぞれのクッションに再び蓄え、さびとフジツボをボールベアリングから除き去るのです。レントゲンを撮ったなら、ふっくらとした新しいクッションに心地よさそうにすわった滑らかで丸いボールベアリンが映し出されることでしょう。

半月のポーズで始まる私の一連のヨガでは、衝撃を受けてしわの寄ったあなたの背骨を両側に、後ろに、それから前へと動かすようになっています。すべての方向に動かすことで初めて、背骨は健康な状態になります。健康な背骨があって初めて、健康な神経系を携えることができます。

坐骨神経痛、腰痛、腰の痛み、むち打ち、脊椎骨のゆがみ、肩の問題、刺すような腕の痛み、緊張性の頭痛、関節炎、リウマチ、脊柱後湾症、脊柱湾曲症、脊柱異常、神経圧迫などの慢性疾患のある人、あるいは「様子を見る必要がありますと医師に言われる状態」である人は、様子を見ているだけではいけません。行動しましょう。これらの運動を行いましょう。背骨の手術を受けた人であっても、私の一連のヨガを正しく教えることのできる資格を持つ指導者のもと、医師の了解を得た上で動く必要があるのです。

椎間板ヘルニアを患っている人は痛みがひどく、ヨガはさらなる苦しみのように思われるもしれません。ですが、椎間板ヘルニアであっても多くの場合、決意を持ってヨガを行うことによって救われます。ですから、痛みに耐えましょう。椎間板ヘルニアがある場合は、本書にある安全についてのルールを守った上で、私の一連のヨガをしっかりと行う、資格を持った指導者のもとで行う必要があることを、覚えておいてください。

もちろんおわかりのように、これらの問題の発生する前にヨガ療法を始めるのが一番です。そもそもヨガを始めていれば、こういった問題は起こりません。

あとがき

ビクラム先生は40年以上、プロフェッショナルとしてヨガを現在も指導し続けています。

このビクラムヨガの26ポーズと2つの呼吸法は、万人にヨガを指導するための効果的な方法としてビクラム先生がハタヨガのポーズを組み合わせ考案をし、著作権を保有しているものです。このシークエンス（手順）は細胞、骨格、筋肉や内臓、身体のあらゆる部分へ効果があると科学的に証明され、慢性疾患の症状の改善や心身の不調、怪我の治療の効果が上がることが実証されています。

世界中のビクラムヨガスタジオでは、室温約40度、湿度約40%の環境を作り、このシークエンスで90分間のビクラムヨガクラスを行います。この環境は呼吸をしっかりし、代謝を上げて、身体や筋肉が怪我をすることなく動かせるので、ポーズを行い易く、体感し易くなります。ビクラムヨガは身体の解毒作用だけではなく、やりがいがあり心の健康も維持ができる、老若男女誰でもが行えるヨガです。

そして、身近にビクラムヨガスタジオがない方にもこの本により、ビクラムヨガのポーズが学べ体験できる素晴らしい機会となるでしょう。ヨガはポーズの完成度を追い求めるだけが重要ではなく、今日の自分と真摯に向き合い、心と呼吸と身体で真剣にポーズを行う事に意味があります。

ポーズを正確に行おうとする努力とヨガを取り組む日々の積み重ねにより、ポーズを表現する強い力や集中力、バランスや柔軟性、ヨガの効果効能がご自身の身体や心に蓄えられていきます。身体は目覚め、心の安定を感じ、心身の完全な調和を得られる幸福と健康の助けにビクラムヨガは役立ちます。その蓄えられたご自身の人間力で日々をより快活に、豊かで味わい深い人生を過ごして頂きたいと願います。

まずは、ビクラムヨガを始めてください、身体が変わります。ビクラムヨガを続けてください、心が変わります。そして、あなたの人生はご自身の力でどんなものにも成り得ます。

本書日本語版出版にあたり、ご尽力とご理解をくださったガイアブックス編集長吉田さん、飯田さん、有り難うございます。そして、タカコ先生、シホ先生、ビクラムヨガ指導者としての熱意と協力を有り難うございます。皆さんのお陰で日本語版出版となりました事、心から感謝します。

株式会社ビクラムヨガ
代表 大胡 香織

著　者：ビクラム・チョードリー (Bikram Choudhury)
ビクラムヨガ創始者。ヨガ・カレッジ・オブ・インディア主宰。1946年インド・カルカッタ生まれ。3歳でヨガを始め、13歳で「National India Yoga champion」となる。アメリカのみならず、世界中で高い人気を博す。現在、スタジオは世界中で約1700を数え、ビクラムヨガ40周年を経た今もヨガ指導者として精力的に活動する。カリフォルニア州ビバリーヒルズ在住。

執筆協力：ボニー・ジョーンズ・レイノルズ (Bonnie Jones Reynolds)
ベストセラー作家。米国・スプリングファーム生まれ。ハリウッド女優として活躍したのち、故郷に戻り、1991年に「スプリングファーム・ケアズ」を創立。著書に、多くの人に愛された『どうぶつと話したい』(ランダムハウス講談社)、『The Truth About Uni-corns』『The Confetti Man』などがある。

監 修 者：大胡 香織 (おおご かおる)
株式会社ビクラムヨガ代表取締役。日本国内に14のビクラムヨガスタジオを監督し、日本全国のビクラムヨガ指導者の育成、管理にあたる。2014年に特定非営利活動法人「Japan Yoga Sports Federation」を発足、代表を務める。

翻 訳 者：加野 敬子 (かの けいこ)
神戸大学教育学部英語科卒業。訳書に『自然(ナチュラル)ヨーガの哲学』『ヨーガの真実』(いずれもガイアブックス)など。

BIKRAM'S BEGINNING YOGA CLASS

ビクラムヨガ

発　　行　2014年10月20日
発 行 者　平野 陽三
発 行 所　株式会社ガイアブックス
〒169-0074 東京都新宿区北新宿 3-14-8
TEL.03(3366)1411　FAX.03(3366)3503
http://www.gaiajapan.co.jp
印 刷 所　シナノ書籍印刷株式会社

ISBN978-4-88282-924-9 C2077

Photographs by Biswanath “Bish” Ghosh.
Photographs on pp. 2 and 169 (left) by Guy Webster.

《お断り》
本書に掲載されている情報は、原著出版時点で最新で正確なものであるよう努めています。しかしながら、本書で示す見解や動作、アドバイスは、医師や専門機関への相談に代わるものではありません。健康に関わる問題には、医学的指導が必要です。著者も出版社も、本書掲載の情報によって生じるいかなる損害、負傷、損傷にも責任を負うものではありません。